Springer-Verlag Berlin Heidelberg GmbH

Hefte zur Unfallheilkunde. Beihefte zur „Monatsschrift für Unfallheilkunde und Versicherungsmedizin". Herausgegeben von Professor Dr.
A. Hübner, Berlin.

Heft 34: **Erkrankungen der inneren Organe und des Nervensystems nach elektrischen Unfällen.** Von Dr. med. habil. Siegfried Koeppen,
ehem. Chefarzt des Krankenhauses für innere Krankheiten, Greifenberg i. P.,
leitender Arzt der inneren Abteilung des Städtischen Krankenhauses
Wolfsburg. Zweite, erweiterte Auflage. Mit 49 Abbildungen. VI, 172 Seiten.
1953. DM 24.80

Heft 39: **Über die großen Amputationen an den Extremitäten und die prothetische Versorgung der Amputierten.** Von Dr. Fritz Jenny,
Privatdozent für Unfallmedizin an der Universität Zürich, Arzt in der Zen-
tralverwaltung der Schweizerischen Unfallversicherungsanstalt Luzern. Mit
82 Abbildungen. VI, 166 Seiten. 1950. DM 18.—

Heft 40: **Ergebnisse der Marknagelung.** (1939 bis 1. 12. 1949). Von Professor Dr. med. Richard Maatz, Oberarzt der Chirurgischen Universitätsklinik, Kiel, Professor Dr. med. Heinz Griessmann, Dozent Dr. med. Heinz
Junge, Dr. med. Hans-Joachim Hoppe, Dr. med. Wilhelm Schüttemeyer
aus der Chirurg. Universitätsklinik, Kiel, und Dr. med. H. Lempert, Fach-
arzt für Chirurgie, Obervertrauensarzt der Schlesw.-Holstein. Landwirt-
schaftlichen Berufsgenossenschaft. Mit 30 Abbildungen. VIII, 103 Seiten.
1951. DM 12.60

Heft 41: **Grundlagen der Beurteilung von Wirbelsäulenverletzungen und -Erkrankungen.** Von Professor Dr. Max Lange, Chefarzt des Staat-
lichen Orthopädischen Versehrten-Krankenhauses, Bad Tölz (Obb.). Mit
27 Abbildungen. IV, 36 Seiten. 1951. Vergriffen

Heft 42: **Verhandlungen der Deutschen Gesellschaft für Unfallheil-kunde, Versicherungs- und Versorgungsmedizin. XIV. Tagung am 20. und 21. Oktober 1950 in Bochum.** Im Auftrage des Vorstandes herausgegeben von Professor Dr. H. Bürkle de la Camp, Bochum. Mit
57 Abbildungen. IV, 253 Seiten. 1951. DM 37.80

Heft 43: **Verhandlungen der Deutschen Gesellschaft für Unfallheil-kunde, Versicherungs- und Versorgungsmedizin. XV. Tagung am 26. und 27. Oktober 1951 in Bonn.** Im Auftrage des Vorstandes
herausgegeben von Professor Dr. H. Bürkle de la Camp, Bochum. Mit 78 Ab-
bildungen. IV, 240 Seiten. 1952. DM 37.80

Heft 44: **Verhandlungen der Deutschen Gesellschaft für Unfallheil-kunde, Versicherungs- und Versorgungsmedizin. XVI. Tagung am 22. und 23. September 1952 in Oldenburg i. O.** Im Auftrage
des Vorstandes herausgegeben von Professor Dr. H. Bürkle de la Camp,
Bochum. Mit 58 Abbildungen. IV, 232 Seiten. 1953. DM 32.80

Heft 45: **Bericht über die Unfallchirurgische Tagung am 12. und 13. Januar 1952 in Stuttgart.** Herausgegeben vom Landesverband Süd-
westdeutschland der gewerblichen Berufsgenossenschaften in Mannheim. Mit
47 Abbildungen. 146 Seiten. 1953. DM 22.—

HEFTE ZUR UNFALLHEILKUNDE

BEIHEFTE ZUR „MONATSSCHRIFT FÜR UNFALLHEILKUNDE UND VERSICHERUNGSMEDIZIN"

HERAUSGEGEBEN VON PROF. DR. A. HÜBNER, BERLIN

HEFT 46

BERICHTE ÜBER DIE IN DEN JAHREN 1926–1950 IM WIENER UNFALLKRANKENHAUS ERZIELTEN BEHANDLUNGSERGEBNISSE

VON

PROF. DR. LORENZ BÖHLER
Leiter des Unfallkrankenhauses, Wien

DR. JÖRG BÖHLER, DR. BALDO LEITNER
DR. EMANUEL TROJAN

MIT 234 ABBILDUNGEN UND 47 TABELLEN

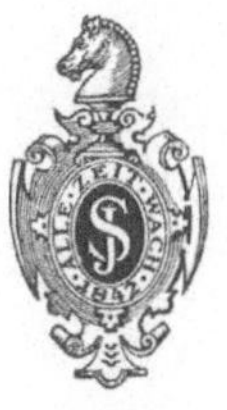

1953

Springer-Verlag Berlin Heidelberg GmbH

Copyright 1953 Springer-Verlag Berlin Heidelberg
Ursprünglich erschienen bei Springer-Verlag OHG., Berlin/Göttingen Heidelberg 1953

ISBN 978-3-662-24455-5   ISBN 978-3-662-26599-4 (eBook)
DOI 10.1007/978-3-662-26599-4

Inhaltsverzeichnis.

Einleitung.

Manche haben behauptet, daß die Behandlung der Knochenbrüche ein abgeschlossenes Kapitel sei und daß es sich nicht lohne, darüber zu sprechen oder zu schreiben. In Wirklichkeit gibt es in der Unfallchirurgie im allgemeinen und im besonderen auf dem Gebiete der Entstehung, Erkennung, Behandlung und Begutachtung des Schocks, der Blutung, Fettembolie, posttraumatischen Pneumonie, Thrombose und Embolie, der Wundinfektionen und Wundheilung, des Decubitus, der Verletzungen des zentralen und peripheren Nervensystems, der Knochenbrüche und Verrenkungen sowie ihrer Folgezustände noch vieles, was auf eine Klärung wartet. Die Ursache, die Verhütung und Behandlung der gestörten Kallusbildung (Verzögerung und Ausbleiben derselben), der Durchblutungsstörungen (akute und chronische Ischämie, Ödeme, Cyanose), der Bewegungsstörungen durch Veränderungen von Knorpel, Kapsel und Bändern, von Muskeln und Sehnen, der Myositis ossificans, dann des Muskelschwundes, sowie der späteren Arthrosen und Nekrosen müssen noch weiter erforscht werden. Die meisten von diesen Störungen sind auf Veränderungen der Gefäßinnervation durch den Schmerzreiz zurückzuführen.

Der Einfluß des Schmerzes auf die Gefäßinnervation leitet zum Leib-Seeleproblem über. Hier dürfen die Einflüsse der Umwelt (Tatsache des Versichertseins, Politik usw.) auf die traumatische Neurose nicht vergessen werden. Nur durch Klärung aller angeführten Umstände können die Behandlungsergebnisse gebessert werden.

Die Forschungen müssen im Laboratorium und am Krankenbett durchgeführt werden. Die Mehrzahl dieser Probleme kann nicht im Tierversuch und mit dem Mikroskop, sondern nur durch genaue Beobachtung des Verletzten gelöst werden. Ich habe manchmal den Eindruck, daß die Beobachtung am Krankenbett zu sehr in den Hintergrund tritt und daß die Aufzeichnungen, welche bei der ersten Untersuchung, der weiteren Behandlung, beim Abschluß derselben und bei der Nachuntersuchung und Begutachtung gemacht werden sollten, nicht immer ausreichend sind.

Statistik. Eines der wichtigsten Mittel zur Erforschung vieler ungeklärter Vorgänge und Zustände und zur endgültigen Bestätigung, daß die Ergebnisse der Laboratoriumsarbeiten richtig waren, ist eine genaue Statistik, welche auf Grund von einwandfreien Unterlagen aufgebaut ist. Die Zahl der beschriebenen Fälle soll entsprechend groß und die Beobachtungszeit genügend lang sein und sich in der Regel nicht über Monate, sondern über Jahre und Jahrzehnte erstrecken. Der Untersucher muß eine entsprechende Erfahrung besitzen und seine Arbeit planmäßig aufbauen, damit Vergleiche mit anderen möglich sind. Besonders wertvoll ist es, wenn bei Versicherten auch die Renten angegeben werden, weil sie in Zweifelsfällen das Ergebnis verschiedener Untersucher sind und weil jeder Verletzte, welcher mit seiner Einschätzung nicht zufrieden ist, die Möglichkeit hat, sich an das Schiedsgericht zu wenden.

Der Vergleich mit anderen Veröffentlichungen ist oft recht schwer, weil verschiedene Verletzungsarten in verschiedenen Stadien miteinander verarbeitet werden und kein Unterschied zwischen frisch und alt, jung und alt, offen und geschlossen, aseptisch und infiziert usw. gemacht wird. Um zu einwandfreien Ergebnissen zu kommen, ist ein entsprechender Aufbau notwendig.

Plan für Nachuntersuchungen. Die einzelnen Verletzungen werden nach dem Alter, den pathologisch anatomischen Veränderungen, nach der Behandlungsdauer und nach den Erfolgsaussichten eingeteilt, um feststellen zu können, durch welche Umstände die Behandlungsergebnisse beeinflußt werden, welche Verletzte restlos geheilt und bei welchen vorübergehende oder Dauerstörungen geblieben sind und welche starben.

Dann werden die Zahl der Verletzten und die Behandlungsergebnisse mit jenen aller anderen in der zugänglichen Weltliteratur veröffentlichten verglichen.

Zum Schluß werden die Ergebnisse ausgewertet, um die anscheinend beste Behandlungsmethode herauszufinden.

Man geht dazu in folgender Weise vor:

1. Heraussuchen von Name, Röntgennummer und Datum aus den fortlaufenden Aufnahme-, Operations- und Röntgenprotokollen.

2. Suchen der Aufnahmszahl. Bei stationären in der Aufnahmskanzlei und bei ambulanten in den Namensprotokollen der Ambulanz. Gleichzeitig Herausschreiben des Alters, des Berufes und der Anschrift.

3. Heraussuchen der Katasterkarten und der Krankengeschichten.

4. Heraussuchen der Röntgenbilder aus dem Röntgenarchiv.

5. Heraussuchen der Fotos aus dem Fotoarchiv.

6. Eintragen der Fälle in die Nachuntersuchungsbögen, nach vorheriger Aufteilung derselben in bestimmte Gruppen. (Als Beispiel siehe Böhler: „Technik der Knochenbruchbehandlung", 9.—11. Auflage, I. Bd., S. 488 u. 769.)

7. Herausschreiben der Literaturangaben auf eigenen Blättern. Am besten mit dem Zentralorgan f. d. ges. Chirurgie beginnen. Dann im Index Medicus die übrige Literatur heraussuchen und dort lesen.

8. Anlegen eines Heftes oder loser Blätter. Für jede Fragestellung wird eine eigene Seite verwendet, z. B. für Altersverteilung, Todesfälle, operative Behandlung usw. (Als Beispiel siehe „Technik der Knochen-

bruchbehandlung, 5.—11. Aufl., III. Bd., S. 1601—1613.) Hier sind als Beispiel die Kniescheibenbrüche angeführt[1].

9. Lesen der Literatur und Eintragen von entsprechenden Bemerkungen mit Name des Autors, der Klinik, Zeitschrift, des Jahrganges, Bandes und der Seite in die unter 8 angeführten Seiten.

10. Auch die einschlägigen Werke der Chirurgie und Unfallchirurgie lesen.

11. Vor dem Beginn der Untersuchungen noch einmal mit dem Chef besprechen, worauf nachuntersucht wird, welche Röntgenbilder und Fotos gemacht werden sollten und wer die Fahrtspesen trägt.

12. Über den Verlauf der Arbeit soll dem Chef alle 2 Monate berichtet werden. Seit 1952 sind wir dazu übergegangen, alle Befunde in Hollerithkarten einzutragen. Dadurch wird die Auswertung viel leichter und genauer.

Frakturenprotokolle. Um einen einwandfreien Überblick über mein ganzes Material zu erhalten, habe ich seit 1916 alle von mir behandelten

---

[1] *Beispiel*: Kniescheibenbrüche werden nach folgenden Gesichtspunkten nachuntersucht:

Gesichtspunkte alphabetisch:	Gesichtspunkte systematisch:
Alter	Zahl der frischen offenen
Amputationen	frischen geschlossenen
Arthrosen	veralteten
Begutachtung	infizierten Brüche
Behandlungsart	Pseudarthrosen
— -beginn	Alter
— -dauer	Geschlecht
— -ergebnisse	Seite
Bruchsitz, Bruchform	Entstehung
Erhöhte Bruchbereitschaft	Erkennung
Erkennung	Häufigkeit
Exstirpation	erhöhte Bruchbereitschaft
Fixationsart, -dauer	„Sekundärbrüche"
Frische geschlossene Brüche	Refrakturen
Frische offene Brüche	Behandlungsart konservativ
Geschlecht	operativ
Häufigkeit	Exstirpation
Infizierte Brüche	Behandlung mit Massage und
Kniegelenksempyem	pass. Beweg.
-versteifung	Schienen
Konservative Behandlung	Gips
Myositis ossificans	Quadricepsplastik
Nachbehandlung	Dauer der Ruhigstellung
Nebenverletzungen	der Gesamtbehandlung
Operationsmethoden	des Krankenhausaufenthaltes
Pseudarthrosen	der ambulanten Behandlung
Quadricepsplastik	Behandlungsergebnisse:
Refrakturen und „Sekundärbrüche"	Tod
Renten	Amputation
Seite	Kniegelenksempyem
Todesfälle	-versteifung
Unfallmechanismus	Arthrosen
Veraltete Brüche	Funktion
Zahl der Fälle	Myositis ossificans
	Begutachtung
	Renten

Knochenbrüche und Verrenkungen nach Gliedabschnitten eingeteilt in eigenen Protokollbüchern erfaßt, in welchen alles Bemerkenswerte niedergelegt ist. In diese wird jeder Fall eingetragen, so daß keiner verloren geht oder unterschlagen werden kann. Ich ziehe die Protokollbücher auf diesem Gebiete den Karteikarten vor, weil ihre Aufbewahrung und Erhaltung sicherer ist.

Außerdem führen wir eigene nach Gliedabschnitten geordnete Protokolle für Osteosynthesen, Pseudarthrosen, Arthrodesen, Nervennähte, Sehnennähte usw.

Auf der letzten Seite der Operationsprotokolle wird die Zahl aller wichtigen Operationen besonders herausgeschrieben, so daß sie jederzeit gefunden und zusammengestellt werden können.

Zur Kontrolle der Ergebnisse der operativen Behandlung wird jeden Monat eine sog. p. s.-Liste angelegt, in welcher die Diagnose, die Operation Name, Alter und Beruf des Verletzten und der Name des behandelnden Arztes angegeben sind.

Es ist mir gelungen, trotz zweier Weltkriege, trotz einiger politischen Umstürze und mehrerer Umzüge, das ganze Material aus dem ersten Weltkrieg (Frakturen und Operationsprotokolle, Namensregister, Röntgenglasplatten und Fotos) zu erhalten. Die Aufzeichnungen aus dem zweiten Weltkrieg sind leider zum großen Teil verloren gegangen. Hingegen sind im Unfallkrankenhaus, das beim Kriegsende am Ufer des Donaukanales in der Frontlinie lag, trotz direkten Beschusses alle Frakturen- und Röntgenprotokolle, Röntgenfilme, Fotos und Dias erhalten geblieben. Als Einziges fehlen uns die Operationsprotokolle von 1926 bis 1938, die damals einer mißverstandenen Säuberung zum Opfer fielen. Wenn wir nur lose Karten gehabt hätten, wäre wahrscheinlich viel verloren gegangen.

In den 26 Jahren vom 1. 12. 1925 bis 10. 3. 1952 sind im Wiener Unfallkrankenhaus eine halbe Million Verletzte behandelt worden und zwar 71 000 stationäre und 429 000 ambulante. Es wurden bei 161 000 Fällen Röntgenbilder gemacht. Im Röntgenarchiv sind mehr als 1 500 000 Filme.

Da die Verwaltung der Allgemeinen Unfallversicherungsanstalt und das Unfallkrankenhaus im gleichen Gebäude untergebracht sind, ist es verhältnismäßig einfach, die Rentenakte zu bekommen, um auch nach dieser Richtung hin die entsprechenden Untersuchungen anstellen zu können.

Wir besitzen derzeit bei den meisten Verletzungsarten die größte Anzahl der bisher in der Weltliteratur veröffentlichten Fälle. Im Laufe der nächsten Jahre werden wir versuchen, sie zu verarbeiten, um entsprechende Schlüsse für die am zweckmäßigsten erscheinenden Behandlungsmethoden herausfinden zu können.

Zur Verbesserung der Behandlungserfolge sind zwei Voraussetzungen notwendig:

1. Die Errichtung von selbständigen Lehrstätten für Unfallchirurgie und Begutachtung, in welchen die Studenten und Ärzte über die Fortschritte unterrichtet werden.

2. Die Errichtung von entsprechenden Behandlungsstätten für Unfälle in Form von Unfallkrankenhäusern und selbständigen Unfallstationen in den allgemeinen Krankenhäusern, die unter der Leitung von Fachärzten für Unfallchirurgie stehen.

Als Lehrer (Dozenten und Professoren) sind solche geeignet, welche viele Fälle selbständig behandelt und durch statistische Verarbeitung derselben sich einen entsprechenden Überblick über die Behandlungstechnik und die gesamte Weltliteratur erworben haben. Häufig werden solche vorgezogen, welche sich mehr im Laboratorium als am Krankenbett betätigt haben.

LORENZ BÖHLER.

Aus dem Unfallkrankenhaus Wien.
(Direktor: Prof. Dr. LORENZ BÖHLER.)

Behandlungsergebnisse bei 151 Marknagelungen des Oberschenkels.

Von

Dr. JÖRG BÖHLER,

Leiter des Unfallkrankenhauses Linz, O.-Ö.

Mit 149 Röntgenskizzen und 31 Tabellen.

Im Unfallkrankenhaus Wien wurden in den $7\frac{1}{2}$ Jahren von 1941 bis 1948 insgesamt 151 Marknagelungen des Oberschenkels durchgeführt. Diese 151 Fälle wurden untersucht und in dieser Arbeit kritisch zusammengefaßt. Unsere Erfahrung erstreckt sich außerdem noch auf weitere 67 Marknagelungen des Oberschenkels aus den Jahren 1949 bis 1951 und auf über 90 Fälle, die wir in einem Wehrmachtslazarett und in anderen Krankenhäusern operiert haben und die in dieser Zusammenstellung nicht berücksichtigt sind. Wir haben also über 300 Oberschenkelbrüche mit dem Marknagel behandelt.

Tabelle 1. *Übersicht über sämtliche Oberschenkelbrüche vom 1. 7.1941—31. 12. 1948.*

	1. 7. 1941	1942	1943	1944	1945	1946	1947	1948	
Schaftbrüche markgenagelt	20	24	22	13	5	12	33	22	151
Schaftbrüche nicht markgenagelt	3	12	12	16	10	18	16	9	96
Schenkelhalsbrüche genagelt	5	15	33	43	42	38	32	43	251
Schenkelhalsbrüche nicht genagelt	5	11	10	12	12	13	9	14	86
Sonstige	36	40	45	55	67	58	47	56	404
Summe	69	102	122	139	136	139	137	144	988

Insgesamt wurden im Unfallkrankenhaus vom 1. 7. 1941 bis 31. 12. 1948 988 Oberschenkelbrüche behandelt. Die Verteilung dieser Brüche ergibt sich aus der Tabelle 1. Die nicht genagelten Brüche des Oberschenkelschaftes betreffen Verletzte, die wegen der ungeeigneten Bruchform, wegen schlechten Allgemeinzustandes, wegen zu jugendlichem Alter oder wegen sonstiger Gegenindikationen nicht genagelt wurden. Die nicht genagelten Brüche des Schenkelhalses betreffen vor allem eingekeilte Brüche und Patienten in schlechtem Allgemeinzustand oder veraltete Brüche mit Ernährungsstörungen des Kopfes. Unter „sonstige Brüche" sind vor allem die pertrochantären Oberschenkelbrüche und die Brüche am unteren Oberschenkelende angeführt.

Unter den 151 markgenagelten Fällen waren 102 frisch. Daraus ergibt sich, daß von allen Oberschenkelbrüchen ungefähr 15% für die Marknagelung, hingegen 25% für die Schenkelhalsnagelung geeignet waren.

Schon aus dieser Zusammenstellung ist zu ersehen, daß in der zweiten Hälfte des Jahres 1941 fast alle Schaftbrüche des Oberschenkels mit dem Marknagel versorgt wurden. Dabei wurden eine Reihe von Fällen genagelt, bei denen damals die Indikationsstellung noch nicht streng genug war. Die Osteosynthese war deshalb bei vielen nicht stabil und es kam zu einer Reihe von Zwischenfällen. In den folgenden Jahren sind ungefähr gleichviel Oberschenkelbrüche genagelt worden, wie im ersten halben Jahr. Es müssen demnach nur etwa die Hälfte der Fälle von 1941 bei einer strengeren Indikationsstellung zur Nagelung geeignet gewesen sein.

In manchen Statistiken findet man, daß geschlossene und offene, frische und alte mit der Marknagelung behandelte Oberschenkelbrüche und außerdem Pseudarthrosen und Osteotomien gleichzeitig beschrieben und ausgewertet werden, obwohl die verschiedenen Arten ganz andere Behandlungszeiten und Erfolgsaussichten haben. Mitunter sind sogar die Brüche der verschiedenen Knochen zusammengezählt und miteinander verglichen. Da man nur Gleiches mit Gleichem vergleichen kann, haben wir unsere Fälle in folgende Gruppen eingeteilt:

1. Geschlossene Brüche, gedeckt genagelt 58
2. Geschlossene Brüche, offen genagelt 3
3. Frische offene Brüche, offen genagelt 23, gedeckt genagelt 3 . . . . 26 († 2)
4. Pseudarthrosen, offen genagelt 14, gedeckt genagelt 7 21
5. Osteotomien offen genagelt . . . . 31 († 1)
6. Verkürzungsosteotomien und orthopädische Osteotomien, offen genagelt 4
7. Pathologische Brüche offen genagelt 2, gedeckt genagelt 6 . . . . . 8 († 1)

Gesamt . . . . 151 († 4)
Davon beiderseits operiert 5

Gesamtzahl der Patienten . . . . 146 († 4)

Tabelle 2 gibt eine nach Jahren aufgeteilte Übersicht über alle markgenagelten Oberschenkelbrüche. In dieser Tabelle sind auch die Fälle des Jahres 1949 mit inbegriffen. In Klammer ist die Zahl der unstabilen Osteosynthesen angeführt. Es ist daraus zu ersehen, daß besonders in den ersten 2 Jahren und zum Teil auch noch im 3. viele Fälle mit mangelhafter Indikation und Technik operiert worden sind.

Tabelle 2. *Übersicht der markgenagelten Oberschenkelbrüche vom 1.7.1941 bis 31.12.1949.*

	1.7.1941	1942	1943	1944	1945	1946	1947	1948	1949	
1. Geschl. Brüche gedeckt operiert	14 (10)	9 (5)	8 (0)	5 (0)	4 (0)	1 (0)	13 (0)	4 (0)	8 (0)	66
2. Geschl. Brüche offen operiert		1 (1)					1 (0)	1 (0)	2 (0)	5
3. Frische offene Brüche	1 (1)	5 (2)	6 (2)	5 (2)	1 (0)	1 (0)	4 (0)	3 (0)	5 (0)	31
Pseudarthrosen	3 (1)	1 (0)	1 (0)	2 (0)		4 (0)	2 (0)	8 (0)	8 (0)	29
5. Osteotomien	1 (0)	6 (2)	6 (2)	1 (1)		2 (0)	10 (0)	5 (0)	4 (0)	35
6. Verkürzungs- u. orth. Osteotomien		1 (0)	1 (1)			1 (0)		1 (0)	4 (0)	8
7. Pathologische Frakturen	1 (1)	1 (0)				3 (0)	3 (0)		1 (0)	9
Summe	20 (13)	24 (10)	22 (5)	13 (3)	5 (0)	12 (0)	33 (0)	22 (0)	32 (0)	183

Bei der Zusammenstellung der Ergebnisse der ersten Gruppe haben wir diese in zwei Zeitspannen eingeteilt. Die erste erstreckt sich von 1941—1942. In dieser Zeit war die Indikation für die Operation noch nicht fest umrissen und die Technik noch nicht ausgebaut. 1943 kehrte der Leiter des Unfallkrankenhauses, Prof. Dr. LORENZ BÖHLER, aus dem Felde zurück und führte eine systematische Nachuntersuchung der während seiner Abwesenheit in den ersten zwei Jahren operierten Fälle durch. Auf Grund derselben stellte er dann genaue Richtlinien für die Marknagelung auf, die auch in seinem anschließend erschienenen Buch[1] festgehalten sind. Sie betreffen die Indikationsstellung zur Operation, die Schockbekämpfung und technische Angaben. Für die gedeckte Marknagelung wurden Einstellgeräte konstruiert, die Dicke und Länge des Marknagels wird seither immer schon vor der Operation bestimmt und vor allem wird darauf geachtet, daß die Osteosynthese wirklich stabil ist. Darauf wurden die Ergebnisse schlagartig besser.

Die zweite Zeitspanne umfaßt die Fälle der Jahre 1943—1948. Bei den während dieser Zeit behandelten Verletzten ist eine überraschende Besserung der Ergebnisse zu ersehen, weil jetzt die Marknagelung aus dem Versuchsstadium heraus zu einer fest umrissenen Operation mit genau begrenzter Indikation und Technik geworden ist.

---

[1] BÖHLER, L.: Die Marknagelung nach KÜNTSCHER. Verlag Maudrich Wien 1944 und 1945. — BÖHLER, L.: Medullary Nailing of KÜNTSCER. The Williams and Wilkins Company Baltimore 1948.

Da bisher noch keine große ausführliche Statistik über die endgültigen Ergebnisse der Marknagelung erschienen ist, wurde jeder Fall einzeln erfaßt und von allen eine Liste[1] aufgestellt, welche alles Wissenswerte enthält und zwar: Name, Alter, Unfalls- und Aufnahmstag, Unfallshergang, Seite, Form und Sitz des Bruches, Tag der Operation und der Nagelentfernung, Art der Betäubung, Art des Einstellgerätes, stabil oder nicht stabil, zusätzliche Fixation, Wundverlauf, Verkürzung, Verbiegung, Verdrehung, Beweglichkeit des Kniegelenkes, Dauer der Behandlung im Krankenhaus und in der Ambulanz, Nebenverletzungen und Besonderheiten, z. B. Nagelbrüche, Kugelkallus usw.

Tabelle 3. *Alters- und Geschlechtsverteilung der markgenagelten Oberschenkelbrüche.*

Die erste Ziffer bedeutet die Gesamtzahl, die zweite die Frauen.

Jahre:	8—10	11—20	21—30	31—40	41—50	51—60	61—70	71—80	Summe
Gruppe 1:		17 (4)	12 (1)	8 (2)	9	6	3 (2)	3	58 (9)
Gruppe 2:					3				3 (0)
Gruppe 3:		3	1	10 (2)	5 (1)	4	3		26 (3)
Gruppe 4:		2 (1)	5	8 (2)	4	2 (1)			21 (4)
Gruppe 5:	2	6 (1)	11 (2)	7	3	2			31 (3)
Gruppe 6:		1	1	1	1				4 (0)
Gruppe 7:				1 (1)	1	4	2 (1)		8 (2)
	2 (0)	29 (6)	30 (3)	35 (7)	26 (1)	18 (1)	8 (3)	3 (0)	151 (21)[2]

Nach Abzug der doppelseitigen Fälle wurden demnach 20 Frauen und 126 Männer behandelt. (Fortsetzung des Textes S. 64.)

---

[1] s. S. 10 u. ff.

[2] Inzwischen haben wir eine Frau von 85 Jahren mit bestem Erfolg genagelt.

1. 58 geschlossene Brüche,

Abkürzungen: 1. L. A. = Lokalanästhesie; 2. Lumb. = Lumbalanästhesie; 3. p. p. = Heilung per primam; 4. S. Z. = Schraubenzugapparat; 5. Ext. = Extension; 6. H. A. = Hilfsarbeiter; 7. G. H. = Gipshülse; 8. B. G. = Beckengipsverband; 9. Wo. = Woche; 10. Abb. = Die Abbildungsnummern beziehen sich auf Lorenz Böhler: „Medullary-Nailing of Küntscher", Baltimore, William und Wilkins, 1948, und Lorenz Böhler: Inchiodamento midollare di Küntscher", Milano, Vallardi 1951,

Lfd. Nr.	Prot.-Nr. Name Alter Abb.-Nr.	Unfalltag — Aufnahmetag	Beruf	Unfallhergang	Seite, Form und Sitz des Bruches	Röntgenskizze	Operationstag — Nagelentfernung	Anästh.	stabil
1	2 V. F. 28 Abb.	2. 7. 41	Weichensteller	Von Lokomotive niedergestoßen	Li. Stückbruch distal		25. 7. 41	Lumb.	nein
1	574– 581 = (3610– 3617)	2. 7. 41					23. 7. 42		
2	3 P. E. 27 Abb.	11. 7. 41	Rangierer	Zwischen Wagent. eingeklemmt	Re. kurzer Schrägbruch mit Keil distal		25. 7. 41	Nark.	nein
2		11. 7. 41					21. 11. 41		
3	4 St. J. 77	27. 7. 41	Friseur	Sturz v. d. Straßenbahn	Li. subtroch. Drehbruch		1. 8. 41	L. A.	nein
3		27. 7. 41					14. 4. 42		
4	5 Schl. F., 30 Abb.	10. 8. 41	Anstreicher	Vom Gerüst gestürzt	Re. subtroch. Querbruch		10. 8. 41	L. A.	nein
4	554– 561 = (3590– 3597)	10. 8. 41					nicht		
5	7 H. R. 34 Abb.	9. 9. 41	H. A.	Blechpl. auf d. O. S. gefallen	Re. supracond. Trümmerbruch		9. 9. 41	L. A.	nein
5	590– 601 = (3626– 3537)	9. 9. 41					20. 5. 42		

gedeckt genagelt.

Die Abbildungsnummern in der Klammer beziehen sich auf LORENZ BÖHLER: „Die Marknagelung nach KÜNTSCHER", Wien, Maudrich 1944 und 1945, 5.—11. Auflage. 11. Fig. = Die Nummern der Figuren beziehen sich auf LORENZ BÖHLER und JÖRG BÖHLER: „KÜNTSCHERS Medullary Nailing", J. Bone and Joint Surg. (Am.) **31 A,** 295 (April 1949).

Repos.-gerät	Zusätz-liche Fixa-tion	Wund-verlauf	Ver-kür-zung	Achse	Ver-drehung	Knie-gelenks-beweg-lich-keit	Dauer der Behandlg. Kranken-haus + Ambulanz / Gesamt	Neben-verlet-zungen	An-merkungen
S. Z.	ja Ext. 3 Wo. G. H. 3 Wo.	p. p.	2 cm	gut	0°	frei	16+120 136	keine	
S. Z.	ja G. H. 4 Wo.	p. p.	—	gut	0°	frei	59+168 227	keine	sec. Korr. Phelps G. G. H. 4 Wo.
S. Z.	ja Ext. 3 Wo.	p. p.	4 cm		70° außen	155-50°	111+180 291	keine	Verdrehung 70°
S. Z.	—	p. p.	3 cm	15° Varus	—	frei	31+163 194	keine	
S. Z.	ja G. H. 4 Wo.	p. p.	—	8° Ante.	—	175-90°	82+203 285	Bruch des med. Knö-chel re.	Korr. Phelps G. nachher G. H. für 4 Wo.

1. 58 geschlossene Brüche,

Lfd. Nr.	Prot.-Nr. Name Alter Abb. Nr.	Unfalltag / Aufnahmetag	Beruf	Unfallhergang	Seite, Form und Sitz des Bruches	Röntgenskizze	Operationstag / Nagelentfernung	Anästh.	stabil
6 6	8 H.H. 14 Abb. 540— 553 = (3576- 3589)	18. 9. 41 18. 9. 41	Prak-ti-kant	Vom Auto über-fahren	Li. Quer-bruch Mitte	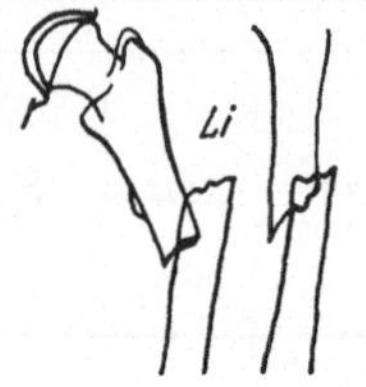	18. 9. 41 7. 5. 42	L. A. u. Äther	ja
7 7	10 B.A. 15 Abb. 186, 187 = (3242- 3242)	26. 9. 41 26. 9. 41	Lauf-bur-sche	Über Stiege gestürzt	Li. subtroch. Schräg-bruch	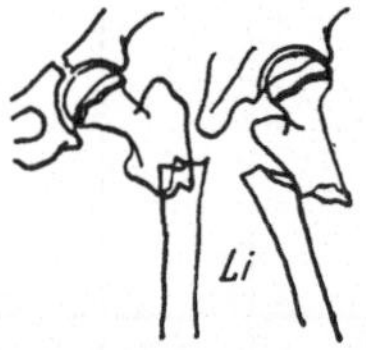	26. 9. 41 10. 10. 41	Nark.	nein
8 8	11 F.Ä. 58 Abb. 222- 229 = (3278- 3287)	17.10. 41 17.10. 41	Brot-führer-rer	Durch scheue Pferde gestürzt	Li. kurzer Dreh-bruch Mitte	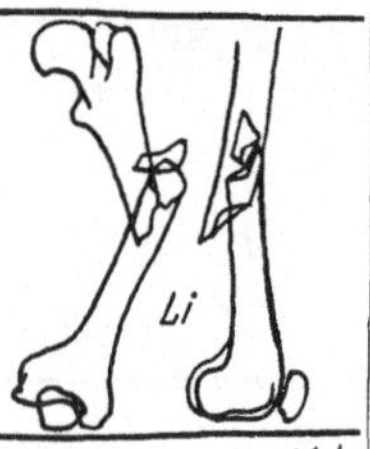	17.10. 41 27. 5. 42	Lumb.	nein
9 9	13 Sch.A. 56	3. 11. 41 3. 11. 41	Forst-ar-beiter	V. Mauer ver-schüt-tet	Re. Sup-racond. Dreh-bruch	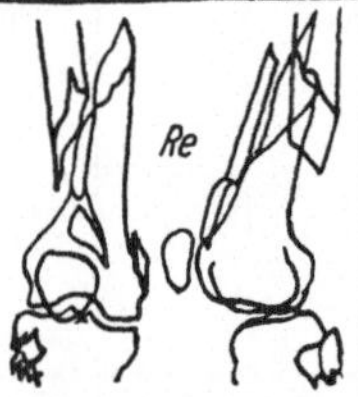	5. 11. 41 10. 3. 43	Lumb.	nicht ganz
10 10	14 Sch.F. 57	3. 11. 41 11.11. 41	Rei-sen-der	V. Auto nieder-gestoßen	Re. supra-cond. Biegungs-bruch (11 cm)	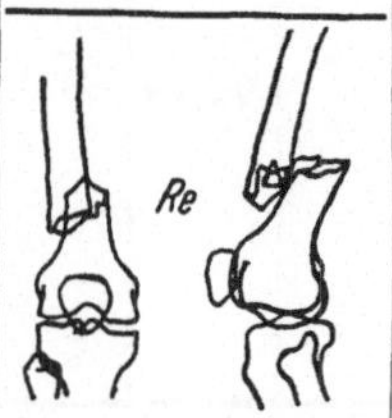	11.11. 41 27. 5. 42	Lumb.	ja
11 11	16 K. F. 32 Abb. 649- 656 = (3685- 3692)	27.11. 41 27.11. 41	Be-die-nerin	Durch Herd-explosion zu Boden geschleu-dert	Re. Stück-bruch distal	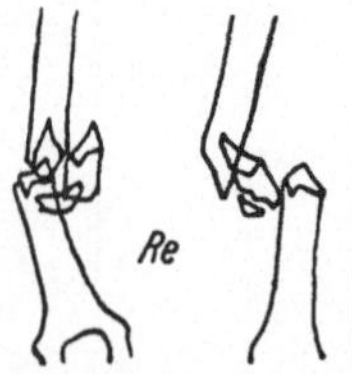	28.11. 41 16.10. 42	Lumb.	nein

gedeckt genagelt *(Fortsetzung).*

Repos.-gerät	Zusätzliche Fixation	Wundverlauf	Verkürzung	Achse	Verdrehung	Kniegelenksbeweglichkeit	Dauer der Behandlg. Krankenhaus + Ambulanz / Gesamt	Nebenverletzungen	Anmerkungen
S. Z.	—	p. p.	—	—	—	frei	19+83 / 102	—	
S. Z.	ja Ext. 3 Mo. B. G. 2 Mo.	p. p.	—	—	—	frei	202+16 / 218	—	Nagel ausgebrochen u. entfernt Ext. Nagel zu weit lateral nicht indiziert
S. Z.	—	p. p.	—	—	außen	180-70°	84+241 / 325	U.S. Bruch li.	Außendrehung in O.S. kompens. d. Innendrehung in U. S. starke Beschw.
S. Z.	—	p. p.	—	8° Valg. 5 Ante.	—	180-55°	78+55 / 133	—	
S. Z.	—	p. p.	—	—	—	frei	58+180 / 238	—	
S. Z.	ja Ext. 5 ½ Mo.	p. s.	1 cm	—	—	167-150°	352+90 / 442	Ausgedehnte Verbrennungen	Infektion ausgehend v. d. Verbrennung (rezid. Eiterung.)

1. 58 geschlossene Brüche,

Lfd. Nr.	Prot.-Nr. Name Alter Abb.-Nr.	Unfalltag Aufnahmetag	Beruf	Unfallhergang	Seite, Form und Sitz des Bruches	Röntgenskizze	Operationstag Nagelentfernung	Anästh.	stabil
12	18 Dr. B. J. 28	10.11. 41	Arzt	Auto-unfall	Re. Stückbruch Mitte	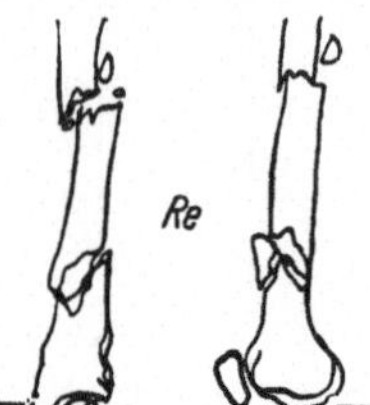	3. 12. 41	Lumb.	ja
12	Abb. 133–142 = (3190–3199)	29.11. 41					3. 7. 42		
13	19 G. M. 50	12.12. 41	Eisen-bahner	Zwischen Maschine u. Wagen geklemmt	Li. kurzer Schrägbruch Mitte	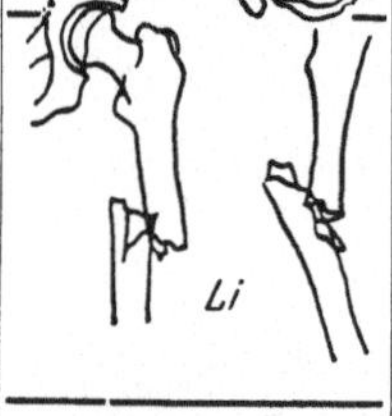	12.12. 41	Lumb.	ja
13		12.12. 41					3. 7. 42		
14	20 P. A. 46 Abb. 602-607 = (3638 3643)	30.12. 41	Beam-ter	gestürzt	Re. Querbruch subtroch.	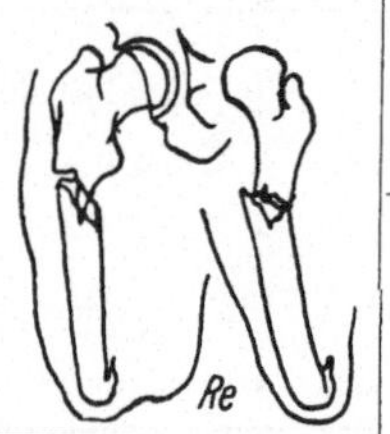	30.12. 41	Lumb.	nein
14		30.12. 41					8. 10. 42		
15	24 H. K. 17 Abb. 408-415 = (3444-3451)	23. 3. 42	H. A.	Zwischen zwei Wagen eingeklemmt	Re. Querbruch Mitte	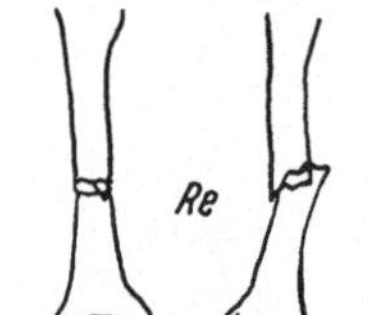	1. 4. 42	Lumb.	ja
15		23. 3. 42					3. 7. 42		
16	25 G. St. 19	28. 4. 42	H. A.	Eisenrad auf d. O. S. gefallen	Li. Querbruch etwas distal	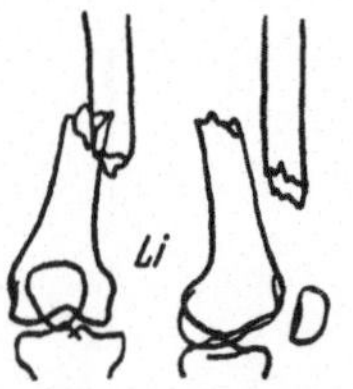	28. 4. 42	L. A.	nein
16		28. 4. 42					2. 12. 42		
17	29 L. J. 57	10. 6. 42	Bahn-helfer	Baumstamm-auf. O.S. gegefallen	Re. Biegungsbruch distal	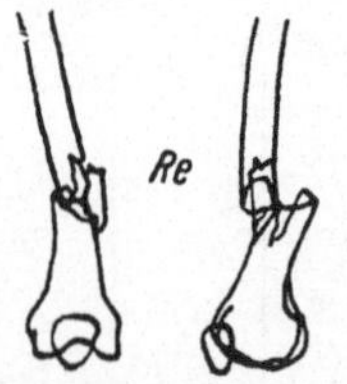	16. 6. 42	Lumb.	nein
17		10. 6. 42					29. 1. 43		

gedeckt genagelt *(Fortsetzung)*.

Repos.-gerät	Zusätzliche Fixation	Wundverlauf	Verkürzung	Achse	Verdrehung	Kniegelenksbeweglichkeit	Dauer der Behandlg. Krankenhaus + Ambulanz / Gesamt	Nebenverletzungen	Anmerkungen
S. Z.	—	p. p.	1/2 cm	—	—	frei	60 / 60	Stückbruch U. S. r. Mark genagelt	
S. Z.	—	p. p.	—	—	—	frei	82+178 / 260	—	
ohne	—	p. p.	—	7° Varus	—	—	44+39 / 83	—	Amp. Stumpf d. O. S.
S. Z.	—	p. p.	—	—	—	180-130°	48+119 / 167	—	Osteopoikilie
Wittm.	sec. B. G. 3¹/₂ Wo.	p. p.	—	—	—	180-130°	89+113 / 202	Schienbeinkopfbruch	2 mal Korrektur u. B. G. (Hüftversteifung)
S. Z.	ja Ext. 3 Wo.	p. p.	—	—	—	frei	69+179 / 248	—	Sec. Korr. und 3 Wochen Ext. 3 Wochen

1. 58 geschlossene Brüche,

Lfd. Nr.	Prot.-Nr. Name Alter Abb.-Nr.	Unfalltag / Aufnahmetag	Beruf	Unfallhergang	Seite, Form und Sitz des Bruches	Röntgenskizze	Operationstag / Nagelentfernung	Anästh.	stabil
18 / 18	31 H. M. 66	1. 7. 42 / 1. 7. 42	Haus-frau	In der Küche gestürzt	Li. kurzer Drehbruch distal	Li	3. 7. 42 / 13.11. 42	Lumb.	nicht ganz
19 / 19	34 F. J. 47	12. 7. 42 / 12. 7. 42	H. A.	Eisenstücke auf den O. S. gefallen	Li. Querbruch etwas distal	Li	12. 7. 42 / 2. 12. 42	Lumb.	ja
20 / 20	38 K. A. 18	3. 10. 42 / 3. 10. 42	Dach-decker	V. einem Lastauto niedergestoßen	Re. Querbruch Mitte	Re	3. 10. 42 / 16. 4. 43	Lumb.	ja
21 / 21	40 P. B. 63 Abb. 416-423 = (3452-3465)	27.10. 42 / 27.10. 42	Kut-scher	Hufschlag	Li. supra-cond. 8 cm	Li	27.10. 42 / 3. 3. 43	Lumb.	nicht ganz
22 / 22	41 B. Th. 20	28.10. 42 / 28.10. 42	Schwe-ster	V. d. Straßenbahn niedergestoßen worden	Re. supra-cond. Drehbruch	Re	28.10. 42 / 28. 5. 43	Lumb.	ja
23 / 23	42 B. Th. 20	28.10. 42 / 28.10. 42	Schwe-ster	V. d. Straßenbahn niedergestoßen worden	Li. supra-cond. Drehbruch	Li	31.10. 42 / 28. 5. 43	Lumb.	nein

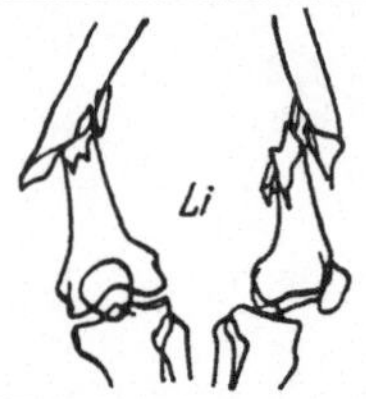

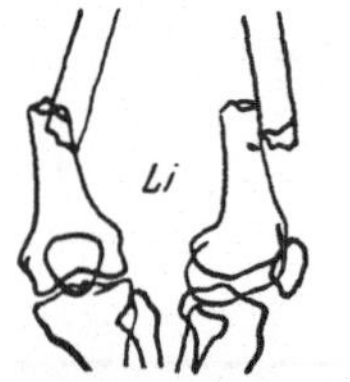

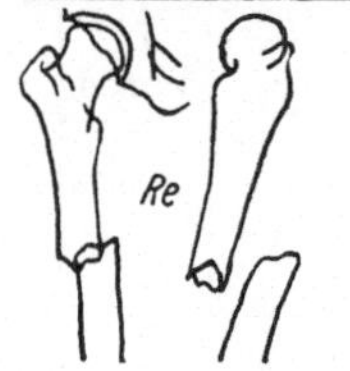

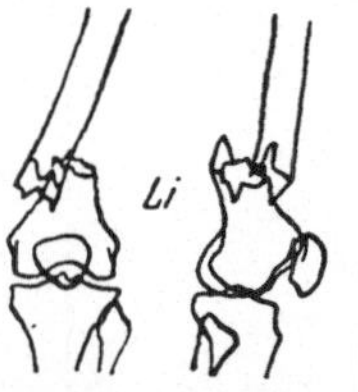

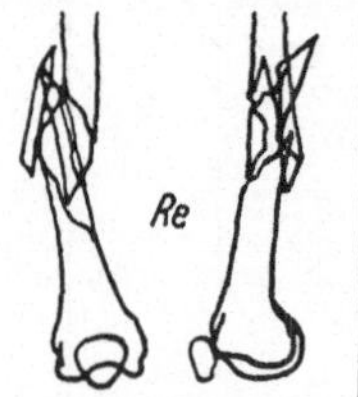

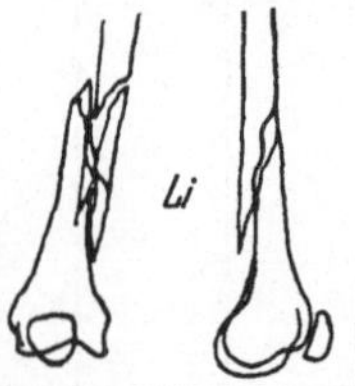

gedeckt genagelt *(Fortsetzung)*.

Repos.-gerät	Zusätz-liche Fixa-tion	Wund-verlauf	Ver-kür-zung	Achse	Ver-drehung	Knie-gelenks-beweg-lich-keit	Dauer der Behandlg. Krankenhaus + Ambulanz / Gesamt	Neben-verlet-zungen	An-merkungen
S. Z.	—	p. p.	—	—	—	170-110°	57+197 / 254	Hüft-anky-lose nach T.b. mit 11 cm Verk.	
Wittm.	—	p. p.	—	6° Valgus	—	175-65°	44+98 / 142	—	
Wittm.	—	p. p.	—	—	—	frei	21+37 / 58	—	
Wittm.	—	p. p.	—	5° Valgus	—	180-80°	31+170 / 201	—	2 mal Korr. Kugelkallus
Wittm.	—	p. p.	—	—	—	frei	130+104 / 234	Bruch d. and. O. S.	
Wittm.	Ext. 7 Wo.	p. p.	1·5	8° Varus	—	frei	130+104 / 234	Bruch d. and. O. S.	

1. 58 geschlossene Brüche,

Lfd. Nr.	Prot.-Nr. Name Alter Abb.-Nr.	Unfalltag — Aufnahmetag	Beruf	Unfallhergang	Seite, Form und Sitz des Bruches	Röntgenskizze	Operationstag — Nagelentfernung	Anästh.	stabil
24 / 24	44 J. J. 19 Abb. 191 = (3247)	22. 1. 43 / 22. 1. 43	H. A.	Auf eine Straßenbahn aufgesprungen	Li. supracond. Drehbruch	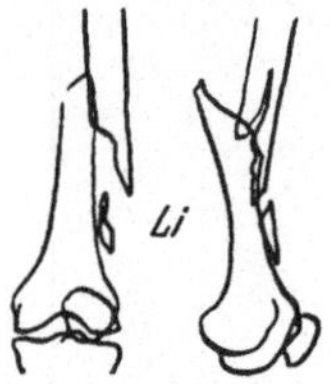 Li	25. 1. 43 / 12. 5. 43	Nark.	nicht ganz
25 / 25	49 E. G. 18	28. 4. 43 / 28. 4. 43	Lehrling	V. einem Auto niedergestoßen	Re. kurzer Drehbruch Mitte	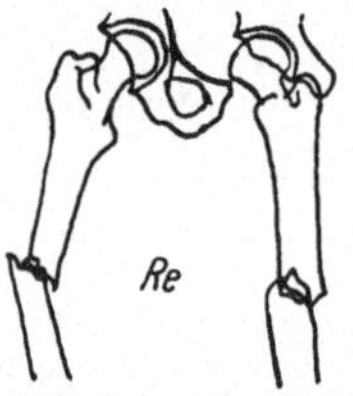 Re	28. 4. 43 / 28. 4. 43	Lumb.	ja
26 / 26	51 K. J. 78	27. 5. 43 / 27. 5. 43	Bauer	Ein Wagen über d. O. S. gefahren	Re. Querbruch etwas distal	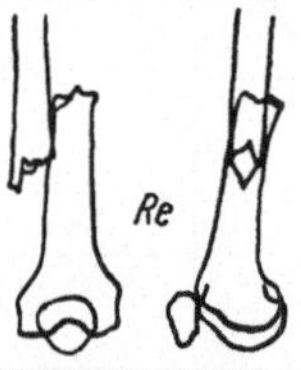 Re	29. 5. 43 / 8. 12. 43	Lumb.	ja
27 / 27	52 B. A. 54	28. 5. 43 / 28. 5. 43	Schlosser	1,5 m tief gestürzt	Li. Schrägbruch Mitte	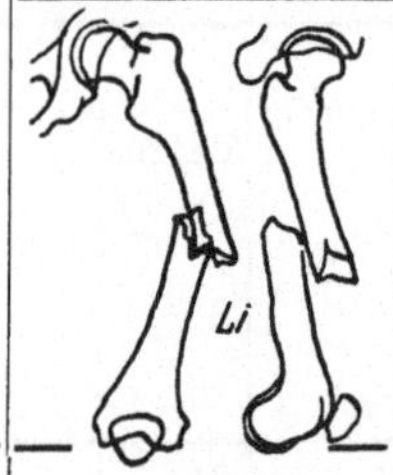 Li	1. 6. 43 / 10. 1. 44	Lumb.	ja
28 / 28	54 R. J. 15	21. 6. 43 / 21. 6. 43	Lehrling	Beim Aufspringen auf d. Straßenbahn	Re. kurzer Schrägbruch Mitte	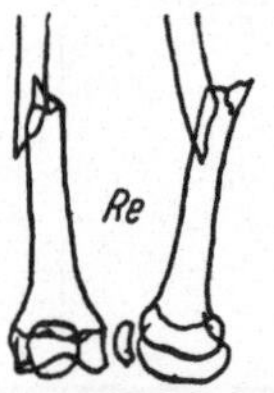 Re	21. 6. 43 / 13. 1. 44	Lumb.	ja
29 / 29	58 Sch. P 17	13. 8. 43 / 13. 8. 43	H. A. in	V. einem Auto niedergestoßen	Re. Querbruch Mitte	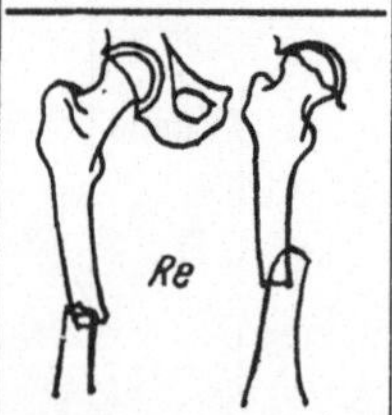 Re	13. 8. 43 / 31. 1. 44	Lumb.	ja

gedeckt genagelt *(Fortsetzung).*

Repos.-gerät	Zusätzliche Fixation	Wundverlauf	Verkürzung	Achse	Verdrehung	Kniegelenksbeweglichkeit	Dauer der Behandlg. Krankenhaus + Ambulanz / Gesamt	Nebenverletzungen	Anmerkungen
Wittm.	—	p. p.	0,5 cm	—	—	frei	128+52 / 180	Wirbelbruch	Ausbruch eines 10:2 cm Knochensplitters außen bei der Nagelung
Wittm.	—	p. p.	—	—	—	frei	22+67 / 89		
Wittm.	—	p. p.	—	—	—	frei	26+169 / 195		
Wittm.	—	p. p.	—	—	—	175-90°	29+275 / 304		
Wittm.	—	p. p.	—	—	—	frei	34+78 / 112	Bruch d. Ulna rechts	
Wittm.	—	p. p.	—	—	—	frei	22+58 / 80		

1. 58 geschlossene Brüche,

Lfd. Nr.	Prot.-Nr. Name Alter Abb.-Nr.	Unfalltag / Aufnahmetag	Beruf	Unfallhergang	Seite, Form und Sitz des Bruches	Röntgenskizze	Operationstag / Nagelentfernung	Anästh.	stabil
30	60 N. F. 43	27. 9. 43	Zimmerer	Vom Erdreich verschüttet worden	Re. Drehbruch distal	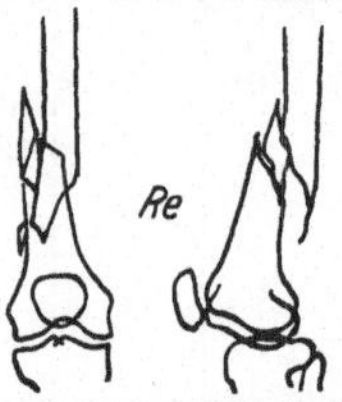	13.10. 43	Lumb.	nicht ganz
30		27. 9. 43					1. 6. 44		
31	67 R. E. 28	4. 12. 43	Hausfrau	Aus dem Zug gestürzt	Re. kurzer Biegungsbruch Mitte	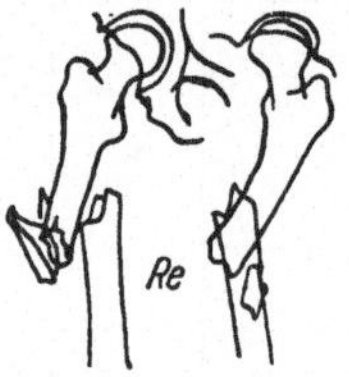	20.12. 43	Lumb.	ja
31		20.12. 43					5. 8. 44		
32	71 B. M. 16	16. 5. 44	H. A.	In einen 4 m tiefen Brunnen gestürzt	Re. Querbruch Mitte	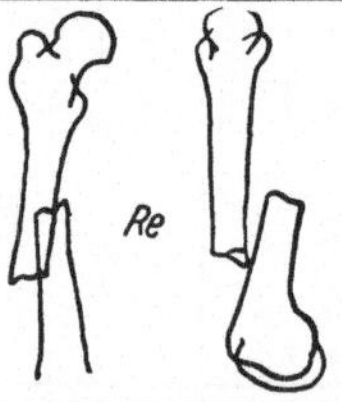	24. 5. 44	Lumb.	ja
32		16. 5. 44					nicht		
33	75 P. A. 23	24. 9. 44	H. A.	Autounfall	Li. Querbruch etwas distal	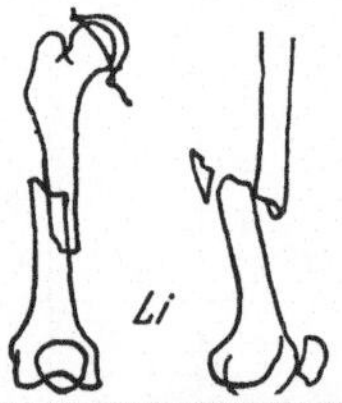	6. 10. 44	Lumb.	ja
33		24. 9. 44					2. 3. 45		
34	76 R. F. 46	29. 9. 44	H. A.	Ein Baumstamm auf. den O.S. gefallen	Re. kurzer Drehbruch etwas distal	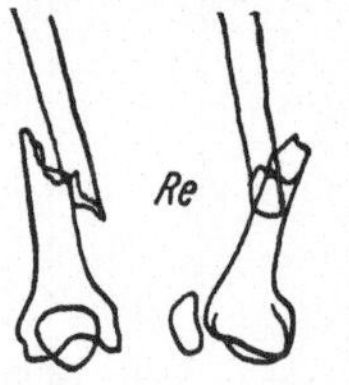	9. 10. 44	Lumb.	ja
34		29. 9. 44					11. 7. 45		
35	78 R. A. 48	1. 11. 44	Monteur	Von einem Auto niedergestoßen	Li. kurzer Schrägbruch etwas distal	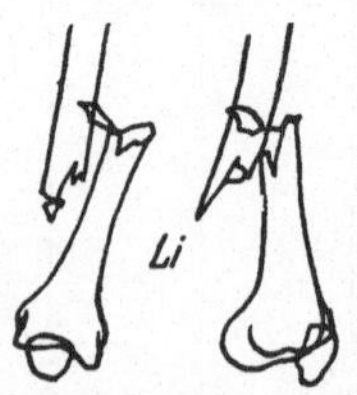	13.11. 44	Lumb.	ja
35		1. 11. 44					16.11. 45		

gedeckt genagelt *(Fortsetzung).*

Repos.-gerät	Zusätzliche Fixation	Wundverlauf	Verkürzung	Achse	Verdrehung	Kniegelenksbeweglichkeit	Dauer der Behandlg. Krankenhaus + Ambulanz / Gesamt	Nebenverletzungen	Anmerkungen
Wittm.	—	p. p.	—	—	—	frei	50+157 / 207		
Wittm.	—	p. p.	—	8° Varus	—	frei	39+151 / 190	Hautnekrose am re. O. S.	3 Wo. alt. nach 4 Mo. Sturz u. sek. Verbiegung
Wittm.	—	p. p.	—	—	—	frei	33+275 / 308		Ausländer
S. Z.	—	p. p.	—	—	—	175-100°	51+125 / 176		Kriegsgefangener, nicht nachuntersucht
Wittm.	—	p. p.	—	—	—	frei	32+313 / 345		
Wittm.	—	p. p.	—	—	—	170-60°	149+757 / 906	Offener U. S. li., bimall. Knöchelbr. links	Untersch. Pseudarthr. operiert, fest.

1. 58 geschlossene Brüche,

Lfd. Nr.	Prot.-Nr. Name Alter Abb. Nr.-	Unfall-tag / Aufnahme-tag	Beruf	Unfall-hergang	Seite, Form und Sitz des Bruches	Röntgen-skizze	Opera-tions-tag / Nagel-ent-fernung	Anästh:	stabil
36	80 Sch. A. 21	19.12. 44	H. A.	Vom Dach gestürzt	Re. Quer-bruch Mitte	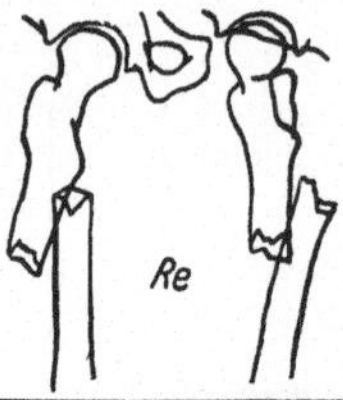	29.12. 44	Lumb.	ja
36		19.12. 44					9. 2. 46		
37	81 A. St. 24	15. 5. 45	Russ. Leute-nant	Auto-unfall	Re. Quer-bruch Mitte	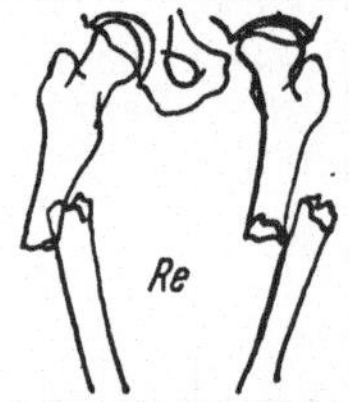	15. 5. 45	Nark.	ja
37		15. 5. 45					27. 9. 45		
38	82 M. A. 50	3. 6. 45	Russ. Gene-ral	Auto-unfall	Re. kurzer Schräg-bruch etwas distal	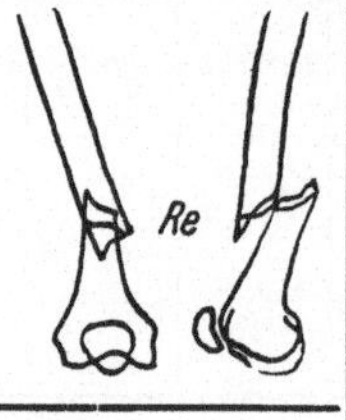	14. 6. 45	Nark.	ja
38		13. 6. 45					9. 10. 45		
39	84 I. G. 19	5. 7. 45	Russ. Soldat	Auto-unfall	Re. Quer-bruch Mitte	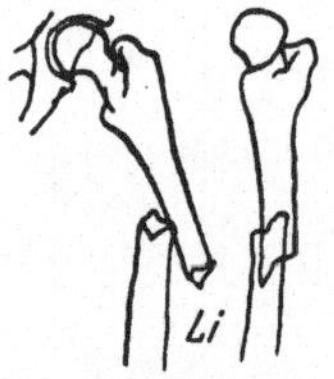	5. 7. 45	Lumb.	ja
39		5. 7. 45					nicht		
40	85 H. A. 27	11. 9. 45	Forst-beam-ter	Von einem Auto über-fahren	Re. Bie-gungs-bruch Mitte	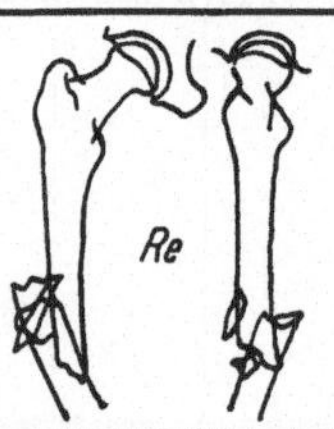	11. 9. 45	Lumb.	ja
40		11. 9. 45					15. 2. 46		
41	91 B. M. 22	25. 5. 46	Kü-chen-ge-hilfin	Fahrrad-sturz	Li. Quer-bruch etwas distal	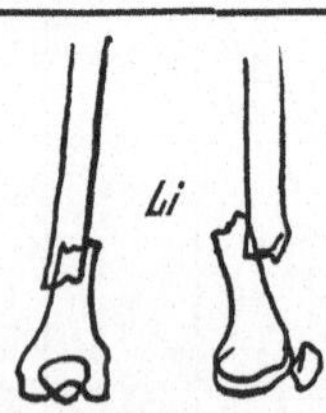	14. 6. 46	Lumb.	ja
41		30. 5. 46					nicht		

gedeckt genagelt *(Fortsetzung).*

Repos.-gerät	Zusätz-liche Fixa-tion	Wund-verlauf	Ver-kür-zung	Achse	Ver-drehung	Knie-gelenks-beweg-lich-keit	Dauer der Behandlg. Krankenhaus + Ambulanz / Gesamt	Neben-verlet-zungen	An-merkungen
Wittm.	—	p. p.	—	—	—	frei	30 / 30	Gehirn-erschüt-terung	
Wittm.	—	p. p.	—	—	—	180-125°	114 / 114	Unter-schen-kelbr. re.	Knie nach 4. Mo. Russe
Wittm.	—	p. p.	—	—	—	frei	15 / 15		Russ. General
Wittm.	—	p. p.	—	—	—	?	42 / 42	Unter-sch.-Bruch re. Schlüs-sel-beinbr. re. u. li.	Mit Gips f. U.-Sch. entlassen, nicht mehr erschienen. Russe
Wittm.	—	p. p.	—	—	—	frei	30+137 / 167		
Wittm.	—	p. p.	—	—	—	frei	31 / 31		Nicht mehr erschienen. Russin

1. 58 geschlossene Brüche,

Lfd. Nr.	Prot.-Nr. Name Alter Abb.-Nr.	Unfalltag Aufnahmetag	Beruf	Unfallhergang	Seite, Form und Sitz des Bruches	Röntgenskizze	Operationstag Nagelentfernung	Anästh.	stabil
42	99 S. J. 52	22. 1. 47	H. A.	Aus einem fahrenden Auto geschleudert	Re. Biegungsbruch, etwas distal	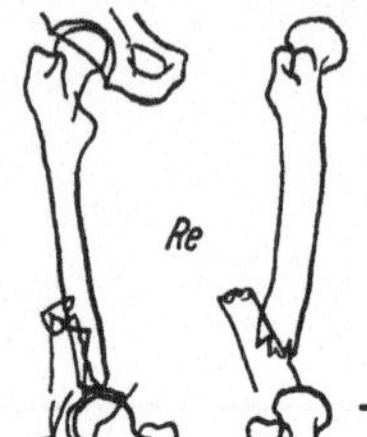	22. 1. 47	Lumb.	nicht ganz
42		22. 1. 47					20. 9. 48		
43	101 S. L. 44	3. 3. 47	Lagerarbeiter	Von einer Straßenbahn überfahren worden	Li. Querbruch Mitte	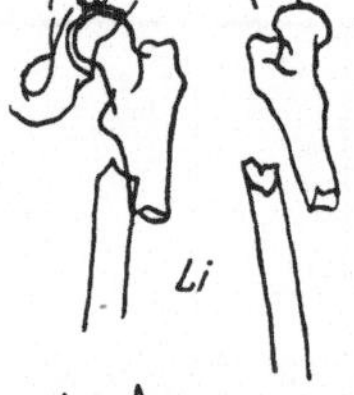	3. 3. 47	Lumb.	ja
43		3. 3. 47					29.10. 47		
44	102 M. A. 34	19. 3. 47	H. A.	Vom Rettungsauto niedergestoßen	Re. Querbruch Mitte	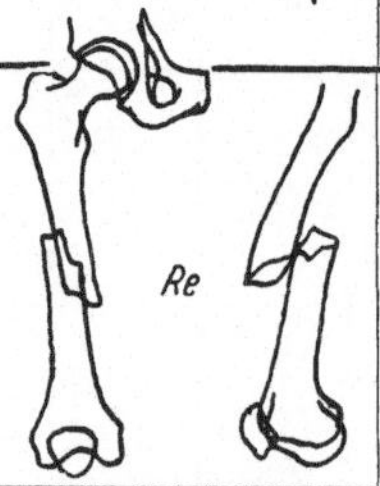	19. 3. 47	Lumb.	ja
44		19. 3. 47					3. 11. 47		
45	104 R. L. 46	5. 3. 47	Elektriker	Von einem Auto überfahren worden	Li. Querbruch Mitte	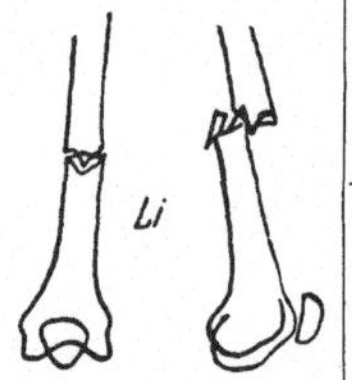	5. 3. 47	Lumb.	ja
45		5. 3. 47					11. 2. 48		
46	105 P. L. 39	4. 3. 47	Monteur	Von einem Auto überfahren worden	Re. Querbruch Mitte 7 Wochen alt	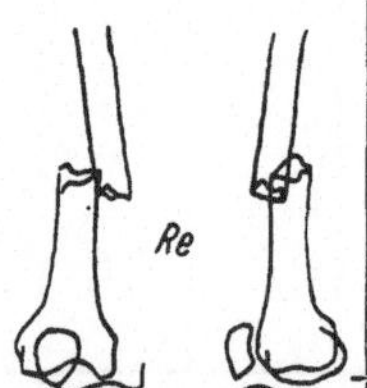	25. 4. 47	Lumb.	ja
46		25. 4. 47					26. 11. 48		
47	108 St. M. 62	2. 6. 47	Chauffeur	Autozusammenstoß	Li. Querbruch Mitte	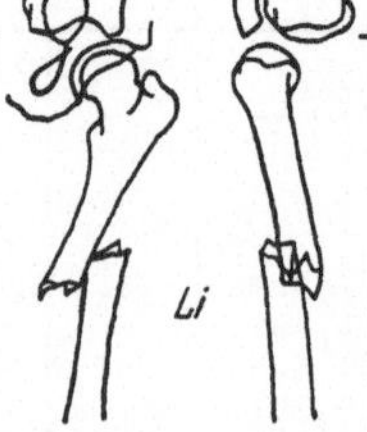	9. 6. 47	Lumb.	ja
47		2. 6. 47					4. 5. 48		

gedeckt genagelt *(Fortsetzung).*

Repos.-gerät	Zuätz-liche Fixa-tion	Wund-verlauf	Ver-kür-zung	Achse	Ver-drehung	Knie-gelenks-beweg-lich-keit	Dauer der Behandlg. Kranken-haus + Ambulanz / Gesamt	Neben-verlet-zungen	An-merkungen
S. Z.	—	p. p.	$^1/_2$ cm	—	—	180-80°	46+176 / 222		Pneumonie
Wittm.	—	p. p.	—	—	—	frei	41+228 / 269	Brust-korb-prel-lung	
Wittm.	—	p. p.	—	—	—	frei	90+820 / 910	Zentr. Hüft-verren-kung, später Hüft-arthro-dese	Hüftarthro-dese
Wittm.	—	p. p.	—	—	—	frei	98+158 / 256	Offener Unter-schen-kel-bruch	
S. Z.	—	p. p.	—	—	—	frei	29+115 / 144		veraltet
S. Z.	—	p. p.	—	—	—	frei	26+80 / 106	Schlüs-sel-bein-bruch re. Gehirn-erschüt-terung	

1. 58 geschlossene Brüche,

Lfd. Nr.	Prot.-Nr. Name Alter Abb.-Nr.	Unfalltag / Aufnahmetag	Beruf	Unfallhergang	Seite, Form und Sitz des Bruches	Röntgenskizze	Operationstag / Nagelentfernung	Anästh.	stabil
48	110 K. F. 16	4. 7. 47	Maurer	Sturz aus 7 m Höhe	Re. Biegungsbruch Mitte	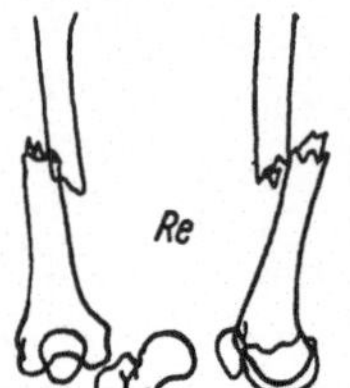 Re	4. 7. 47	Lumb.	ja
48		4. 7. 47					29. 1. 48		
49	114 St. K. 17	18. 8. 47	Fleisch-hauer	Beim Bergsteigen abgestürzt	Re. Querbruch Mitte 3 Wochen alt	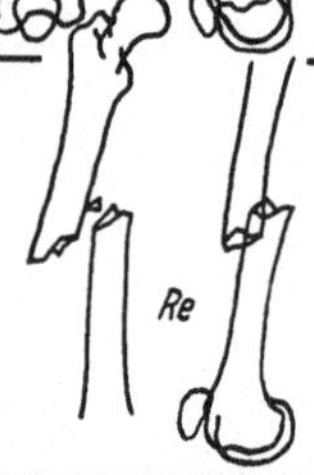 Re	11.9. 47	Lumb.	ja
49		4. 9. 47					7. 1. 48		
50	116 P. B. 38 Fig. 3 A–H *	16. 9. 47	Chauffeur	Zwischen 2 Autos eingeklemmt worden	Li. Querbruch Mitte	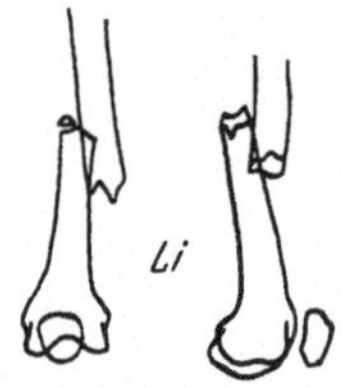 Li	7. 10. 47	Lumb.	ja
50		16. 9. 47					29. 3. 48		
51	119 D. A. 39	21.10. 47	Chauffeur	Zwischen Auto u. Koloniakübel eingeklemmt	Li. Querbruch Mitte	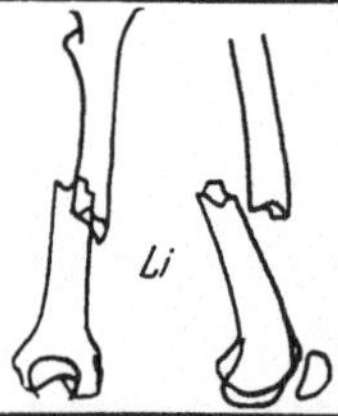 Li	21.10. 47	Lumb.	ja
51		21.10. 47					2. 4. 48		
52	122 K. R. 18	10.11. 47	Landwirt	Vom Auto niedergestoßen	Li. Querbruch etwas distal	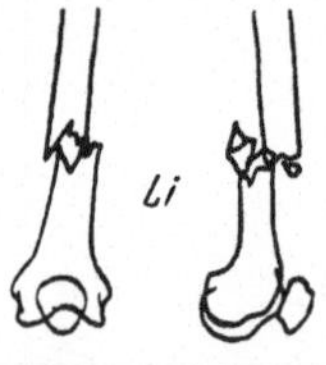 Li	10.11. 47	Lumb.	ja
52		10.11. 47							
53	125 K. J. 72	1. 12. 47	H. A.	2,5 m in einen Aufzugschacht gestürzt	Li. Querbruch Mitte	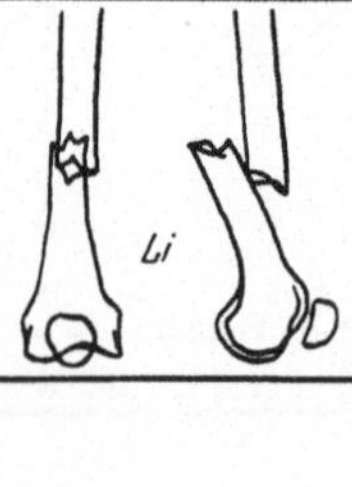 Li	1. 12. 47	L. A. Äther	ja
53		1. 12. 47					27. 4. 49		

* J. B, a. J. S. April 1949

gedeckt genagelt *(Fortsetzung).*

Repos.-gerät	Zusätzliche Fixation	Wund-verlauf	Ver-kürzung	Achse	Ver-drehung	Knie-gelenks-beweg-lich-keit	Dauer der Behandl. Krankenhaus + Ambulanz / Gesamt	Neben-verlet-zungen	An-merkungen
Wittm.	—	p. p.	—	—	—	frei	26+211 237		
Wittm.	—	p. p.	—	—	—	frei	66+78 144	Unter-kiefer-bruch, Radius-bruch re.	Subfebrile Temperaturen u. lokale Temperatur-steigerung nach Nagel-entfernung abgeklungen
Wittm.	—	p. p.	—	—	—	frei	50+153 203	Offener O. S.-Bruch rechts siehe Nr. 83/22	
Wittm.	—	p. p.	—	—	—	frei	36+144 180	Pneu-monie	
Wittm.	—	p. p.	—	—	—	frei	29+69 98		
Wittm.	—	p. p.	—	—	—	frei	23+193 216	Li. Knö-chel-bruch	

1. 58 geschlossene Brüche,

Lfd. Nr.	Prot.-Nr. Name Alter Abb.-Nr.	Unfalltag / Aufnahmetag	Beruf	Unfallhergang	Seite, Form und Sitz des Bruches	Röntgenskizze	Operationstag / Nagelentfernung	Anästh.	stabil
54	126 Sch. E. 16	22.12. 47	Lehrling	Aus der Straßenbahn gestürzt	Li. Querbruch Mitte	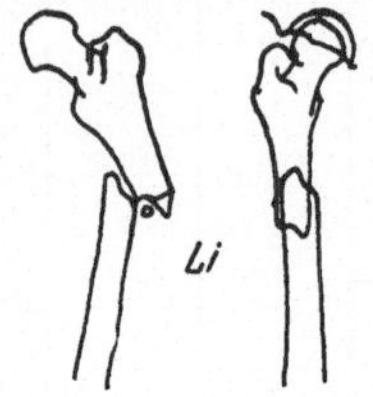	22.12. 47	Lumb.	ja
54		22.12. 47					25. 5. 49		
55	127 L. V. 24	3. 1. 48	Mechaniker	Von Auto niedergestoßen	Li. Querbruch Mitte	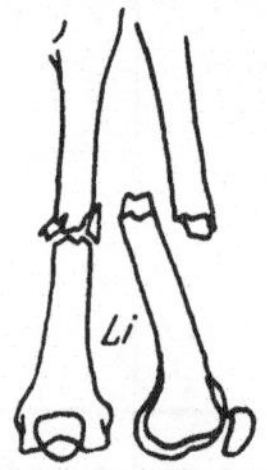	3. 1. 48	Lumb.	ja
55		3. 1. 48					28. 7. 48		
56	130 B. F. 26	21. 5. 48	Straßenbahn	Von Auto niedergestoßen	Re. Stückbruch Mitte	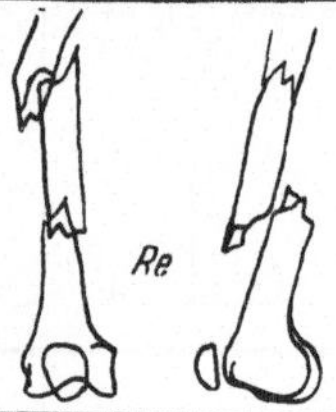	21. 5. 48	Lumb. Nark.	ja
56		21. 5. 48					23. 2. 49		
57	134 G. K. 38	15. 6. 48	H. A.	Vom umfallenden Bretterstoß getroffen	Li. Biegungsbruch etwas distal	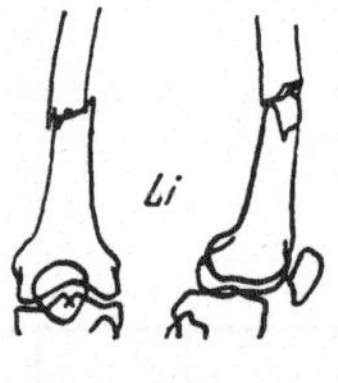	15. 6. 48	Lumb.	ja
57		15. 6. 48							
58	148 Sch. J. 34	3. 12. 48	Chauffeur	Zwischen Anhänger u. Walze eingeklemmt	Li. Querbruch etwas distal	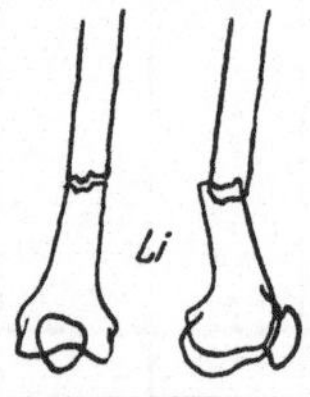	20.12. 48	Lumb.	ja
58		11.12. 48					14. 9. 49		

gedeckt genagelt *(Fortsetzung).*

Repos.-gerät	Znsätz-liche Fixa-tion	Wund-verlauf	Ver-kür-zung	Achse	Ver-drehung	Knie-gelenks-beweg-lich-keit	Dauer der Behandlg. Krankenhaus + Ambulanz / Gesamt	Neben-verlet-zungen	An-merkungen
Wittm.	—	p. p.	—	—	—	frei	25+137 / 162		
Wittm.	—	p. p.	—	—	—	frei	69+177 / 246	Zentrale Hüft-ver-renkung li.	
Wittm.	—	p. p.	—	—	—	frei	30+121 / 151	Knö-chel-bruch	
S. Z.	—	p. p.	—	—	—	frei	9+97 / 106	Abszeß in der Knie-kehle li.	
Wittm.	—	p. p.	—	—	—	frei	25+178 / 204	Unter-schen-kel-bruch li.	

2. 3 geschlossene Brüche,

Lfd. Nr.	Prot.-Nr. Name Alter Abb.-Nr.	Unfalltag / Aufnahmetag	Beruf	Unfallhergang	Seite, Form und Sitz des Bruches	Röntgenskizze	Operationstag / Nagelentfernung	Anästh.	stabil
59	36 M. J. 48 562-569 =	6. 8. 42	Eisenschmelzer	Radfahrend v. einem Auto niedergestoßen	Li. Subtroch.	(Skizze) *Li*	25. 8. 42	Lumb.	nein
1	(3598-3605	6. 8. 42					28.10. 42		
60	100 B.A. 50	4. 2. 47	Tischler	Sturz v. d. Leiter	Li. Subtroch. Drehbruch	(Skizze) *Li*	19. 2. 47	Nark.	ja
2		4. 2. 47					5. 12. 47		
61	137 P.J. 50	5. 6. 48	Fleischhauergehilfe	Autounfall	li. Querbruch Mitte	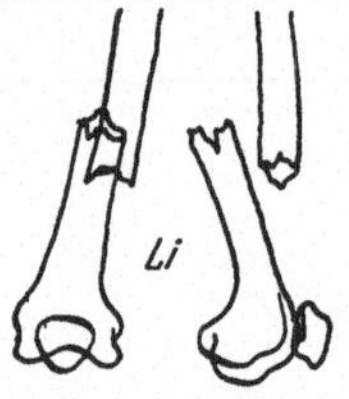 (Skizze) *Li*	2. 7. 48	Nark.	ja
3		5. 6. 48							

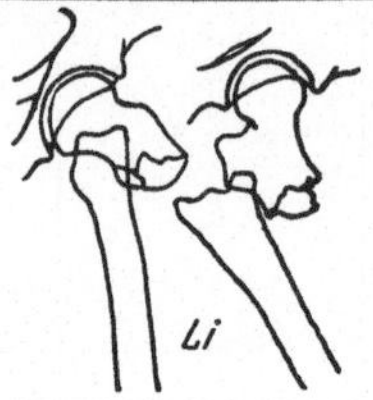

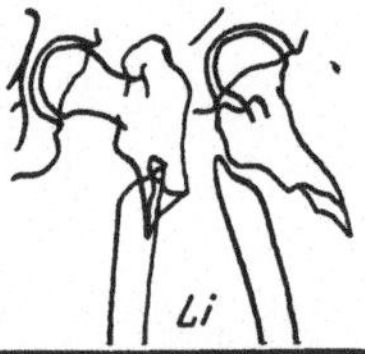

3. 26 frische offene Brüche,

Lfd. Nr.	Prot.-Nr. Name Alter Abb.-Nr.	Unfalltag / Aufnahmetag	Beruf	Unfallhergang	Seite, Form und Sitz des Bruches	Röntgenskizze	Operationstag / Nagelentfernung	Anästh.	stabil
62	6 M.M. 54 641-648	1. 9. 41	H.A.	Bei einem Aufzug eingeklemmt	Re.suprakond. Drehbruch	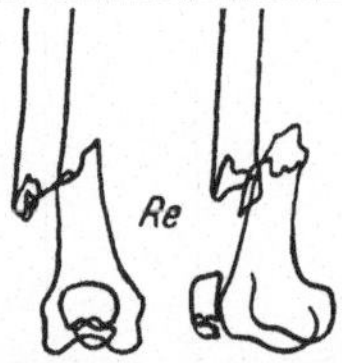 (Skizze) *Re*	1. 9. 49	L.A.	nicht ganz
1	(3677-3684)	1. 9. 41					3. 12. 42		
63	21 G.L. 20 618-638	22. 1. 42	Schmied	Zwischen 2 Maschinen gequetscht worden	Re. schwerster Trümmerbruch 17 cm lang. Trümmerzone	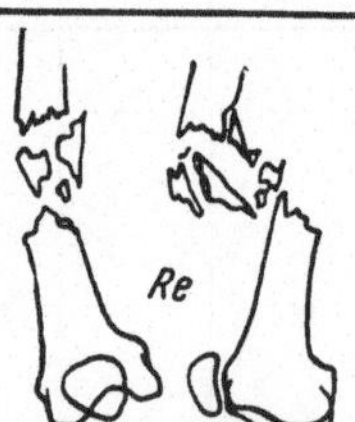 (Skizze) *Re*	22. 1. 42 / 9. 7. 43	L.A.	nein
2	(3654-3674)	22. 1. 42					nicht		
64	23 J.G. 41 570-573	12. 2. 42	Bahnarbeiter	V. einem Zug niedergestoßen	Li. Subtroch. Drehbruch mit Drehkeil	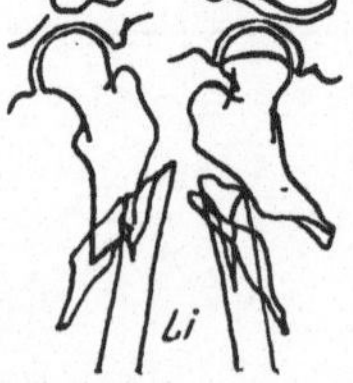 (Skizze) *Li*	21. 2. 42	Lumb.	nein
3	(3606-3609)	12. 2. 42					nicht		

offen genagelt.

Repos.-gerät	Zusätz-liche Fixa-tion	Wund-verlauf	Ver-kür-zung	Achse	Ver-drehung	Knie-gelenks-beweg-lich-keit	Dauer der Behandlg. Krankenhaus + Ambulanz / Gesamt	Neben-verlet-zungen	An-merkungen
—	Exten-sion 4 4 Wo.	p. s.	—	—	—	frei	106+110 / 216	Com-motio serebie	Off. Nagelung u. Ext. Nagel perfor. Haut Blande Infektion
—	—	p. p.	—	—	—	frei	57+314 / 371		Operation wegen nicht beeinflußbarer Verschiebung um doppelte Schaftbreite
—	—	p. p.	—	—	—	frei	56+72 / 128	Monteggia	Gedeckte Nagelung mißlingt deshalb offene Nagelung

offen genagelt 23, gedeckt genagelt 3.

Repos.-gerät	Zusätz-liche Fixa-tion	Wund-verlauf	Ver-kür-zung	Achse	Ver-drehung	Knie-gelenks-beweg-lich-keit	Dauer der Behandlg. Krankenhaus + Ambulanz / Gesamt	Neben-verlet-zungen	An-merkungen
—	—	p. p.	—	4° Valg. 10° Ante	—	frei	125+244 / 369	offener Oberarm-bruch re. Kniescheiben-bruch re.	Nagel etwas zu kurz
—	Ext. 10 Wo.	p. p.	—	—	—	180-60°	128+170 / 298	Part. Peron. Läsion	nach eineinhalb Jahren Verbieg. Korrektur u. Nagel aus-gewechselt
—	Ext. 2 Wo. B. G. 8 Wo.	p. p.	1 cm	—	—	175-110°	38+66 / 114		Drahtnaht fehlt Knie nach 4 Monaten

3. 26 frische offene Brüche,

Lfd. Nr.	Prot.-Nr. Name Alter Abb.-Nr.	Unfalltag / Aufnahmetag	Beruf	Unfallhergang	Seite, Form und Sitz des Bruches	Röntgenskizze	Operationstag / Nagelentfernung	Anästh.	stabil
65 / 4	26 S.W. 25	23. 5. 42 / 23. 5. 42	A. H.	Eingeklemmt worden	Li. Querbruch etwas distal	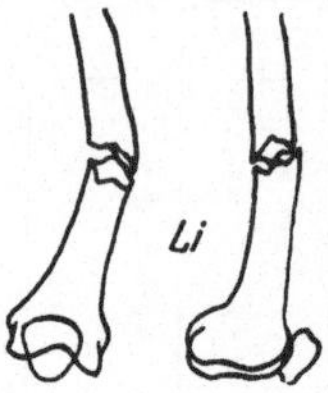	23. 5. 42 / 21. 9. 42	L.A.	ja
66 / 5	27 T.J. 40 608-617 (3644-3653)	4. 6. 42 / 4. 6. 42	Geschäftsfrau	Autounfall	Li. Querbruch Mitte	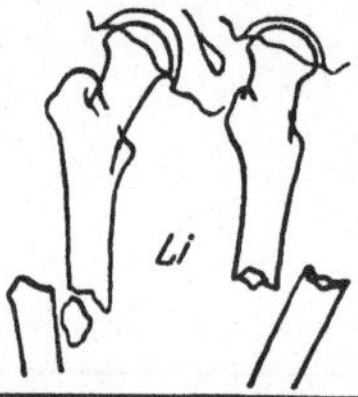	4. 6. 42 / 4. 5. 43	Nark.	ja
67 / 6	43 W.M. 45	29.12. 42 / 29.12. 42	Ausbildnerin	Autounfall	Li. Querbruch Mitte	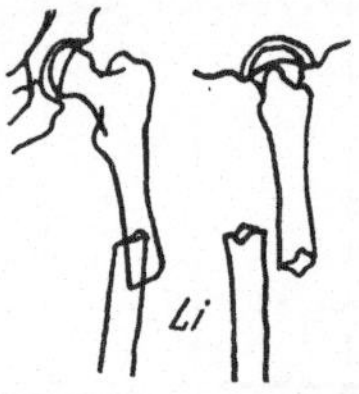	29.12. 42 / 16.11. 43	Lumb.	ja
68 / 7	45 R.E. 55	28. 1. 43 / 28. 1. 43	Chauffeur	Zwischen Holzwand u. Auto eingeklemmt worden	Li. Querbruch etwas distal	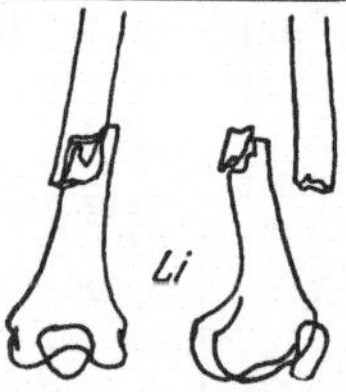	28. 1. 43 / 3. 11. 43	Lumb.	nicht ganz
69 / 8	47 C.A. 63	15. 4. 43 / 15. 4. 43	Spenglermeist.	V. einem Auto niedergestoßen worden	Li. Querbruch etwas distal	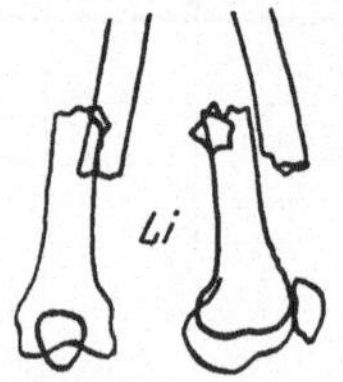	15. 4. 43	L.A.	ja
70 / 9	55 M.L. 38	21. 6. 43 / 21. 6. 43	Akkordarbeiter	Elektrokarren mit einem Panzer zusammengestoßen	Li. Querbruch etwas distal	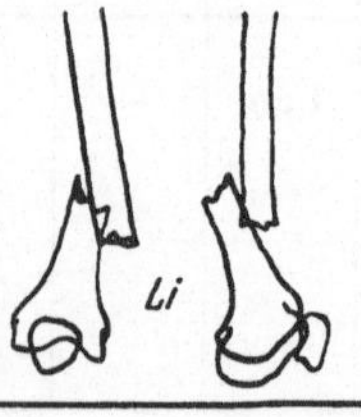	21. 6. 43 / 24. 3. 44	Lumb.	ja

offen genagelt 23, gedeckt genagelt 3 *(Fortsetzung).*

Repos.-gerät	Zusätz-liche Fixa-tion	Wund-verlauf	Ver-kür-zung	Achse	Ver-drehung	Knie-gelenks-beweg-lich-keit	Dauer der Behandlg. Krankenhaus + Ambulanz / Gesamt	Neben-verlet-zungen	An-merkungen
—	—	p. s.	—	—	—	180-75°	184+112 — 296		kleiner Se-quester, nach Entfernung Fistelschluß; aufgelockerter Kallus
—	—	p. p.	—	—	—	frei	48+115 — 163	Med. Knö-chel re. Häma-to-thorax	
—	—	p. p.	—	—	—	frei	115+262 — 377		Nagelwande-rung zentral, nach 7 Mona-ten nach-schlagen
—	Ext. 4 Wo.	p. p.	1 cm	8° Varus 10° Ante	—	frei	66+255 — 321		Trotz prim. Korr. neuer-dings sekund. Verschiebung
—	—	—	—	—	—	—	1 — 1	Per-troch. Bruch d. re. O.S.	Schocktod am Unfalltag
—	—	p. p.	—	—	—	frei	39+278 — 317		

3. 26 frische offene Brüche

Lfd. Nr.	Prot.-Nr. Name Alter Abb.-Nr.	Unfalltag Aufnahmetag	Beruf	Unfallhergang	Seite, Form und Sitz des Bruches	Röntgenskizze	Operationstag Nagelentfernung	Anästh.	stabil
71	56 Z.J. 63	21. 7. 43	H.A.	Von einer Feldbahn niedergestoßen worworden	Re. Supracond. Trümmerbruch	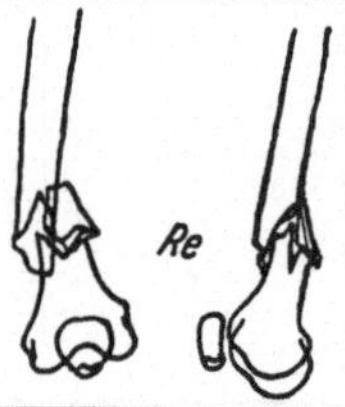	21. 7. 43	L.A.	nicht
10		21. 7. 43					31. 3. 44		
72	57 H.F. 15	1. 8. 43	Schüler	Motorradunfall	Li. Querbruch Mitte	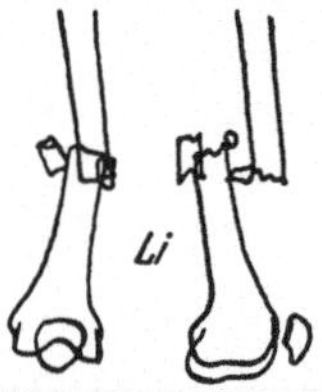	1. 8. 43	Lumb.	ja
11		1. 8. 43					8. 2. 44		
73	64 L.G. 59	7. 12. 43	Werkmeister	Eine Traverse auf d. O.S. gefallen	Li. offen Querbruch Mitte	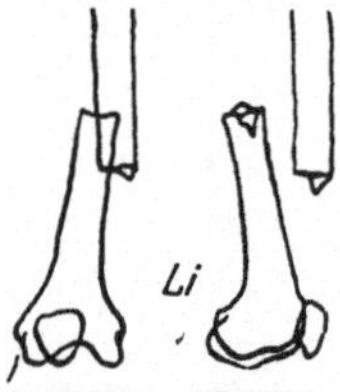	7. 12. 43	L.A.	ja
12		7. 12. 43					6. 12. 45		
74	68 Z.F. 39	10. 2. 44	Mechaniker	Ein unter Druck stehender Eisenkolben gegen d. O.S. geschleud.	Li. schwerer Trümmerbruch Trümmerzone ca. 15 cm	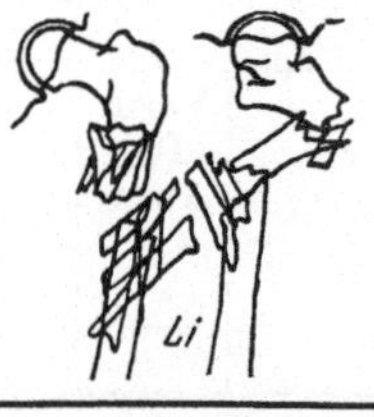	10. 2. 44	L.A. Nark.	nein
13		10. 2. 44					23. 2. 49		
75	70 K.A. 34	4. 5. 44	Baggermeister	Von zurückschnellenden Schiffstau getroffen	Re. Querbruch Mitte	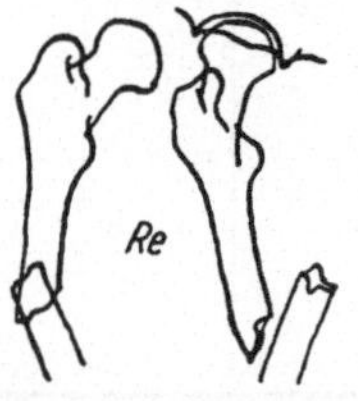	4. 5. 44	Lumb.	ja
14		4. 5. 44					6. 3. 45		
76	72 B.J. 37	2. 6. 44	Elektroschweißer	Von umstürz. Eisentraverse getroffen	Li. Suprakond. Drehbruch mit Drehkeil	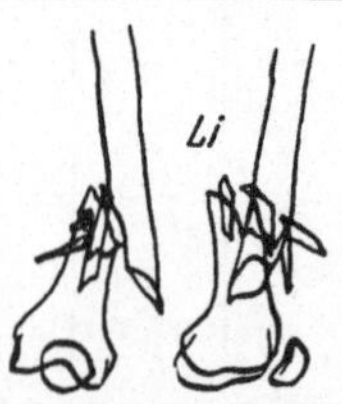	2. 6. 44	Nark.	nein
15		2. 6. 44					11. 8. 44		

offen genagelt 23, gedeckt genagelt 3 *(Fortsetzung)*.

Repos.-gerät	Zusätzliche Fixation	Wundverlauf	Verkürzung	Achse	Verdrehung	Kniegelenksbeweglichkeit	Dauer der Behandlg. Krankenhaus + Ambulanz / Gesamt	Nebenverletzungen	Anmerkungen
—	Ext. 7 Wo.	p. p.	1,5 cm	—	—	180-70°	100+411 / 511	Schwerster offener Unterschenkelbruch	Drahtnaht Verkürzung v. Ober- u. Unterschenkel
—	—	p. p.	—	—	—	frei	25+52 / 77		
—	—	p. p.	—	—	—	frei	49+167 / 216		
—	Ext. 4 Mo.	p. p.	6 cm	—	—	180-70°	194+543 / 737	Verkürzung wegen d. Zusammenrükkens d. Bruchstelle	Am 3.7. Vorschlagen d. herausgewanderten Nagels
—	—	p. p.	—	—	—	frei	41+101 / 142		
—	Ext. 4 Wo. u. B. G. 3 Mo.	p. p.	—	—	—	160-110°	41+144 / 185	offener U. Schenkelbr. li. off. Schienbeinkopfbruch li. off. Vorderarmbruch li.	Nicht nachuntersucht Drahtnaht

3. 26 frische offene Brüche,

Lfd. Nr.	Prot. Nr. / Name / Alter / Abb.-Nr.	Unfalltag / Aufnahmetag	Beruf	Unfallhergang	Seite, Form und Sitz des Bruches	Röntgenskizze	Operationstag / Nagelentfernung	Anästh.	stabil
77 / 16	77 W.E. 38	5. 11. 44 / 5. 11. 44	Bedienerin	Explosion einer Zeitbombe	Li. querer Schußbruch etwas distal		5. 11. 44 / 29. 8. 45	Nark.	ja
78 / 17	79 M.J. 62	6. 11. 44 / 6. 11. 44	Klärmeister	Autozusammenstoß	Li. Querbruch Mitte		17.11. 44 / 27. 7. 45	Lumb.	ja
79 / 18	83 K.F. 15	30. 6. 45 / 30. 6. 45	Elektrotechnikerlehrling	Beim Arbeiten auf einem Lichtmast mit diesem umgestürzt	Li. Querbruch Mitte		30. 6. 45 / 29. 9. 45	L.A.	ja
80 / 19	89 P.E. 49	20. 3. 46 / 20. 3. 46	Sodawasserfabrikant	Explosionsverletzung	Re. Trümmerbruch Mitte		20. 3. 46 /	Nark.	
81 / 20	107 W.E. 37	6. 2. 47 / 6. 2. 47	Schlosser	Explosionsverletzung	Re. Querbruch Mitte		6. 2. 47 / 17. 1. 48	Lumb.	ja
82 / 21	112 M.E. 36	14. 7. 47 / 14. 7. 47	Sprengmeister	Sprengkörperexplosion	Li. Biegungsbruch Mitte		14. 7. 47 / 31. 3. 48	Nark.	ja

offen genagelt 23, gedeckt genagelt 3 *(Fortsetzung)*.

Reposgerät	Zusätzliche Fixation	Wundverlauf	Verkürzung	Achse	Verdrehung	Kniegelenksbeweglichkeit	Dauer der Behandlg. Krankenhaus + Ambulanz / Gesamt	Nebenverletzungen	Anmerkungen
—	—	p. p.	0,5 cm	—	—	175-65°	82+360 442		Schußbruch
Wittm.	—	p. p.	—	—	—	frei	47+225 272	offener U.S. bruch li. Gehirnerschütt. Schulterblattbr. re. u. Kopfwunde	wegen prim. Schock, nach 11 Tagen gedeckt genagelt
—	—	p. p.	—	—	—	frei	28+32 60		
—	—	—	—	—	—	—	1 1		Schocktod am Unfalltag
—	—	p. p.	—	—	—	frei	34+221 255		Drahtnaht Schußbruch
—	—	p. .p	—	—	—	frei	30+349 379	Lungenschuß Schußwunde n re. Ob. schenkel	Drahtnaht Schußbruch

3. 26 frische offene Brüche

Lfd. Nr.	Prot.-Nr. Name Alter Abb.-Nr.	Unfalltag / Aufnahmetag	Beruf	Unfallhergang	Seite, Form und Sitz des Bruches	Röntgenskizze	Operationstag / Nagelentfernung	Anästh.	stabil
83	116 P.B. 38 Fig. 3 A-H	16. 9. 47	Chauffeur	Zwischen 2 Autos eingeklemmt	Re. suprakondyl. Drehbruch	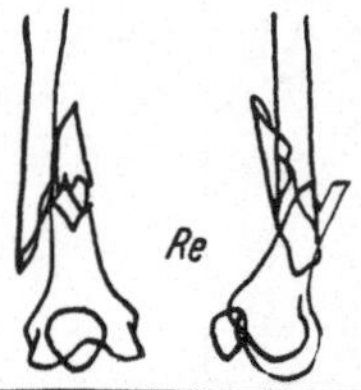	16. 9. 47	Lumb.	ja
22	J.B. J. S. 1949	16. 9. 47					29. 3. 48		
84	120 H.O. 50	3. 11. 47	Mechaniker	Bei Hauseinsturz verschüttet	Re. Biegungsbruch Mitte	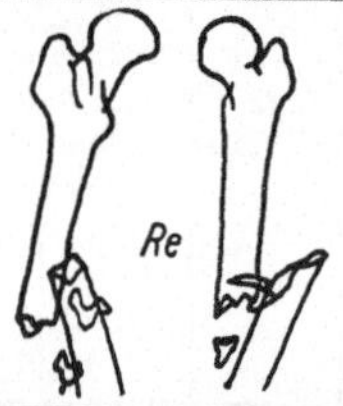	3. 11. 47	Lumb.	ja
23		3. 11. 47					4. 10. 48		
85	133 P.J. 46	11. 6. 48	Zimmermann	Unter ein Pferdefuhrwerk geraten	Re. Querbruch Mitte	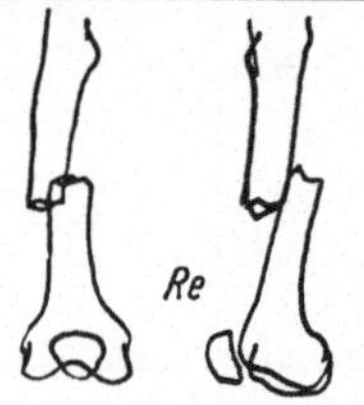	11. 6. 48	Lumb.	ja
24		11. 6. 48							
86	136 W.M. 48	5. 5. 48	H.A.	Einen Stock v. Gerüst gestürzt	Li. Drehbruch etwas distal	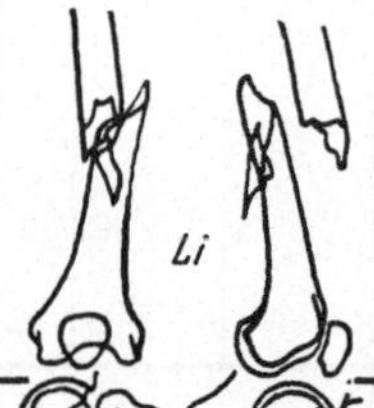	25. 6. 48	Nark.	ja
25		5. 5. 48					13. 7. 49		
87	138 M.W. 33 Fig. 4 A-D.	7. 7. 48	Polizist	Zwischen 2 Autos geraten	Li. schwerster Trümmerbruch (Trümmerzone 15 cm)	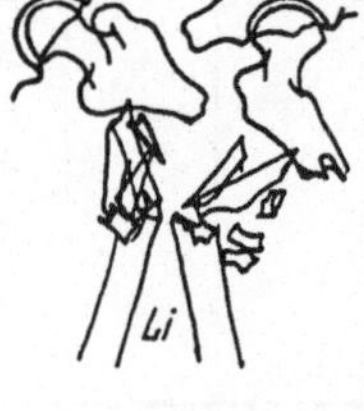	7. 7. 48	Lumb.	ja
26	J.B. J.S. 1949	7. 7. 48					4. 8. 49	Nark.	

offen genagelt 23, gedeckt genagelt 3 *(Fortsetzung)*.

Repos.-gerät	Zusätzliche Fixation	Wundverlauf	Verkürzung	Achse	Verdrehung	Kniegelenksbeweglichkeit	Dauer der Behandlg. Krankenhaus + Ambulanz / Gesamt	Nebenverletzungen	Anmerkungen
—	—	p. p.	—	—	—	frei	49+153 / 202	geschl. O.Sch. Bruch li.(siehe Nr. 50/50)	Drahtnaht
Wittm.	—	p. p.	—	—	—	frei	57+307 / 364		Nach Wundversorgung gedeckt genag. wegen kleiner Wunde
S. Z.	—	p. p.	—	—	—	frei	13+84 / 97		Nach Wundversorgung wegen der kleinen Wunde gedeckt genagelt
—	—	p. p.	—	—	—	165-65°	76+165 / 241		Nach 7 Wo. Extension offene Marknagelung Drahtnaht
—	nach 4 Wo. B. G. 3 Wo.	p. p.	—	—	—	frei	70+204 / 274		Drahtnaht

4. 21 Pseudarthrosen,

Lfd. Nr.	Prot.-Nr. / Name / Alter / Abb.-Nr.	Unfalltag / Aufnahmetag	Beruf	Unfallhergang	Seite, Form und Sitz des Bruches	Röntgenskizze	Operationstag / Nagelentfernung	Anästh.	stabil
88 / 1	1 A.K. 22	12. 6. 40 / 6. 2. 41	Sol-dat	Schuß-verlet-zung	Li. Sub-troch. fi-stelnde Pseud-arthrose, offen, in-fiziert		11. 7. 41 / 18.11. 41	Nark.	ja
89 / 2	9 W.J. 35 735-747 (3770-3782)	16. 1. 40 / 16. 5. 41	Kut-scher	Auto-unfall	Li. Sub-troch. Pseud-arthrose ge-schlossen		29. 9. 41 7. 4. 43 / 28. 3. 43 1. 9. 48	Nark.	nein
90 / 3	17 K. A. 33 771-783 (3806-3818)	25. 6. 39 / 22.11. 41	H. A.	Motorrad-unfall	Li. schlaffe Pseud. supra-cond. offen infiziert		1. 12. 41 / 6. 2. 43	Lumb.	ja
91 / 4	32 R. F. 52	2. 2. 42 / 8. 6. 42	Werk-mei-ster	Seil-schlag	Li. Supra-cond. Pseud-arthrose		6. 7. 42 / 17. 8. 43	Lumb.	ja
92 / 5	63 A. L. 19	18. 8. 43 / 1. 12. 43	Land-wir-tin	Sturz v. einem Wagen	Re. Mitte ge-schlossen		7. 12. 43 / 30.11. 44	Nark.	ja
93 / 6	69 Sch.K. 28	4. 7. 43 / 2. 3. 44	Re-vier-rott-mei-ster	Auto-unfall	Li. Sub-troch. Pseud-arthrose schon operiert offen infiziert		29. 3. 44 / 10.11. 44	Nark.	ja

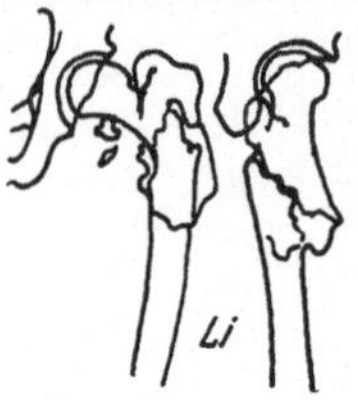

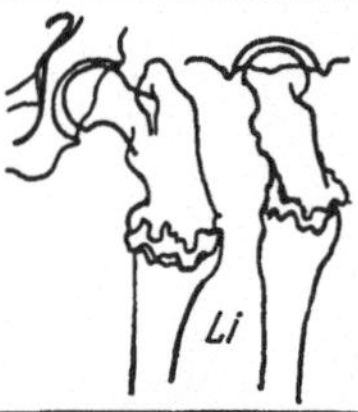

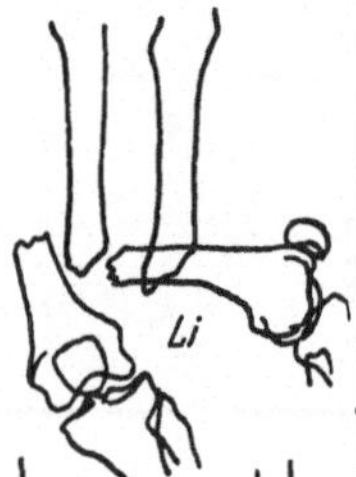

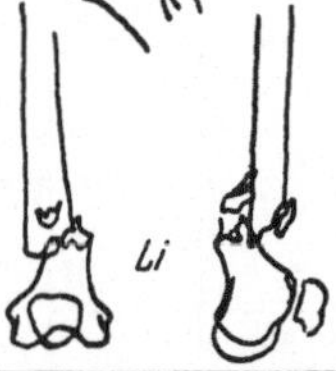

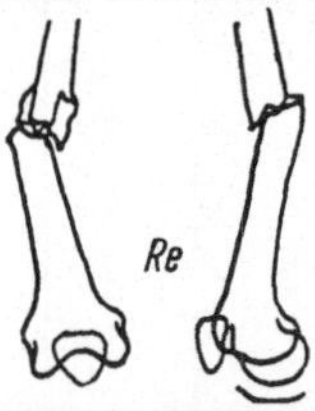

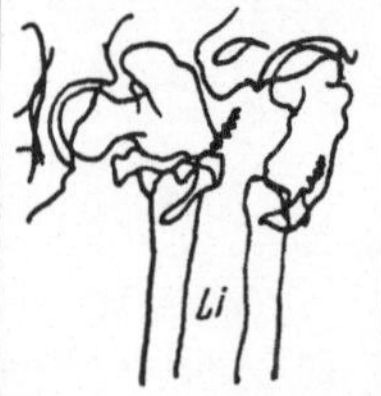

offen genagelt 14, gedeckt genagelt 7.

Repos.-gerät	Zusätzliche Fixation	Wundverlauf	Verkürzung	Achse	Verdrehung	Kniegelenksbeweglichkeit	Dauer der Behandlg. Krankenhaus + Ambulanz / Gesamt	Nebenverletzungen	Anmerkungen
—	—	p. p.	—	—	—	frei	47 / 47		Zuerst Sequesterentfernung
—	B. G. 6 Mo.	p. p.	5 cm	40° Varus	—	180-80°	78+507 / 585		Ged. Nagelung 4 Mo. n. Spanverpflanz. B.-G., Verbiegung Korrekt. u. neuer Nagel wieder Verbiegung
—	B. G. 3,5 Mo.	p. p.	3,5 cm	—	—	170°	63+377 / 440		Knie steif durch Ankylose der Kniescheibe. Drahtnaht fehlt
—	—	p. p.	1 cm	—	—	170-110°	91+360 / 451	Unterschenkelgeschwür	
—	—	p. p.	1 cm	—	—	175-110°	50 / 50		
—	—	p. s.	5 cm	—	—	180-100°	89+161 / 250		Wundeiterung ohne Sequester u. ohne Progredienz

4. 21 Pseudarthrosen,

Lfd. Nr.	Prot.-Nr. Name Alter Abb.-Nr.	Unfalltag Aufnahmetag	Beruf	Unfallhergang	Seite, Form und Sitz des Bruches	Röntgenskizze	Operationstag Nagelentfernung	Anästh.	stabil
94 / 7	86 H. M. 51 J. B. J. S. 1949 Fig. 7 A-J	15. 8. 44 / 9. 1. 46	Gastwirtin	Motorradunfall	Re. schlaffe Pseudarthrose supracond. offen infiziert	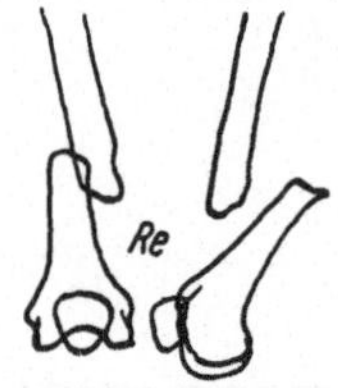 Re	26. 1. 46 / 30. 4. 47	Nark.	ja
95 / 8	87 W. H. 23 J. B. J. S. 1949 Fig. 6 A-C	14. 7. 43 / 10. 1. 46	Student	Schußverletzung	Re. Pseud. nach Schußbruch offen infiziert	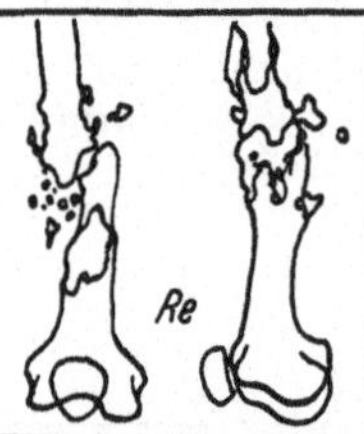 Re	1. 2. 46 / 4. 6. 47 / 18. 2. 48	Lumb.	ja
96 / 9	93 A. E. 20	26. 2. 43 / 27. 6. 46	Angestellter	Skiunfall	Li. Pseud. Mitte offen infiziert	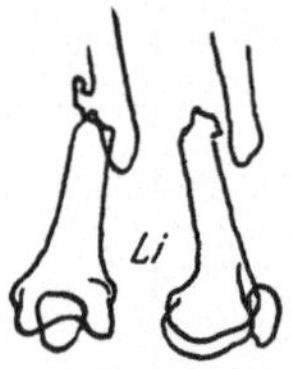 Li	22. 7. 46	Nark.	ja
97 / 10	96 R. W. 31	27. 6. 46 / 31.10. 46	Bäkker	Von einem Wagen überfahren worden	Re. subtroch. Pseud. geschlossen	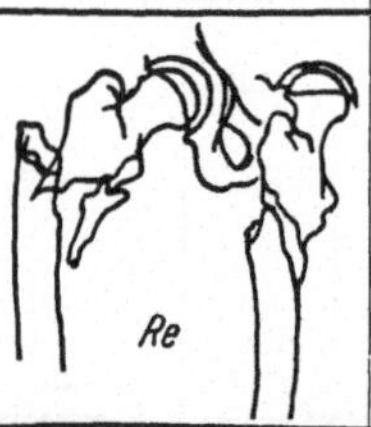 Re	13.11. 46 / 19. 1. 48	Nark.	ja
98 / 11	131 G. J. 30	14.11. 45 / 1. 4. 48	Chauffeur	Autozusammenstoß	Li. schlaffe Pseud. Mitte offen infiziert	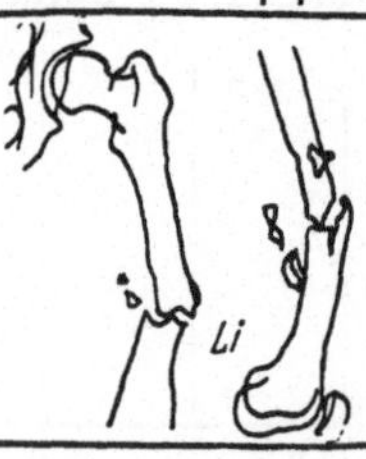 Li	31. 5. 48 / 22.11. 48	Nark.	ja
99 / 12	141 W. A. 19	21. 3. 48 / 7. 9. 48	Lehrling	Motorradunfall	Li. Pseud. Mitte geschlossen	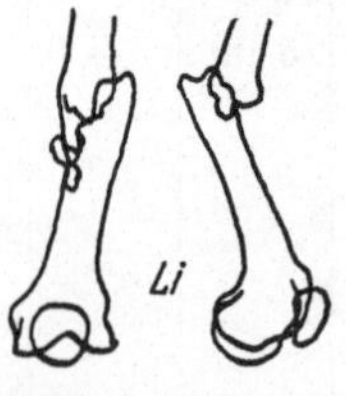 Li	13. 9. 48	Nark.	ja

offen genagelt 14, gedeckt genagelt 7 *(Fortsetzung)*.

Repos.-gerät	Zusätzliche Fixation	Wundverlauf	Verkürzung	Achse	Verdrehung	Kniegelenksbeweglichkeit	Dauer der Behandlg. Krankenhaus + Ambulanz / Gesamt	Nebenverletzungen	Anmerkungen
—	—	p. p.	—	—	—	175-80°	59 / 59		Nach d. Op. Kniescheibenbruch, dadurch Mobilisierung d. Kniegelenks
—	—	p. p.	1,5 cm	—	—	165-90°	55+713 / 768	Verkürz. Ost. li. (140/1) Quadricepsplastik	Nagelbruch gedecktes Auswechseln d. Nagels
—	—	p. p.	4 cm	—	—	170-160°	36 / 36	Peroneuslähmung	
—	—	p. p.	1 cm	—	—	185-85°	39 / 39		Strangförm. Schwellung oberhalb d. Leistenbandes
—	—	p. s.	—	—	—	—	20+330 / 350	alter Unterschenkelbruch links	21.3.49 Amputation nach einem Jahr weg. schleich. Infekt. trotz Nagelentf. Pseud. nicht fest geworden
—	—	p. p.	1 cm	—	—	140-100°	43+120 / 163		Nach unblutiger Kniemobilisier. Streckhemmung

4. 21 Pseudarthrosen,

Lfd. Nr.	Prot.-Nr. Name Alter Abb.-Nr.	Unfalltag / Aufnahmetag	Beruf	Unfallhergang	Seite, Form und Sitz des Bruches	Röntgenskizze	Operationstag / Nagelentfernung	Anästh.	stabil
100 / 13	144 S. E. 33	18.10. 47 / 12.10. 48	Polizist	Motorradunfall	Li. straffe Pseud. suprakond. geschlossen	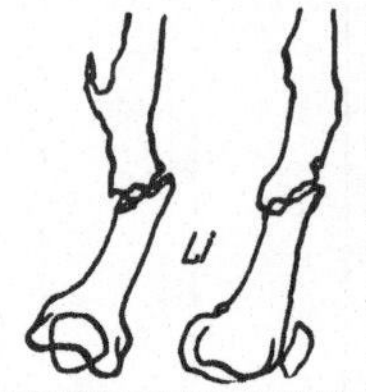 Li	13.10. 48 / 31.10. 49	Nark.	ja
101 / 14	145 R. N. 36	16. 5. 48 / 23.10. 48	Dr. phil.	Fahrradsturz	Re. Pseud. Mitte geschlossen	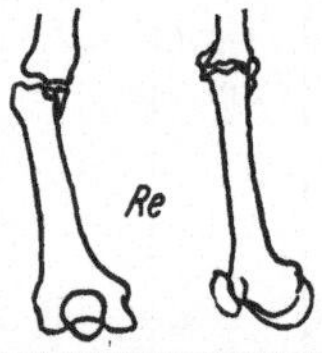 Re	3. 11. 48	Nark.	ja

7 Pseudarthrosen,

Lfd. Nr.	Prot.-Nr. Name Alter Abb.-Nr.	Unfalltag / Aufnahmetag	Beruf	Unfallhergang	Seite, Form und Sitz des Bruches	Röntgenskizze	Operationstag / Nagelentfernung	Anästh.	stabil
102 / 15	74 P. J. 28	27. 10. 43 / 21.6. 44	Chauffeur	Autounfall	Li. straffe Pseud. Mitte 8 Monate alt	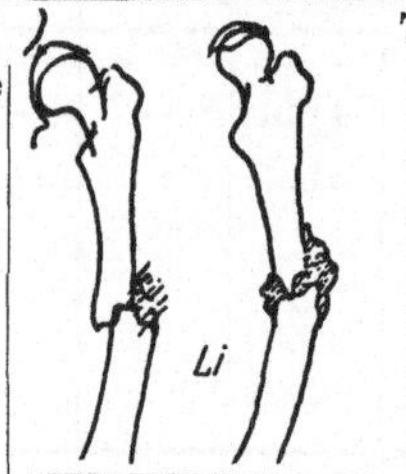 Li	26. 6. 44	Lumb.	ja
103 / 16	115 H. H. 59	20. 5. 47 / 1. 9. 47	Hauswart	eine Leiter auf den O.S. gefallen	Li. Mitte 3,5 Monate alt	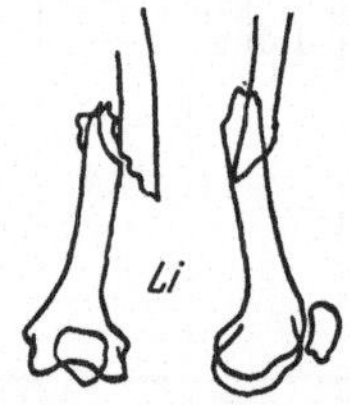 Li	12. 9. 47 / 17. 3. 48	Lumb.	ja
104 / 17	124 B. J. 44	11. 8. 47 / 29.11. 47	Techniker	ausgerutscht und stürzt	Re. etwas distal 3,5 Monate alt	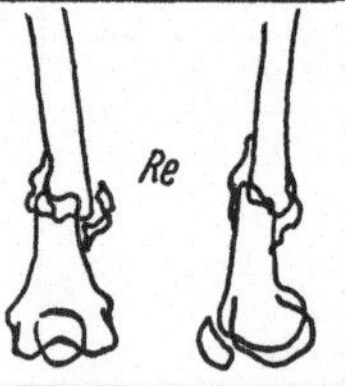 Re	1. 12. 47 / 15. 9. 48	Lumb.	ja
105 / 18	132 Sch. R. 39	29. 9. 46 / 27. 5. 48	Schneider	Autounfall	Li. Mitte 20 Monate alt	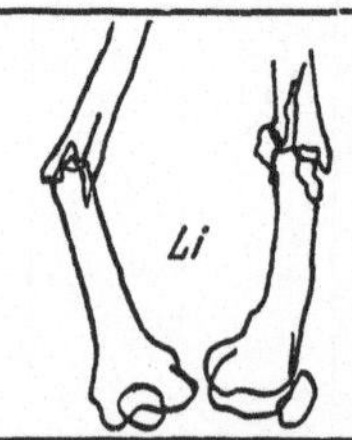 Li	4. 6. 48 / noch nicht	Lumb.	ja

offen genagelt 14, gedeckt genagelt 7 *(Fortsetzung)*.

Repos.-gerät	Zusätz-liche Fixa-tion	Wund-verlauf	Ver-kür-zung	Achse	Ver-drehung	Knie-gelenks-beweg-lich-keit	Dauer der Behandlg. Krankenhaus + Ambulanz / Gesamt	Neben-verlet-zungen	An-merkungen
—	—	p. p.	4 cm	—	—	170-105°	30 / 30		Nagelbruch nach 1 Jahr, gedecktes Auswechseln
—	—	p. p.	—	—	—	175-90°	41 / 41		nicht nach-untersucht. Russin

gedeckt genagelt

Repos.-gerät	Zusätz-liche Fixa-tion	Wund-verlauf	Ver-kür-zung	Achse	Ver-drehung	Knie-gelenks-beweg-lich-keit	Dauer der Behandlg. Krankenhaus + Ambulanz / Gesamt	Neben-verlet-zungen	An-merkungen
Wittm.	—	p. p.	0,5 cm	—	—	180-115°	24+46 / 70		mobilisiert, nicht mehr erschienen
Wittm.	—	p. p.	—	—	—	frei	35+38 / 73		mobilisiert u. Extension
Wittm.	—	p. p.	—	—	—	frei	11+113 / 124		mobilisiert
Wittm.	—	p. p.	—	10° Val-gus	—	180-80°	28 / 28		prim. genagelt nach 1 Jahr Nagelentfern. Verb. Korrek-tur 3 Mo. B.G. neuerl. Ver-biegung mo-bilisiert

4. 21 Pseudarthrosen,

Lfd. Nr.	Prot.-Nr. Name Alter Abb.-Nr.	Unfalltag / Aufnahmetag	Beruf	Unfallhergang	Seite, Form und Sitz des Bruches	Röntgenskizze	Operationstag / Nagelentfernung	Anästh.	stabil
106 / 19	135 G. F. 58	31. 1. 48 / 3. 6. 48	Holzarbeiter	Ein Baumstamm auf das Bein gefallen	Re. Mitte 5,5 Monate alt	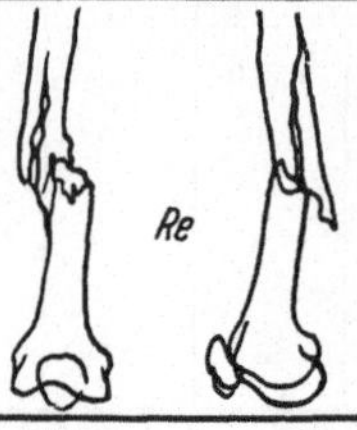	23. 6. 48 / 22. 4. 49	Lumb.	ja
107 / 20	142 W. K. 41	13. 9. 43 8. 7. 48 / 8. 7. 48	Kellner	Bombenverletzung	Re. Refraktur nach genageltem Schußbruch 5 Jahre bzw. 2,5 Monate	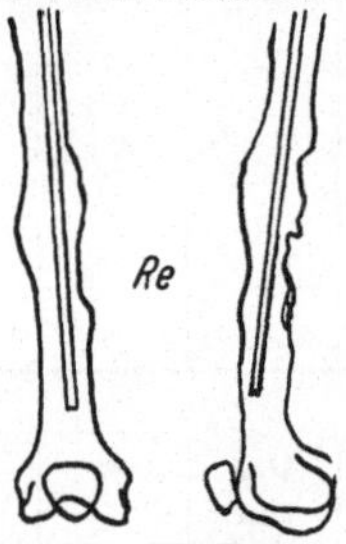	17. 9. 48 / noch nicht	Lumb.	ja
108 / 21	147 Dr. O. F. 39	19. 4. 48 / 3. 10. 48	Arzt	Motorradunfall	Re. Mitte, schon operiert mit Marknagel u. Span. Dreht sich um den Nagel	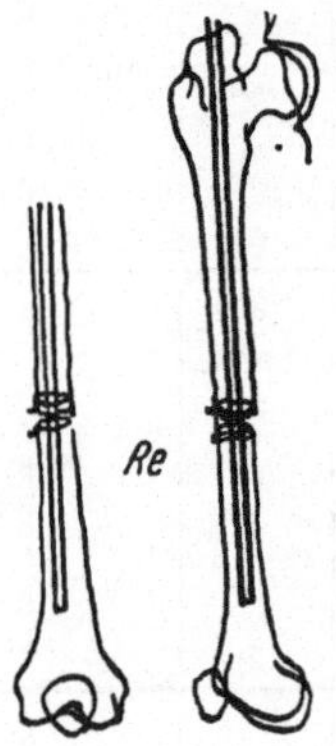	17.11. 48 / 12. 1. 49	Nark.	ja

offen genagelt 14, gedeckt genagelt 7 *(Fortsetzung)*.

Repos.-gerät	Zusätz-liche Fixa-tion	Wund-verlauf	Ver-kür-zung	Achse	Ver-drehung	Knie-gelenks-beweg-lich-keit	Dauer der Behandlg. Krankenhaus + Ambulanz / Gesamt	Neben-verlet-zungen	An-merkungen
Wittm.	—	p. p.	—	—	—	frei	42+52		Mobilisiert u. Extension
							94		
Wittm.	—	p. p.	3 cm	—	—	170-115°	16+190		Nach 2,5 Mo. Extens., noch ganz beweglich, daher Nage-lung
							206		
Wittm.	—	p. s.	1 cm	—	—	170-150°	313	Per-troch. O.S.Br. re., Fi-stelnde U. S. Pseud. li. bei-dersei-tige Pe-roneus-läh-mung	Nachdem Nagelauswech-seln blande Infektion, die nach der Nagelentf. zurückgeht
							313		

5. 31 Osteotomien,

Lfd. Nr.	Prot.-Nr. Name Alter Abb.-Nr.	Unfalltag Aufnahmetag	Beruf	Unfallhergang	Seite, Form und Sitz des Bruches	Röntgenskizze	Operationstag Nagelentfernung	Anästh.	stabil
109 / 1	12 St. F. 8 686-692 (3722-3728)	1. 10. 41 / 27.10. 41	Schüler	Auto über den O.S. gefahren	Re. Subtroch. mit Varus geheilt		28.10. 41 / 20. 12. 42	Nark.	ja
110 / 2	22 G. K. 31	11. 4. 41 / 22. 1. 42	Ziegelbauarbeiter	Von Auto niedergestoßen	Re. Mitte mit Antecurvation geheilt		28. 1. 42 / 22. 9. 42	Lumb.	ja
111 / 3	28 P. R. 45	8. 12. 41 / 10. 6. 42	Heizer	Ein Eisenhaken auf das Bein gefallen	Re. etwas distal mit Valgus u. Antekurvation geheilt		12. 6. 42 / 28. 1. 43	Lumb. Nark.	nicht ganz
112 / 4	33 Sch.L. 38	20. 4. 42 / 1. 7. 42	Steuermann	Durch Seilriß ins Wasser gestürzt	Re. Subtroch. mit Varus u. Verkürzung geheilt		13. 7. 42 / 31. 3. 43	Lumb.	ja
113 / 5	35 H. A. 15	4. 1. 41 / 27. 7. 42	Lehrling	Bei einer Schickermaschine verletzt	Re. Mitte, schon mit Platte operiert, mit Varus geheilt		28. 7. 42 / 28. 1. 43	Nark.	ja
114 / 6	39 W. H. 8	8. 4. 42 / 12.10. 42	Schüler	Beim Springen gestürzt	Re. Supracond. mit Varus u. Antekurvation geheilt		14.10. 42 / 25. 2. 43	Lumb.	nein

offen genagelt.

Repos.-gerät	Zusätzliche Fixation	Wund-verlauf	Ver-kürzung	Achse	Ver-drehung	Kniegelenks-beweglichkeit	Dauer der Behandlg. Krankenhaus + Ambulanz / Gesamt	Neben-verletzungen	An-merkungen
—	—	p. p.	—	—	—	frei	24 24		Wegen jugendl. Alter nicht indiziert
—	—	p. p.	—	—	—	175-75°	65+233 298		
—	—	p. p.	—	10° Valgus	—	frei	65+192 257	Peroneus-lähmung schon vor der Operation	
—	—	p. p.	—	—	—	170-65°	81+283 364		
—	—	p. p.	—	—	—	frei	30+88 118	Oberschenkel-bruch links	
—	Gips-schiene 3 Wo.	p. p.	—	—	—	frei	37+105 142		Supracond. Osteotomie mit Marknagel gesichert. Nicht indiziert

5. 31 Osteotomien,

Lfd. Nr.	Prot.-Nr. Name Alter Abb.-Nr.	Unfalltag Aufnahmetag	Beruf	Unfallhergang	Seite, Form und Sitz des Bruches	Röntgenskizze	Operationstag Nagelentfernung	Anästh.	stabil
115	46 St. M. 24 252–263 (3308–3319)	19. 4. 40	Leh-rerin	Motor-radunfall	Re. Nagel-bruch nach auswärt. Osteo-tomie	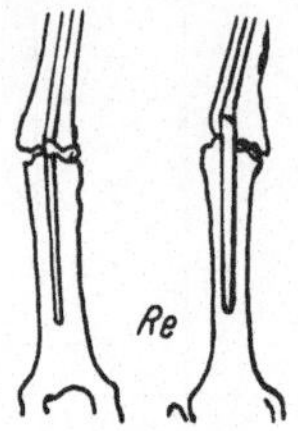 Re	25. 2. 42	Lumb.	ja
7		24. 2. 42							
116	48 M.N. 41	18. 8. 42	Archi-tekt	Auto-zusam-menstoß	Re.Mitte mit Varus geheilt	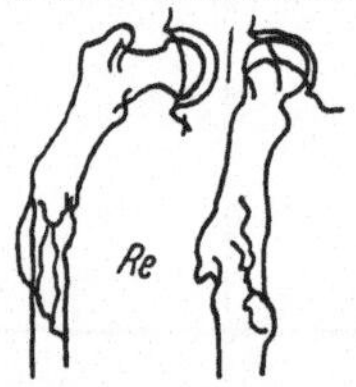 Re	5. 3. 43	Lumb.	ja
8		4. 3. 43							
117	53 J.K. 43	13.11. 42	Wald-arbei-ter	Ein Holz-block auf d. O.Sch. gefallen	Re. Mitte mit Varus u. Ante-kurvation geheilt	Re	15. 6. 43	Lumb.	ja
9		27. 5. 43					12. 6. 44		
118	59 P.E. 26	28. 6. 42	Diplo-mat	Von Auto nieder-gestoßen	Li.Mitte mit Varus u. Ante-kurvation geheilt	Li	2. 9. 43	Nark.	ja
10		1. 9. 43					1. 6. 44		
119	61 K.H. 52	12. 6. 43	Stein-ritzer	Von einem schweren Stein ge-troffen	Li. etwas distal. Mit Val-gus geheilt	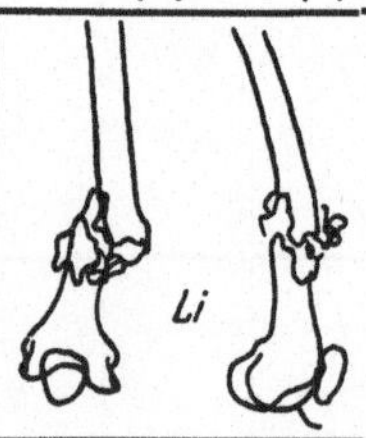 Li	1. 12. 43	Nark.	nicht ganz
11		12.11. 43					18. 9. 46		

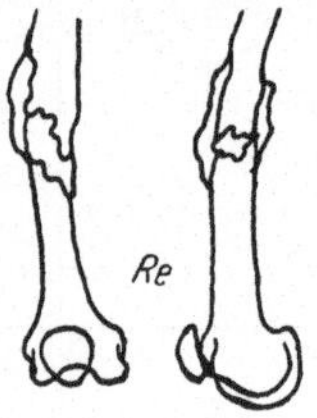

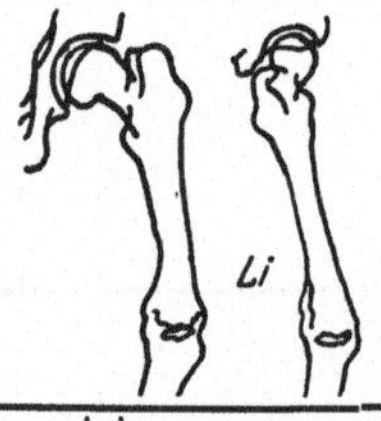

offen genagelt *(Fortsetzung)*.

Repos.-gerät	Zusätzliche Fixation	Wundverlauf	Verkürzung	Achse	Verdrehung	Kniegelenksbeweglichkeit	Dauer der Behandlg. Krankenhaus + Ambulanz / Gesamt	Nebenverletzungen	Anmerkungen
—	—	p. p.	—	—	—	frei	12 / 12		Gedecktes Nagelauswechseln n. Korrekt. mit Phelps-Gocht.
—	—	—	—	—	—	—	2 / 2		Postoperativer Schocktod, starke Blutung †
—	—	p. s.	1,5 cm	—	—	172-165°	153+277 / 430	Brustbein-T. B. C.	Infektion an d. Einschlagstelle. Kalter Abszeß des Brustbeins während der Behandlung
—	—	p. p.	—	—	—	180-120°	50 / 50	Schienbeinkopfbruch	nicht nachuntersucht Ausländer
—	Gips-H. nach 6 Wo. für 2 Mo.	p. p.	3,5 cm	—	—	180-75°	75+122 / 197		

5. 31 Osteotomien,

Lfd. Nr.	Prot.-Nr. Name Alter Abb.-Nr.	Unfalltag Aufnahmetag	Beruf	Unfallhergang	Seite, Form und Sitz des Bruches	Röntgenskizze	Operationstag Nagelentfernung	Anästh.	stabil
120 12	62 E.L. 14	13. 9. 42 12.11. 43	Schülerin	Sturz vom Fahrrad	Re. Subtroch. mit Varus u. Antekurvation geheilt	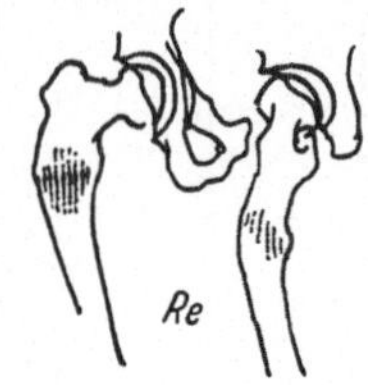 Re	3. 12. 43	Nark.	ja
121 13	66 D.A. 17	2. 4. 43 6. 12. 43	H.A.	Über einen Bergabhang gestürzt	Li. Suprakond. 8 cm. Mit Varus u. Antekurvation geheilt	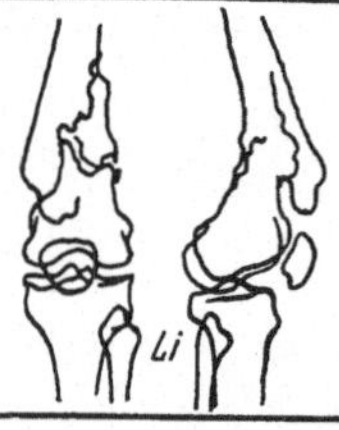 Li	17.12. 43 19. 5. 44	Nark.	nein
122 14	73 L.F. 38	13. 1. 44 20. 5. 44	Landwirtschaft. Arb.	Von einem Baumstamm getroffen	Re. Mitte etwas distal. Mit Valgus u. Rekurvation geheilt	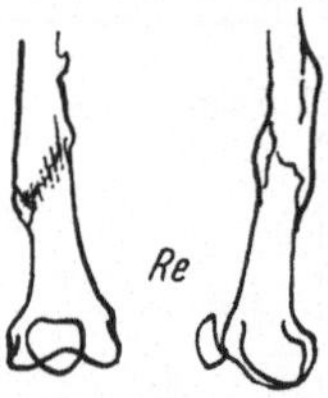 Re	15. 6. 44 nicht	Nark.	nicht ganz
123 15	92 W.A. 21	21.11. 45 14. 6. 46	Technikerin	Autounfall	Re. Mitte mit Varus geheilt	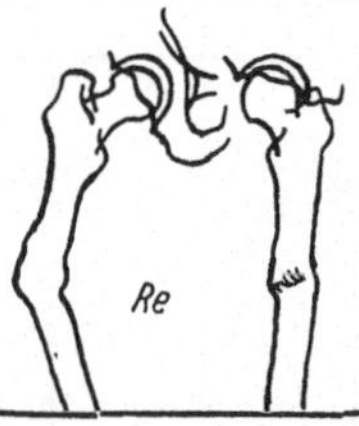 Re	19. 6. 46 7. 2. 47	Nark.	ja
124 16	95 T.J. 36	26.10. 45 20. 9. 46	Totengräber	In d. Gefangenschaft in einem Bergstollen verschüttet	Re. Supr kond. 13 cm. Mit Rekurvation geheilt	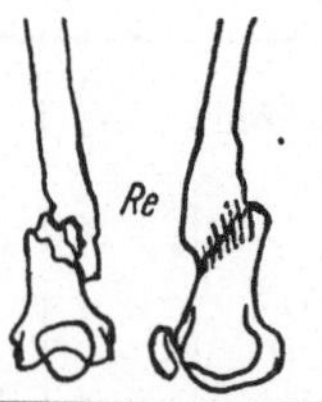 Re	27. 9. 46 27. 7. 47	Nark.	ja
125 17	98 B.P. 39	4. 12. 45 8. 1. 47	Landwirt	ca. 2 m v. Holzwagen gestürzt	Li. Mitte mit Varus u. Antekurvation geheilt	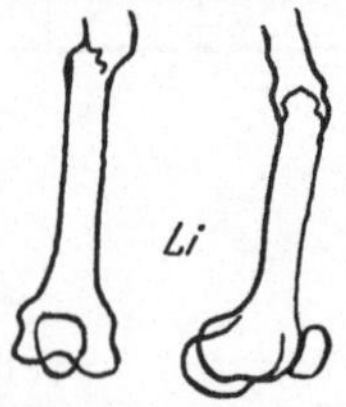 Li	10. 1. 47 4. 3. 49	Nark.	ja

offen genagelt *(Fortsetzung)*.

Repos.-gerät	Zusätzliche Fixation	Wund-verlauf	Ver-kürzung	Achse	Ver-drehung	Knie-gelenks-beweg-lich-keit	Dauer der Behandlg. Kranken-haus + Ambulanz / Gesamt	Neben-verlet-zungen	An-merkungen
—	—	p. p.	—	—	—	frei	49 49		Primär auswärts offen genagelt nach 5 Mon. Nagel entfernt. Neuerliche Verbiegung
—	B. G. für 3,5 Wo.	p. s.	3,5 cm	—	—	170-165°	214+124 338		Infektion
—	—	p. p.	2 cm	10° Valg.	10° innen	frei	44+68 112	alter Ober-arm-bruch rechts	
—	—	p. p.	—	—	—	frei	34 34		
—	—	p. p.	3 cm	—	—	frei	63+361 424		
—	—	p. p.	1,5 cm	—	—	170-110°	32 32		Quadriceps-plastik

5: 31 Osteotomien,

Lfd. Nr.	Prot.-Nr. Name Alter Abb.-Nr.	Unfall-tag / Aufnahme-tag	Beruf	Unfall-hergang	Seite, Form und Sitz des Bruches	Röntgen-skizze	Operations-tag / Nagel-entfernung	Anästh.	stabil
126 / 18	106 P.R. 42	18.12. 45 / 22. 4. 47	Kauf-mann	Verschüt-tet word.	Re. Mitte schon markge-genagelt. Mit Va-rus u. Re-kurvation geheilt	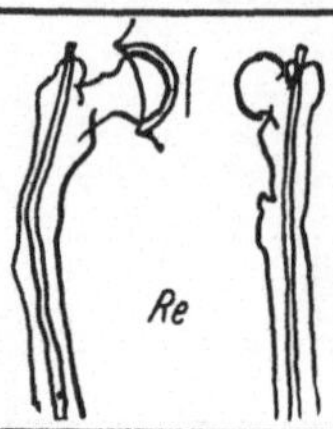 Re	28. 4. 47 / 21. 5. 48	Nark.	ja
127 / 19	109 R.W. 25	31. 1. 47 / 12. 6. 47	Schlos-ser	Von einem Auto nie-dergesto-ßen wor-den	Re. Mitte mit Rekur-vation u. Ver-kürzung geheilt	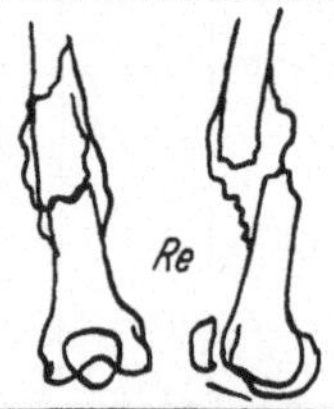 Re	16. 6. 47 / 6. 8. 49	Nark.	ja
128 / 20	111 M.J. 36	23.11. 46 / 17. 7. 47	Gla-ser-ge-hilfe	Von einem Auto nie-derge-stoßen worden	Re. Mitte mit Va-rus u. Verkür-zung ge-heilt	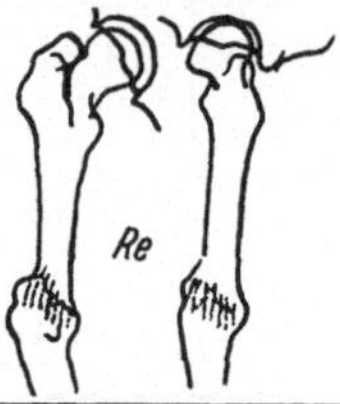 Re	18. 6. 47 / 6. 10. 47 / 6. 10. 47 / 27. 8. 48	Nark.	ja
129 / 21	113a St.H. 23	11. 5. 44 / 7. 10. 47	Stu-dent	Infizierte Schuß-verlet-zung	Li. Supra-kond. Mit Rekur-vation geheilt	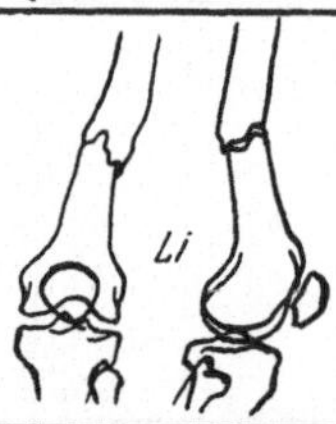 Li	23. 7. 47 / 12. 1. 48	Nark.	ja
130 / 22	117 P.A. 27	28.11. 44 / 17. 9. 47	Land-arbei-ter	Von einem Auto an d.Mauer gepreßt	Li. Supra-kond. mit Varus ge heilt	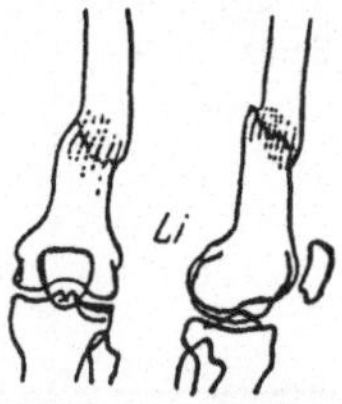 Li	19. 9. 47 / 7. 4. 48	Nark.	ja
131 / 23	117 P.A. 27	28.11. 44 / 18.11. 47	Land-arbei-ter	Von einem Auto an d. Mauer gepreßt	Re. Supra-kond. mit Valgus geheilt	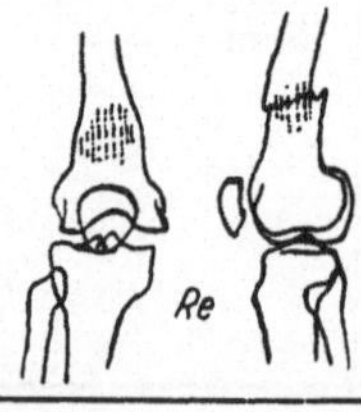 Re	19.11. 47 / 17. 3. 49	Nark.	ja

offen genagelt *(Fortsetzung)*.

Repos.-gerät	Zusätzliche Fixation	Wundverlauf	Verkürzung	Achse	Verdrehung	Kniegelenksbeweglichkeit	Dauer der Behandlg. Krankenhaus + Ambulanz / Gesamt	Nebenverletzungen	Anmerkungen
—	—	p. p.	1 cm	10° Varus	—	180-85°	45+240 / 285	Unterschenkelbruch rechts	Schon auswärts genagelt. Verbiegung und Bruch des weichen Nagels. Quadricepsplastik
—	—	p. p.	—	—	—	170-75°	33+172 / 205		
—	—	p. p.	1,5 cm	—	—	175-70°	27+149 / 176		Nach 3 Mo. Verbiegung Korrekt. u. gedecktes Nagelauswechseln
—	—	p. s.	7 cm	10° Valg. 10° Rec.	—	frei	161 / 161		Infektion ohne Incision nach 3 Wochen
—	—	p. p.	—	—	—	180-90°	28 / 28	Osteotomie des rechten O.-Sch.	Quadricepsplast. links, Nagel beiderseits etwas ins Kniegelenk gewandert
—	—	p. p.	—	—	—	180-90°	36 / 36	Osteotomie des linken O.-Sch.	Quadricepsplast. links, Nagel beiderseits etwas ins Kniegelenk gewandert.

5, 31 Osteotomien,

Lfd. Nr.	Prot.-Nr. Name Alter Abb.-Nr.	Unfalltag / Aufnahmetag	Beruf	Unfallhergang	Seite, Form und Sitz des Bruches	Röntgenskizze	Operationstag / Nagelentfernung	Anästh.	stabil
132 / 24	118 St.W. 26	5. 9. 46 / 18. 9. 47	Maurer	Von der Seilbahn abgestürzt	Re. Mitte mit Varus geheilt	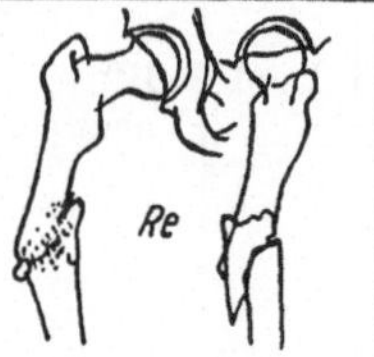	22. 9. 47 / 19. 1. 49	Nark.	ja
133 / 25	G.H. 24	13.10. 44 / 8. 11. 47	Student	Alter Schußbruch infiziert	Li. Mitte mit Varus, Innendrehung u. Verkürzung v. 6 cm geheilt	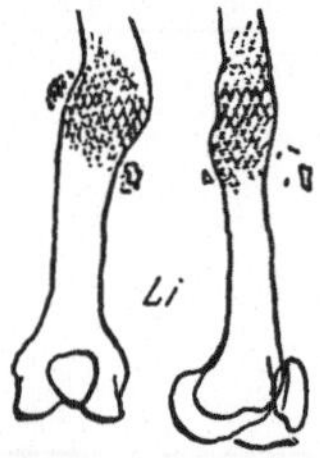	8. 11. 47	Nark.	ja
134 / 26	121 W.R. 26	5. 10. 44 / 9. 11. 47	Student	Schußverletzung. infiziert	Li. Mitte mit Varus geheilt	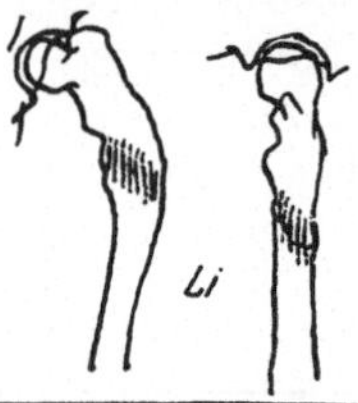	11.11. 47 / 7. 8. 48	Nark.	ja
135 / 27	128 S.J. 31	17.11. 46 / 20. 1. 48	Mechaniker	Vom 3. Stock gestürzt	Li. Suprakond. mit Valgus u. Antekurv. geheilt	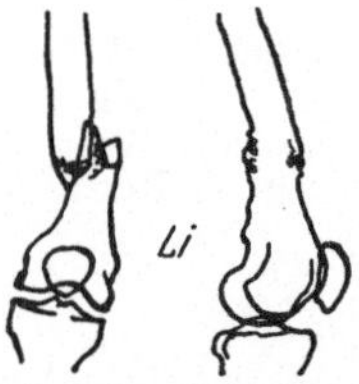	23. 1. 48	Nark.	ja
136 / 28	129 G.J. 34	10. 7. 44 / 18. 5. 48	Polizist	Schußbruch	Re. Mitte mit Varus geheilt	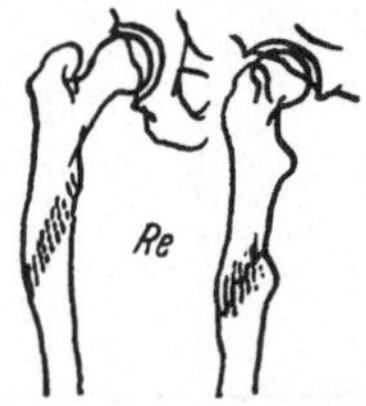	21. 5. 48 / 17.10. 49	Nark.	ja
137 / 29	139 A.J. 20	4. 6. 47 / 2. 8. 48	Student	Überfahren worden	Li. Mitte mit Varus u. Antekurvation geheilt	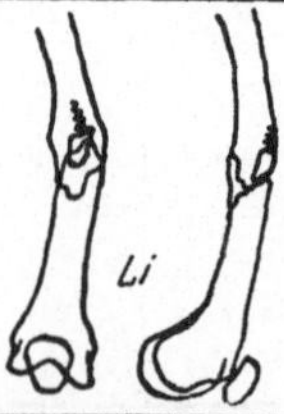	4. 8. 48 / 1. 7. 49	Nark.	ja

offen genagelt *(Fortsetzung)*.

Repos.-gerät	Zusätz-liche Fixa-tion	Wund-verlauf	Ver-kür-zung	Achse	Ver-drehung	Knie-gelenks-beweg-lich-keit	Dauer der Behandlg. Kranken-haus + Ambulanz / Gesamt	Neben-verlet-zungen	An-merkungen
—	—	p. p.	—	—	—	frei	30 / 30		
—	—	p. s.	3 cm	—	—	175-125°	67 / 67		Blande Infektion in alter Schußwunde. Noch fistelnd
—	—	p. p.	4 cm	—	—	frei	38+259 / 297		
—	—	p. p.	1 cm	—	—	frei	32 +136 / 168	Alter U.-Sch. bruch links u. V.- Osteo- tomie	Verkürzungs-osteotomie rechts siehe 141/2
—	—	p. p.	2,5 cm	—	—	frei	26+91 / 117		
—	—	p. p.	$^1/_2$ cm	—	—	frei	64 / 64		

5. 31 Osteotomien,

Lfd. Nr.	Prot.-Nr. Name Alter Abb.-Nr.	Unfalltag / Aufnahmetag	Beruf	Unfallhergang	Seite, Form und Sitz des Bruches	Röntgenskizze	Operationstag / Nagelentfernung	Anästh.	stabil
138 / 30	140 H.F. 20	27. 1. 48 / 30. 8. 48	Bahn-be-amter	Unter d. Maschine gekommen	Re. Mitte mit Varus u. Antekurvation geheilt	Re	1. 9. 48 / 22. 4. 49	Nark.	ja
139 / 31	146 M.E. 18	28. 4. 48 / 16.11. 48	Schlosser	In eine Transmission geraten	Re. Subtroch. mit Varus u. Antekurvation geheilt	Re	17.11. 48 / 10. 8. 49	Nark.	ja

6. 4. Verkürzungs- und orthopädische

Lfd. Nr.	Prot.-Nr. Name Alter Abb.-Nr.	Unfalltag / Aufnahmetag	Beruf	Unfallhergang	Seite, Form und Sitz des Bruches	Röntgenskizze	Operationstag / Nagelentfernung	Anästh.	stabil
140 / 1	87 W.H. 23	14. 7. 43 / 12. 6. 46	Student	Schußverletzung	Links Kürzung 8 cm	normal	17. 6. 46 / 21. 2. 47	Nark.	ja
141 / 2	128 S.J. 31	17.11. 46 / 12.10. 48	Mechaniker	Vom 3. Stock gestürzt	Rechts Kürzung 5 cm	normal	23.12. 48 / 3. 10. 49	Nark.	ja
142 / 3	37 F.A. 42 792-796 = (3827-3831)	4. 12. 41 / 22. 8. 42	Forstarbeiter	Ein Baumstamm auf d. Hüfte gefallen	Li. alte Luxationsfraktur d. Hüftgelenkes	Li	18. 9. 42 / 11.10. 43	Lumb.	ja
143 / 4	50 Sch.E. 19	24. 9. 41 / 28. 4. 43	Schlosser	Autounfall	Li. alte Luxationsfraktur d. Hüftgelenkes	Li	4. 5. 43 / 22. 7. 44	Nark.	nein

offen genagelt *(Fortsetzung)*.

Repos.-gerät	Zusätzliche Fixation	Wundverlauf	Verkürzung	Achse	Verdrehung	Kniegelenksbeweglichkeit	Dauer der Behandlg. Krankenhaus + Ambulanz / Gesamt	Nebenverletzungen	Anmerkungen
—	—	p. p.	1,5 cm	—	—	frei	17+73 / 90		Nach 6 Wochen Nagelwanderung zentral, dickerer Nagel
—	—	p. p.	2,5 cm	—	—	frei	21+84 / 105	Oberarmamput. links Epyphysenlös. li. O.-Sch.	

Osteotomien, offen genagelt.

Repos.-gerät	Zusätzliche Fixation	Wundverlauf	Verkürzung	Achse	Verdrehung	Kniegelenksbeweglichkeit	Dauer der Behandlg. Krankenhaus + Ambulanz / Gesamt	Nebenverletzungen	Anmerkungen
—	—	p. p.	—	—	—	frei	36+584 / 620	Markgenag. Pseud. und Quadricepsplastik rechts	Siehe 95/8
—	—	p. p.	—	—	—	frei	24+89 / 113	Osteotomie li. Ober- u. Unterschenk. siehe 135/27	Siehe 135/27
—	—	p. p.	—	—	—	180-90°	82+339 / 421		Subtroch. Osteotomie wegen Beugekontraktur im Hüftgelenk
—	B. G. 2 Mo.	p. p.	3 cm	—	—	frei	35+51 / 86		Subtroch. Osteotomie wegen Beugekontraktur im Hüftgelenk. Da Verdrehung noch möglich Beckengips

Lfd. Nr.	Prot.-Nr. Name Alter Abb.-Nr.	Unfalltag / Aufnahmetag	Beruf	Unfallhergang	Seite, Form und Sitz des Bruches	Röntgenskizze	Operationstag / Nagelentfernung	Anästh.	stabil
144 — 1	30 L.M. 32 784- 791 = (3819- 3826)	15. 6. 42	Haus halt	Schmer- zen	Li. Sub- troch. Cyste		17. 6. 42 / 17. 2. 43	Lumb.	ja
145 — 2	15 T.J. 58 161- 168 = (3218- 3225)	21.11. 41 / 21.11. 41	Eisen- bahner	Von einem Radfahrer nieder- gestoßen worden	Li. Sub- troch. Dreh- bruch		21.11. 41 / 3. 6. 42	Lumb.	nein
146 — 3	94 K.E. 64	30. 8. 46 / 30. 8. 46	Bedie- nerin	Von einer Kiste gestürzt	Li. Quer- bruch Mitte		2. 9. 46 / 24. 9. 47	Lumb.	ja
147 — 4	103 Sch.G 69	26. 3. 47 / 26. 3. 47	H.A.	Nieder- gestoßen worden	Re. Quer. bruch Mitte		26. 3. 47 / 19.11. 48	Lumb.	nicht ganz

Frakturen

Repos.-gerät	Zusätz-liche Fixa-tion	Wund-verlauf	Ver-kür-zung	Achse	Ver-drehung	Knie-gelenks-beweg-lich-keit	Dauer der Behandlg. Krankenhaus + Ambulanz / Gesamt	Neben-verlet-zungen	An-merkungen
—	—	p. p.	1 cm—		—	frei	45+235 / 280		
S. Z.	Ext. 4 Wo.	p. p.	3 cm	20° ante	—	165-80°	95+117 / 212		Paget ohne typische Bruchform
S. Z.	—	p. p.	—	—	—	frei	48+116 / 164		Paget
Wittm.	sek. B. G. 4 Wo.	p. p.	—	—	—	frei	35+111 / 146		Paget, sek. Verdrehung u. Beckengips

7. 8 Pathologische

Lfd. Nr.	Prot.-Nr. Name Alter Abb.-Nr.	Unfalltag / Aufnahmetag	Beruf	Unfallhergang	Seite, Form und Sitz des Bruches	Röntgenskizze	Operationstag / Nagelentfernung	Anästh.	stabil
148	113 S.F. 58	4. 8. 47	H.A.	Über eine Stiege gest.	Li. Querbruch Mitte	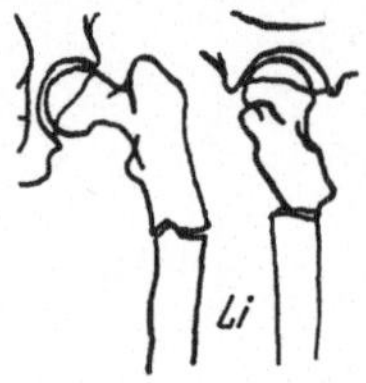	4. 8. 47	Lumb.	ja
5		4. 8. 47					11. 6. 48		
149	88 V.A. 46	19. 2. 46	Hefemaischer	Autounfall	Li. Querbruch suprakond.	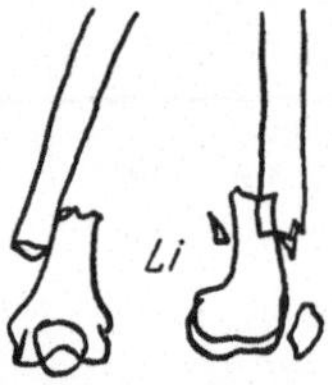	27. 2. 46	Lumb.	ja
6		19. 2. 46					8. 1. 47		
150	90 B.J. 51	23. 5. 44 21. 3. 46	Kellermeister	Ausgerutscht u. gest.	Li. Subtroch. Refraktur vom 23. 5. 44.		27. 5. 46	Nark.	ja
7		24. 3. 46					2. 12. 49		
151	123 Dr. D.H. 57	4. 9. 47	Arzt	Im Zimmer gestürzt	Li. Drehbruch subtrochant.	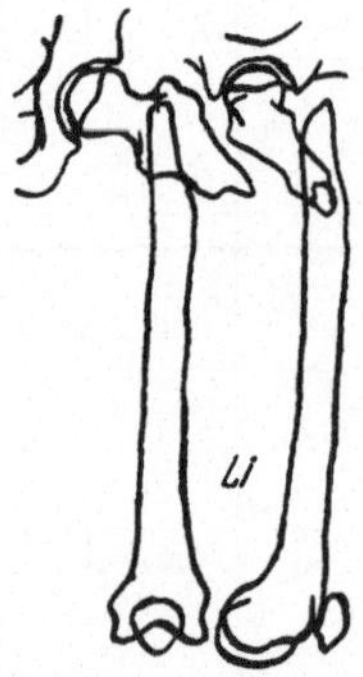	13.11. 47	Nark.	ja
8		5. 9. 47							

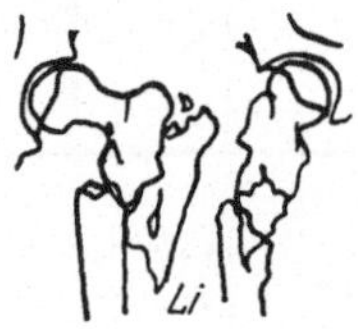

Frakturen *(Fortsetzung)*.

Repos.-gerät	Zusätzliche Fixation	Wundverlauf	Verkürzung	Achse	Verdrehung	Kniegelenksbeweglichkeit	Dauer der Behandlg. Krankenhaus + Ambulanz / Gesamt	Nebenverletzungen	Anmerkungen
Wittm.	—	p. p.	—	—	—	frei	17+126 / 143		Paget
Wittm.	—	p. p.	—	—	—	175°	38+880 / 918	Tabische Arthropartie Kniegelenks Arthrodese	Tabes
—	—	p. p.	11 cm	20° Varus	außen	155-145°	117+186 / 303	Tabes	2 Mo. Ext. nicht fest *offene* Nagelung und Draht. Wird nicht fest, Drähte schneiden durch. 1949 *fällt* der Nagel durch d. Knie u. perforiert die Haut
—	—	p. s.	—	—	—	—	91 / 91	Luetische spastische Halbseitenlähmung	Wegen Spasmen in Ext. nicht fest, *offen* genagelt und Draht. Nach 14 Tagen Dehiszenz der Wunde †

Analyse der Behandlungsergebnisse.

Wir unterscheiden sehr gute, gute, befriedigende und schlechte Ergebnisse.

Von *sehr guten* sprechen wir, wenn die Gebrauchsfähigkeit wieder normal ist. Dazu müssen folgende Bedingungen erfüllt sein: 1. Knöcherne Heilung, 2. keine Verkürzung, 3. keine Verbiegung, 4. keine Verdrehung, 5. normale Beweglichkeit aller Gelenke, 6. kein Muskelschwund, 7. keine Gelenksschäden, 8. keine Gefäßstörungen, 9. keine Nervenstörungen, 10. keine Stufen und Verdickungen, 11. gut verschiebliche Narben, 12. keine Fisteln.

Als *gut* bezeichnen wir jene Fälle, welche 1. knöchern geheilt sind, aber folgende Mängel haben: 2. Verkürzungen bis zu 2 cm, 3. Verbiegungen bis zu 10°, 4. Verdrehungen bis zu 10°, 5. Beugefähigkeit des Kniegelenkes nur bis 90° bei freier Beweglichkeit aller anderen Gelenke, 6. Muskelschwund bis zu 2 cm. Dabei dürfen 7. keine Gelenkschäden im Knie in Form von Lockerungen, Ergüssen oder Arthrosen bestehen und 8. keine Gefäßstörungen, 9. keine Nervenstörungen, 10. keine Stufen und Verdickungen, 11. keine festhaftenden Narben, 12. keine Dauerfisteln.

Als *befriedigend* bezeichnen wir jene Fälle, welche 1. knöcherne Heilung, 2. Verkürzungen von 2—4 cm, 3. Verbiegungen von 10—20°, 4. Verdrehungen von 10—20°, 5. Beugefähigkeit des Kniegelenkes von weniger als 90° bei freier Beweglichkeit der anderen Gelenke, 6. Muskelschwund von 2—4 cm aufweisen und dabei den Bedingungen 7.—12. bei den als gut bezeichneten Fällen entsprechen.

Als *schlecht* bezeichnen wir jene Fälle, welche 1. nicht knöchern geheilt sind oder 2. Verkürzungen von mehr als 4 cm, 3. Verbiegungen von mehr als 20°, 4. Verdrehungen von mehr als 20°, 5. einen Bewegungsausschlag des Kniegelenkes von weniger als 30°, 6. einen Muskelschwund von mehr als 4 cm, 7. Gelenkschäden in Form von Lockerungen, Ergüssen und Arthrosen, 8. Gefäßstörungen in Form von chronischen Schwellungen, 9. Nervenstörungen in Form von Lähmungen, 10. starke Verdickungen und Stufenbildungen an der Bruchstelle, 11. fest sitzende und schmerzhafte Narben und 12. Dauerfisteln haben.

Diese Einteilung bezieht sich auf die Gruppen 1—3 und 7, während sie bei den Gruppen 4—6 ein falsches Bild vermitteln würde, weil bei den meisten Fällen die Verkürzung und die Einschränkung der Kniegelenksbeweglichkeit schon vor der Operation bestanden hat. Bei diesen drei Gruppen sprechen wir von

sehr gut, wenn folgende Bedingungen erfüllt sind:
1. Knöcherne Heilung. 2. Keine größere Verkürzung als vor der Operation. 3. Keine Verbiegung. 4. Keine Verdrehung. 5. Keine Verschlechterung der Beweglichkeit gegenüber dem Zustande vor der Operation. 6. Kein stärkerer Muskelschwund als vor der Operation. 7. Keine Zunahme von Gelenksschäden gegenüber dem Zustand vor der Operation. 8. Keine stärkeren Schwellungen als vor der Operation. 9. Keine stärkeren Nervenstörungen als vor der Operation. 10. Keine Stufen und Verdickungen. 11. Gut verschiebliche Narben. 12. Keine Dauerfisteln.

Als *gut* bezeichnen wir die Fälle, welche 1. knöchern geheilt sind, abei folgende Mängel aufweisen: 2. Zunahme der Verkürzung bis zu 2 cm, 3. Verbiegungen bis zu 10°, 4. Verdrehungen bis zu 10°, 5. Verschlechterung der Beugefähigkeit des Kniegelenkes bis zu 30° gegenüber dem Zustand vor der Operation, 6. Zunahme des Muskelschwundes bis zu 2 cm und wenn die bei den Punkten 7—12 bei den als sehr gut bezeichneten Bedingungen erfüllt sind.

Als *befriedigend* bezeichnen wir die Fälle mit 1. knöcherner Heilung, 2. Zunahme der Verkürzung von 2—4 cm, 3. Verbiegungen von 10—20°, 4. Verdrehungen von 10—20°, 5. Verminderung der Beugefähigkeit des Kniegelenkes von 30—60°, 6. Zunahme des Muskelschwundes von 2 bis 4 cm und bei welchen außerdem die unter Punkt 7—12 bei sehr gut angegebenen Bedingungen erfüllt sind.

Als *schlecht* bezeichnen wir jene, welche 1. nicht knöchern geheilt sind, 2, eine Zunahme der Verkürzung von mehr als 4 cm haben, 3. Verbiegungen von mehr als 20°, 4. Verdrehungen von mehr als 20°, 5. Verminderung der Beugefähigkeit des Kniegelenkes von mehr als 60°, 6. eine Zunahme des Muskelschwundes von mehr als 4 cm, 7. starke Zunahme von Gelenksschäden auch an den anderen Gelenken, 8. starke Schwellungen, 9. Lähmungen, welche vor der Operation nicht vorhanden waren, 10. starke Stufen und Verdickungen, 11. fest haftende schmerzhafte Narben, 12. Dauerfisteln haben oder welche *amputiert* werden mußten.

Behandlungsergebnisse der Gruppe 1
(58 geschlossene Oberschenkelbrüche gedeckt genagelt).

Tabelle 4. *Altersverteilung.*

	14—20	21—29	31—93	41—49	51—59	61—69	71—79	Summe
1941—1942	7	4	2	2	5	1	1	23
1943—1948	9	9	6	6	2	1	2	35
	16	13	8	8	7	2	3	58

Tabelle 5. *Behandlungsergebnisse im allgemeinen.*

	sehr gut	gut	befried.	schlecht	Summe
1941—1942	8 = 30%	8	5	2	23
1943—1948	29 = 83%	4	2	0	35
	37 = 62%	12	7	2	58

Als schlecht sind folgende zwei Fälle geführt:

1. Fall 3/3. S. J. 77jähriger Friseur. Subtrochantärer Drehbruch, nicht stabile Osteosynthese, zusätzliche Extension für drei Wochen. Mit 70° Außendrehung und Verkürzung von 4 cm geheilt.

2. Fall 11/11. K. F. 32jährige Bedienerin (Fig. 649—656 [1] = 3685—3692 [2]). Stückbruch des O.S. mit gleichzeitigen Verbrennungen. Nicht stabile Osteosyn-

---

[1] Die niedrigen Abb.-Nummern beziehen sich auf L. BÖHLER: Medullary Nailing of KÜNTSCHER, Baltimore: William and Wilkins Co. 1948.

[2] Die höheren Abb.-Nummern beziehen sich auf L. BÖHLER: Die Marknagelung nach KÜNTSCHER. 5. Aufl. Wien: Maudrich 1944 u. 1945.

these wegen eines zu kurzen Nagels. Zusätzliche Extension. Infektion mit Abstoßung von Sequestern, weil die Nagelung durch eine infizierte Brandwunde durchgeführt wurde. Verkürzung von 1 cm. Kniegelenksbeweglichkeit 167—150°. *Rezidivierende Eiterungen an der Bruchstelle und Dauerfistel.*

Tabelle 6. *Behandlungsergebnisse im einzelnen.*

	Tod	Amp.	Inf.	Verbiegung		Verkürzung		Verdrehung	Osteosynthese nicht stabil	Zusätzliche Fixation	Kniebehinderung	
				5—10°	10—20°	0,5—2 cm	2—4 cm				—90 weniger	+90° besser
1941—1942	0	0	1	6	1	5	2	2	15	10	4	2
1943—1948	0	0	0	1	0	1	0	0	0	0	2	2
	0	0	1	7	1	6	2	2	15	10	6	4

Aus diesen zwei Tabellen ist zu ersehen, daß die Ergebnisse seit 1943 schlagartig besser wurden, seit die Indikation und die Technik entsprechend ausgebaut sind und seit die Länge und Stärke der Marknägel vor der Operation genau bestimmt wird.

Ergebnisse des Zeitabschnittes 1941—1942.

Tod. Es ist keiner gestorben, weil die Operation nie im Schockzustand durchgeführt wurde. Im Schrifttum ist über ziemlich viele Todesfälle bei der gedeckten Marknagelung berichtet worden und wir haben mündlich von zahlreichen Fällen gehört.

Amputation. Bei keinem mußte das Bein amputiert werden.

Infektion. Der einzige Fall mit einer Infektion ist oben als Fall 11/11 (Fig. 649—656[1] = 3685—3692[2]) beschrieben. Die Indikation zur Marknagelung war hier falsch, weil am verletzten Bein und besonders an der Einschlagstelle infizierte Brandwunden bestanden. Diese Frau hat jetzt nach 8 Jahren immer noch Fisteln und osteomyelitische Abszesse. Die Infektion des Markkanales ist also nicht so harmlos, wie sie oft dargestellt wird. Die auf Abb. 480—489 = 3516—3525 dargestellte Frau, welche in einem anderen Krankenhaus gedeckt genagelt wurde, leidet heute nach 9 Jahren noch an Fisteln, Kniegelenksergüssen und Abszessen.

A. W. FISCHER berichtet bei 52 geschlossenen Brüchen über 6 Infektionen an der Einschlagstelle. Im Buche von LORENZ BÖHLER: „Die Marknagelung nach KÜNTSCHER" sind 1945 auf S. 1789 zwei Infektionen bei 38 geschlossenen Oberschenkelbrüchen angegeben. Die eine davon wurde im Lazarett beobachtet und scheint deshalb hier nicht auf. Im Buch „Medullary nailing" sind diese zwei Fälle im Jahre 1948 auf S. 145 beschrieben.

Verkürzungen von 3 und 4 cm entstanden bei den zwei Fällen 3/3 und 4/4. Bei fünf weiteren Fällen bestanden Verkürzungen von 0,5 bis 2 cm.

Verbiegungen von 15° zeigt Fall 4/4. Sechs weitere Fälle haben Verbiegungen von 5—10°, ohne das Endergebnis merklich zu beeinträchtigen.

Verdrehung. In einem Fall bestand eine Außendrehung von 70° (Fall 3/3 oben). In einem zweiten Fall (8/8) (Fig. 222—231 = 3278—387) kam es zur Außendrehung des Oberschenkels. Es bestand ein gleichzeitiger Bruch des Unterschenkels, der kompensatorisch nach innen gedreht ist, so daß nur das Kniegelenk nach außen steht, während der Fuß eine normale Stellung hat. Er klagt über beträchtliche Beschwerden.

Unstabile Osteosynthese. Bei insgesamt 15 von 23 Fällen des ersten Zeitabschnittes war die Osteosynthese nicht ganz stabil. Bei zehn von diesen Fällen war die abnorme Beweglichkeit an der Bruchstelle nach der Operation so stark, daß noch eine zusätzliche Fixation verwendet werden mußte. Bei diesen Fällen war die Marknagelung eben nicht indiziert, da eine ihrer wesentlichsten Eigenschaften die Stabilität sein sollte.

Kniegelenksbeweglichkeit. Bei 4 Fällen konnte das Knie weniger als 90° gebeugt werden. In zwei von diesen Fällen ist die Einschränkung durch Nebenverletzungen bedingt (Fall 16/16 mit gleichzeitigem Bruch des Schienbeinkopfes und Fall 18/18 mit gleichzeitiger Hüftankylose). Bei weiteren 2 Fällen war die Beugebehinderung so gering, daß das Kniegelenk bis über den rechten Winkel gebeugt werden konnte. Bei den übrigen 17 Fällen war das Kniegelenk praktisch frei beweglich.

Ergebnisse des Zeitabschnittes 1943—1948.

Tod. Kein Fall ist gestorben.

Amputation. Bei keinem Fall mußte das Bein amputiert werden.

Infektion. Bei keinem Fall kam es zur Infektion.

Verkürzung. In einem Fall bestand eine Verkürzung von ½ cm.

Verbiegung. In einem Fall (31/31) kam es 4 Monate nach der Operation zu einer Verbiegung mit 8° Varus im Anschluß an einen heftigen Sturz.

Kniegelenksbeweglichkeit. Bei 2 Fällen konnte das Kniegelenk bei der Entlassung weniger als 90° gebeugt werden. Bei beiden handelte es sich um Ausländer, die nicht mehr nachuntersucht werden konnten und bei welchen die Beobachtungszeit deshalb zu kurz ist. Aller Voraussicht nach ist auch bei ihnen die Kniegelenksbeweglichkeit frei geworden. Bei zwei weiteren Fällen war die Beugebehinderung so gering, daß das Kniegelenk bis über den rechten Winkel gebeugt werden konnte.

Tabelle 7. *Dauer des Krankenhausaufenthaltes.*

		15—25 Tage	26—50 Tage	über 51 Tage
Dauer des Krankenhausaufenthaltes	1941—1942	3	5	15
	1943—1948	7	20	8

		0—100 Tage	100—200 Tage	über 200 Tage
Dauer der ambulanten Behandlung	1941—1942	8	13	2
	1943—1948	13	15	7

		58—100 Tage	101—200 Tage	201—365 Tage	über 366 Tage
Dauer der Gesamtbehandlung	1941—1942	3	6	13	1
	1943—1948	7	14	11	3

Der Aufenthalt im Krankenhaus war 1941—1942 im Durchschnitt 76,8 Tage und 1943—1948 im Durchschnitt 45,8 Tage. Zieht man die Fälle mit Nebenverletzungen ab, so ergibt sich für 1941—1942 eine Durchschnittszahl von 60,8 Tagen und für 1943—1948 eine Durchschnittszahl von 30 Tagen.

Zum Vergleich sollen die Zahlen von LORENZ BÖHLER[1] angeführt werden, welcher 1935 über 32 unfallversicherte Oberschenkelbrüche aus dem Jahre 1927 berichtet hat. Davon hat er 14 selbst behandelt. Von allen sind die Röntgenbilder vor der Behandlung und am Abschluß derselben und von den meisten die Lichtbilder beigegeben. 18 Fälle sind in anderen Krankenhäusern behandelt worden. Der durchschnittliche Krankenhausaufenthalt war bei den eigenen Fällen 117 Tage, also nahezu viermal so viel als bei den markgenagelten Brüchen der Jahre 1943—1948 Bei den auswärts behandelten war der durchschnittliche Krankenhausaufenthalt nur 69 Tage. Die durchschnittliche Zeit bis zur Wiederaufnahme der Arbeit war bei den 14 Fällen des Unfallkrankenhauses, von welchen alle ausschließlich im Streckverband behandelt wurden, im Durchschnitt 240 Tage und bei den auswärts im Streck- und Gipsverband behandelten im Durchschnitt 390 Tage. Die markgenagelten Oberschenkelbrüche der Jahre 1941—1942 hatten eine durchschnittliche Behandlungsdauer von 205 Tagen und jene ohne Nebenverletzungen von 179 Tagen. Die Fälle der Jahre 1943—1948 hatten einen Durchschnitt von 191 Tagen und jene ohne Nebenverletzungen von 167 Tagen.

Tabelle 8. *Durchschnittliche Behandlungszeit im Krankenhaus. Durchschnittliche Gesamtbehandlungszeit.*

	Tage	Tage
1927 im Streckverband im Unfallkrankenhaus Wien behandelt, 14 Fälle	117	240
1927 im Gips- und Streckverband auswärts behandelt; 18 Fälle	69	390
1941—1942 mit dem Marknagel behandelt; 23 Fälle	76,8 (ohne Nebenverl. 60,8)	205 (ohne Nebenverl. 179)
1943—1948 mit dem Marknagel behandelt; 35 Fälle	45,8 (ohne Nebenverl. 30)	191 (ohne Nebenverl. 167)

Die Dauer des Krankenhausaufenthaltes ist viel geringer geworden. LAURITZEN hat im Durchschnitt 91 Tage. Die Zeit bis zur Wiederaufnahme der Arbeit ist verhältnismäßig lang, weil wir die meisten im Krankenstand beließen, bis sie ihre frühere Beschäftigung als Schwerarbeiter wieder aufnehmen konnten. Sie ist aber bedeutend kürzer als bei Verwendung der alten Methoden. LAURITZEN hat einen Krankenstand von 6—8 Monaten.

---

[1] BÖHLER, L.: Arch. orthop. Unfallchir. *35* (1935), 466.

Über 1 Jahr waren in Behandlung der Fall 35/35 wegen verzögerter Kallusbildung am Unterschenkel und der Fall 44/44 mit der zentralen Hüftverrenkung, wegen der eine Arthrodese durchgeführt wurde.

Fälle von besonderem Interesse:

12/12 Stückbruch des Ober- und Unterschenkels, nach 60 Tagen das Spital verlassen und seine Arbeit als Chirurg teilweise und nach 5 Monaten im vollen Umfange aufgenommen (Fig. 133—142 = 3190—3199).

14/14. Oberschenkelstumpffraktur (Fig. 602—607 = 3638—3648).

22/22, 23/23. Beiderseitiger geschlossener O.S-Bruch, ohne Störungen geheilt.

24/24. Ausbruch eines 10:2 cm langen Knochenstückes an der Außenseite beim Einschlagen des Nagels. (Fig. 191 = 3247.)

31/31. Sturz nach 4 Monaten mit sek. Verbiegung des Oberschenkels (8° Varus).

46/46. Veralteter Bruch des Oberschenkels nach 7 Wochen gedeckt genagelt.

50/50. Beiderseitig. Links geschlossen, rechts offen. Vollständig geheilt (Fig. 3 A — H. Journal Bone and Joint Surgery, April 1949).

56/56. Stückbruch des Oberschenkels ohne Folgen geheilt.

Behandlungsergebnisse der Gruppe 2
(3 geschlossene Oberschenkelbrüche offen genagelt: Gesamt 3,
sehr gut 3).

Mit der Anzeigestellung zur Freilegung der Bruchstelle bei einem geschlossenen Bruch waren wir immer sehr zurückhaltend. Durch die Verwendung der eigens für die Marknagelung konstruierten Einstellgeräte ist es uns fast immer gelungen, unblutig einzurichten und die gedeckte Marknagelung durchzuführen. Insgesamt haben wir nur 2 Fälle, bei denen wir nicht geschlossen reponieren konnten. Einer dieser Fälle wurde weiter in Extension behandelt und scheint deshalb in dieser Zusammenstellung nicht auf und der zweite Fall ist unter 61/3 in dieser Gruppe angeführt. LAURITZEN dagegen gibt an, daß es ihm bei 32 Versuchen der gedeckten Marknagelung 27 mal nicht gelungen ist, die Bruchstücke unblutig aufeinander zu stellen. In diesen Fällen hat er die Bruchstelle in offener Wunde freigelegt. Er scheint kein geeignetes Repositionsgerät verwendet zu haben.

In der letzten Zeit sind wir mit der Indikationsstellung zur Freilegung der Bruchstelle etwas weniger zurückhaltend geworden, da durch die modernen Antibiotica die Infektionsgefahr viel geringer geworden ist (s. Tabelle 2).

Bei zwei von den drei Fällen dieser Gruppe handelte es sich um subtrochantäre Drehbrüche. Der 1. Fall 59/1 stammt aus der ersten Zeit der Marknagelung. Es wurden bei der Operation keine Drahtumschlingungen angelegt. Deshalb war der Bruch nicht stabil und es mußte zusätzlich eine Extension für 4 Wochen angelegt werden. Da der Nagel außerdem nicht genügend tief eingeschlagen worden war, perforierte er 6 Wochen nach der ersten Operation die Haut und wurde in einer neuerlichen Operation weiter vorgeschlagen. Nach dieser Operation kam es zur Wundeiterung an der Einschlagstelle und der Nagel wurde nach 9 Wochen entfernt. Darauf schloß sich die Wunde nach 3 Wochen und der weitere Heilungsverlauf war ohne Besonderheiten. Bei der Nachuntersuchung bestanden außer einer geringen Einschränkung der Außendrehung im Hüftgelenk keine Ausfälle. (Fig. 562—569 = Abb. 3598—3605.)

Beim 2. Fall (60/2) bestand eine in der Extension nicht beeinflußbare starke Seitenverschiebung der Bruchstücke um mehr als doppelte Schaftbreite. Deshalb wurde die Indikation zur offenen Marknagelung und Drahtumschlingung 15 Tage nach dem Unfall gestellt.

Beim 3. Fall (61/3), einem Querbruch in Schaftmitte gelang es nicht, die Bruchstücke im Repositionsgerät aufeinander zu stellen. Deshalb wurde 27 Tage später die Marknagelung in offener Wunde durchgeführt. Außer einem 2. Fall, der weiter mit Extension behandelt wurde, ist es uns immer gelungen, unblutig einzurichten und die Marknagelung gedeckt durchzuführen. Auch bei 7 Pseudarthrosen, die unter Gruppe 4 angeführt sind, konnten wir unblutig einrichten und gedeckt nageln.

Da die Ergebnisse bei diesen 3 Fällen und bei den meisten anderen offen genagelten gut sind, werden wir in Zukunft die offene Marknagelung auch bei frischen geschlossenen Brüchen öfters durchführen, weil die Infektionsgefahr unter Penicillinschutz geringer geworden ist. Bei Drehbrüchen werden wir immer zusätzlich quere Drahtumschlingungen anlegen. LAURITZEN hat von 35 geschlossenen Oberschenkelbrüchen 30 offen und nur 5 gedeckt genagelt. Er hatte dabei 3 Infektionen.

Behandlungsergebnisse der Gruppe 3
(26 frische offene Brüche).

Ganz besonders hat sich uns die Marknagelung bei den frischen offenen Oberschenkelbrüchen bewährt. Viele Autoren warnen gerade bei dieser Verletzung vor der Verwendung des Marknagels und führen oft sehr ungünstige Ergebnisse an. (A. W. FISCHER, SOEUR.) (Tabelle 25.) EHRLICH veröffentlichte als erster eine Serie von neun offenen Oberschenkelbrüchen. Trotzdem es in einem Teil der Fälle (die genaue Zahl geht aus der Arbeit nicht hervor) zur Infektion kam, empfiehlt er die Marknagelung für offene Brüche.

Wir haben fast alle unsere offenen Oberschenkelbrüche, bei denen es der Allgemeinzustand erlaubte und bei denen die Bruchflächen nicht in ein Gelenk reichten, mit dem Marknagel behandelt. Wie weit wir die Indikation stellten, zeigt am besten Fall 87/26, dessen Bilder im „Journal of Bone and Joint Surgery", April 1949, Fig. 4 A—D, veröffentlicht wurden. Trotz dieser weiten Indikationsstellung und trotzdem wir für die ersten 17 Fälle kein Penicillin zur Verfügung hatten, kam es nur bei einem einzigen 18 Tage nach der Operation zu einer blanden Infektion, die ohne Dauerstörungen ausheilte. Wie haben mit Ausnahme von 2 Fällen immer in den ersten Stunden nach dem Unfall gleichzeitig mit der Wundausschneidung die Marknagelung durchgeführt. In einem Fall (78/17) wurde wegen schweren Schocks bei gleichzeitigem offenem Unterschenkelbruch derselben Seite und anderen Nebenverletzungen erst nach 11 Tagen die gedeckte Marknagelung ausgeführt. Bei einem 2. Fall (86/25) wurde 7 Wochen nach dem Unfall die Bruchstelle noch einmal freigelegt und die Marknagelung in offener Wunde durchgeführt (siehe Tabelle 23). Bei 3 Fällen wurde der Oberschenkelbruch gedeckt genagelt. In zwei von diesen Fällen wurde die Marknagelung sofort im Anschluß an die Wundausschneidung im Repositionsgerät durchgeführt (84/23, 85/24).

Behandlungsergebnisse im einzelnen.

In dieser Gruppe wurden bei der Zusammenstellung der Ergebnisse die Fälle in den Zeitabschnitt mit und in den ohne gleichzeitiger Möglichkeit der Penicillinmedikation unterteilt.

Tabelle 9.

	sehr gut	gut	befriedigend	schlecht	gestorben	Summe
1941—1944	7	6	2	1	1	17
1945—1948	8	0	0	0	1	9
Gesamt	15	6	2	1	2	26

Tabelle 10.

	gestorben	Amputation	Infektion	Verbiegung		Verkürzung		Verdrehung	Nagelwanderung	Osteosynthese nicht stabil	Zusätzliche Fixation	Kniebehinderung	
				5—10°	10—20°	6 cm	0,5—2 cm					—90°	90°
1941—1944	1	0	1	2	0	1	4	0	2	7	6	4	2
1945—1948	1	0	0	0	0	0	0	0	0	0	1	1	0
Summe	2	0	1	2	0	1	4	0	2	7	7	5	2

Auch hier sieht man einen deutlichen Unterschied zwischen den Fällen der ersten und der zweiten Zeitspanne. Dies ist nicht auf die engere Indikationsstellung während der letzten Jahre, sondern darauf zurückzuführen, daß wir jetzt in allen Fällen, bei denen die Osteosynthese nicht ganz stabil ist, zusätzlich eine Drahtnaht verwenden. Durch das Anlegen von Drahtnähten wäre es in allen 7 Fällen der ersten Zeitspanne, bei denen die Osteosynthese nicht stabil war, möglich gewesen, diese ganz stabil zu machen. Verbiegungen und Verkürzungen konnten deshalb in der zweiten Zeitspanne ganz vermieden werden.

Tod: Beide Todesfälle (69/8, 80/19) sind am Unfalltag eingetreten. Sie fielen der Schwere der Verletzung und dem zusätzlichen Eingriff zum Opfer. Die Indikation zur Marknagelung war falsch. Man hätte sie entweder überhaupt nicht oder erst nach entsprechender Schockbekämpfung nageln dürfen. Es muß außerdem darauf gesehen werden, daß die Wundausschneidung in örtlicher Betäubung durchgeführt wird.

Als *schlecht* wird 1 Fall (74/13) geführt, der einen schwersten Trümmerschußbruch des Oberschenkels erlitten hatte. In der zentralen Hälfte bestand eine Trümmerzone von 18—20 cm mit schweren Weichteilwunden, ähnlich wie bei Fall 87/26 (Journal Bone and Joint 1949, Fig. 4

A—D). Damals wagten wir es ohne Penicillin noch nicht, viele Drahtnähte zu versenken. Die Wunden heilten per primam. Da der Bruch wegen der vielen Trümmer nicht stabil war, wurde zusätzlich eine Extension für 4 Monate angelegt. Um den nötigen Kontakt der einzelnen Bruchstücke zu gewährleisten, mußten die beiden Hauptbruchstücke so weit zusammengerückt werden, daß eine Verkürzung von 6 cm entstand. Die Beweglichkeit des Kniegelenkes ist 180—70°.

Als *befriedigend* werden 2 Fälle geführt, bei denen das Kniegelenk weniger als bis zum rechten Winkel gebeugt werden konnte. Bei beiden handelt es sich um Ausländer, die nicht nachuntersucht werden konnten. Es ist anzunehmen, daß sich auch bei ihnen die Beweglichkeit des Kniegelenkes weitgehend gebessert hat.

Beim ersten Fall (64/3, Fig. 570—573 = Abb. 3606—3609) handelte es sich um einen 41 jährigen Bahnarbeiter mit einem offenen subtrochantären Drehbruch mit Ausbruch eines Drehkeiles. Nach der Marknagelung wurde keine Drahtnaht angelegt. Die Osteosynthese war deshalb nicht stabil und es wurde zusätzlich eine Extension für 2 Wochen und dann ein Beckengips für 8 Wochen angelegt. Die letzte Untersuchung erfolgte 5 Wochen nach Abnahme des Beckengipses. Beim zweiten Fall (76/15) handelte es sich um einen 37 jährigen Schweißer mit einem offenen supracondylären Drehbruch und gleichzeitig um einen offenen Bruch des Unterschenkels, des Schienbeinkopfes und einem offenen Bruch des Vorderarmes der gleichen Seite. Trotzdem zusätzlich zur Marknagelung eine Drahtschlinge angelegt wurde, war die Osteosynthese nicht stabil und es wurde zuerst eine Extension für 4 Wochen und dann ein Beckengips für 3 Monate angelegt. Alle Wunden heilten per primam. Der Oberschenkelbruch ist in idealer Stellung knöchern geheilt. Die letzte Untersuchung erfolgte 2 Monate nach der Abnahme des Beckengipsverbandes.

Amputation: Bei keinem Fall mußte das Bein amputiert werden.

Infektion: Bei einem Fall kam es zur Infektion. Es handelte sich um einen 25 jährigen Hilfsarbeiter mit einem offenen supracondylären Querbruch (65/4). Nach anfangs komplikationslosem Wundverlauf kam es am 18. Tag nach der Operation zur Temperatursteigerung bis 38° mit Schwellung und Rötung an der Operationsnarbe. Es entleerte sich ein Abszeß. Im Verlauf der nächsten 2 Monate kam es noch zweimal zu Fieberschüben. 4 Monate nach dem Unfall wurde der Marknagel entfernt und 1 Monat später wurde noch ein kleiner Sequester aus der alten Bruchstelle entfernt. Darauf schloß sich die Fistel und ist seitdem geschlossen geblieben Kniegelenksbeweglichkeit 180—75°.

Verbiegung: Zu Verbiegungen unter 10° kam es in 2 Fällen (62/1, 68/7). Bei keinem Fall bestand eine Verbiegung über 10°.

Verkürzung: In dem schon beschriebenen Fall 74/13 mit dem schweren Trümmerbruch kam es zu einer Verkürzung von 6 cm. Zu einer Verkürzung des ganzen Beines von 1,5 cm kam es bei Fall 71/10, bei dem aber gleichzeitig ein schwerer offener Trümmerbruch des Unterschenkels bestand. In drei weiteren Fällen kam es zu Verkürzungen von 1 cm oder weniger (68/7, 64/3, 77/16).

Verdrehung: In keinem Fall kam es zur Verdrehung der Bruchstücke.

Nagelwanderung: Zur Wanderung des Nagels nach zentral kam es in 2 Fällen. Bei einem Fall 67/6 war der Nagel 7 Monate nach dem Unfall und der Operation 3 cm nach zentral gewandert und unter der Haut zu tasten. Von einem kleinen Schnitt aus wurde der Nagel wieder vorgeschlagen. 4 Monate später war der Bruch fest knöchern durchgebaut und der Nagel wurde entfernt. Primär war in diesem Fall ein etwas kurzer Nagel verwendet worden, der nur bis 10 cm zentral des Kniegelenksspaltes reichte. Zur Nagelwanderung kam es auch bei Fall 74/13 mit dem Trümmerbruch. Durch die große Verkürzung von 6 cm kam es 5 Monate nach dem Unfall und der Operation zum Herausrutschen des Nagels nach zentral. Der Nagel wurde gezogen und ein längerer Nagel, der bis knapp zum Kniegelenk reichte, wurde dafür eingeschlagen. Wegen der starken Zertrümmerung des Knochens wurde der Nagel in diesem Fall erst 5 Jahre nach dem Unfall entfernt.

Unstabile Osteosynthese: In 7 Fällen des ersten Zeitraumes von 1941 bis 1944 war die Osteosynthese nicht stabil. Bei Fall 62/1 handelte es sich um einen supracondylären Drehbruch, bei dem keine Drahtnaht angelegt worden war und bei dem der Nagel auch etwas zu kurz war. Eine zusätzliche Fixation war nicht notwendig, es kam aber sekundär zu einer Verbiegung von 4° Valgus und 10° Antekurvation (Fig. 641—648 = Abb. 3677—3684). Fall 63/2 mit einem schweren Trümmerbruch des Oberschenkels mußte zusätzlich mit einer Extension gesichert werden (Fig. 618—638 = Abb. 3654—3674). Sekundär nach Abnahme der Extension und 1 Jahr nach dem Unfall kam es noch zur Verbiegung an der Bruchstelle. Der Nagel wurde gezogen, der Knochen bei liegendem Führungsspieß geradegebogen und dann ein neuer, etwas längerer Nagel eingeschlagen. 8 Tage später konnte der Verletzte wieder gehen. 2 Jahre nach dem Unfall war der Bruch fest knöchern durchgebaut. Trotz der schweren Verletzung ist das Bein achsengerecht ohne Verkürzung und mit frei beweglichem Kniegelenk geheilt. Es handelt sich um einen ähnlichen Fall wie 74/13 und 87/26, bei dem die Bruchstücke mit Drahtnähten gesichert wurden und der Bruch dadurch stabil wurde (Journal Bone and Joint Surg., April 1949, Fig. A—D). Die Fälle 64/3, 74/13, 76/15 sind bereits vorher beschrieben. Bei Fall 68/7 handelt es sich um einen distalen Querbruch, der für 4 Wochen zusätzlich eine Fixation bekam. Da dies aber nicht lange genug war, bekam er trotzdem sekundär eine Verbiegung von 8° Varus und 10° Antekurvation und heilte mit einer Verkürzung von 1 cm. Das Kniegelenk war frei beweglich. Bei Fall 71/10 handelte es sich um einen offenen supracondylären Trümmerbruch und einen gleichzeitigen schweren offenen Trümmerbruch des Unterschenkels derselben Seite. Wegen der vielen Splitter war die Osteosynthese trotz einer Drahtnaht nicht stabil und das Bein wurde für 7 Wochen in Extension gelegt. Der Bruch heilte in achsengerechter Stellung, die Gesamtverkürzung am Ober- und Unterschenkel betrug 1,5 cm.

Zusätzliche Fixation: Sie mußte in den bereits oben erwähnten Fällen 63/2, 64/3, 68/7, 71/10, 74/13, 76/15 angewendet werden. Außerdem wurde noch bei Fall 87/26 4 Wochen nach dem Unfall ein Beckengips angelegt, um das Auftreten einer Infektion zu verhindern, da es zu einer Rötung der Haut gekommen war. Der Verletzte heilte ohne weitere Komplikationen aus (s. Fig. 4 A—D, Journal Bone and Joint, April 1949).

Kniegelenksbeweglichkeit: Bei 2 Fällen bestand eine Beugebehinderung des Kniegelenkes von mehr als 90°. Bei dem einen handelt es sich um den bereits oben beschriebenen Fall 76/15, der auch gleichzeitig einen offenen Unterschenkelbruch hatte. Das Bein war im Beckengipsverband fixiert und der letzte Befund wurde 6 Monate nach dem Unfall gemacht. Die Kniegelenksbeweglichkeit betrug damals 165—110°. Eine weitere Nachuntersuchung ist nicht möglich, da der Verletzte Ausländer ist. Es ist aber anzunehmen, daß sich inzwischen die Kniebeweglichkeit weiter gebessert hat. Der 2. Fall (64/3) konnte aus demselben Grunde nur 4 Monate nach dem Unfall nachuntersucht werden. Vier Patienten konnten das Kniegelenk bis 90° beugen. Die geringe Beugebehinderung rührte bei ihnen von schweren Nebenverletzungen wie offenen Unterschenkelbrüchen und Kniegelenksverletzungen her. Kniegelenkslockerungen oder Schäden an anderen Gelenken wurden nicht beobachtet.

Zum Vergleich sei die Tabelle über die Kniegelenksbeweglichkeit von EHALT[1] [2] angeführt.

Tabelle 11.

	Gesamt-zahl der Fälle	frei beweglich	180 bis 70°	180 bis 90°	180 bis 130°	Streck-hemmung	steif, aber nicht ankyl.
EHALT	20	10 = 50%	2	4	1	1	2
BÖHLER, JÖRG	24	17 = 71%	3	—	2	2	—

Bei zwei unserer Fälle bestand eine Streckhemmung, das Kniegelenk konnte aber in beiden Fällen bis zu 65° gebeugt werden.

Tabelle 12.

Dauer des Spitalsaufenthaltes:			Behandlungsdauer:		
Unter 25 Tage . .	4	(davon † 2)	Unter 100 Tage . .	5	(davon † 2)
25—50 Tage . . .	11		100—200 Tage . .	4	
über 50 Tage . . .	11		200—365 Tage . . .	11	
			über 365 Tage . . .	6	

Die durchschnittliche Dauer des Spitalaufenthaltes betrug 68,3 Tage, wenn man von den 2 Todesfällen absieht. Die kürzeste Zeit des Spitalaufenthaltes war 13 Tage. Die durchschnittliche Dauer der ambulanten Behandlung betrug 209 Tage ohne 74/13 hingegen 194 Tage und die durchschnittliche Dauer der Gesamtbehandlungszeit 279 Tage und ohne 74/13 hingegen 260 Tage.

---

[1] EHALT: „Behandlung der offenen Brüche der langen Röhrenknochen". Wien 1938: Verlag Maudrich.

[2] EHALT: „Tratamiento de las fracturas abiertas". Barcelona 1940: Editorial Labor.

Von den 6 Fällen, die über 1 Jahr in Behandlung waren, war der Fall 74/13 mit dem Trümmerschußbruch 2 Jahre in Behandlung.

Fälle von besonderem Interesse:

63/2. Schwerster offener Trümmerbruch (Fig. 618—638 = 3654 bis 3674).

74/13. Schwerster offener Trümmerbruch.

77/16. Schußbruch.

78/17. Nach 11 Tagen gedeckt genagelt, gleichzeitig offener Unterschenkelbruch.

81/20. Schußbruch.

82/21. Schußbruch.

83/22. Beiderseitig, rechts offen, links geschlossen, siehe 50/50 (Fig. 3 A—H, Journal Bone and Joint Surgery, April 1949).

84/23. Sofort gedeckt genagelt.

85/24. Sofort gedeckt genagelt.

86/25. Nach 7 Wochen offen genagelt.

87/26. Schwerster Trümmerbruch. Ideales Resultat. (Fig. 4 A—D, Journal Bone and Joint Surgery, April 1949).

Zum Vergleich über die Behandlungsergebnisse ist noch die Tabelle von EHALT angeführt und unsere eigenen Ergebnisse sind hinzugefügt.

Tabelle 13. *Vergleich der Behandlungsergebnisse der offenen Oberschenkelbrüche.*

Name	Jahr der Veröffentlichung	Zahl der Fälle	Mit Leben und Glied davongekommen
BRANDT	?	24	79%
BOSCH	1922	26	90%
BÖHLER, LORENZ [1]	1924	111	85,5%
FRITZ	1926	8	75%
SCHEFFLER	1926	24	45,8%
LEVANDER	1929	11	90%
STECHMANN	1929	15	60%
KRABBEL und HÜDEPOHL	1933	15	66,6%
BRÜCKE	1935	24	62,5%
EHALT-BÖHLER	1937	23	87%
BÖHLER, JÖRG	1950	26	92,3%

Diese Aufstellung von 1950 ist insofern irreführend, als sie nicht alle offenen Oberschenkelbrüche des bearbeiteten Zeitraumes enthält, sondern nur diejenigen, die zur Marknagelung geeignet erschienen.

Behandlungsergebnisse der Gruppe 4

Tabelle 14. *21 Pseudarthrosen.*

Gesamt	offen genagelt	gedeckt genagelt	fest	schlecht	amputiert
21	14	7	20	1	1

---

[1] Offene infizierte Schußbrüche.

Tabelle 15. *Offen operierte Pseudarthrosen.*

Tod	Amp.	Infekt.	nicht fest	Ver-biegung	Zusätzliche Ver-kürzung	Ver-drehung	Nagel-bruch	Zusätzliche Fixation	Zusätzliche Knie-behinderung	Quadri-cepspla-stik
0	1	2	1	1	1	0	2	2	0	1

Der unter Amputation, Infektion und nicht fest geführte Fall betrifft denselben Patienten (98/11).

Tod: Kein Fall ist gestorben.

Amputation: Amputiert mußte 1 Fall (98/11) werden. Es handelt sich um einen 30jährigen Chauffeur, der am 14. 11. 1945 einen offenen Bruch des linken Ober- und Unterschenkels erlitten hatte. Am Oberschenkel kam es auswärts zur heftigen Eiterung und es entwickelte sich eine Pseudarthrose. Er kam erst 3 Jahre nach dem Unfall in unsere Behandlung. Es bestanden äußerst schlechte Narbenverhältnisse. Die Narben wurden in mehreren Sitzungen korrigiert. Aus dem ausgeschnittenen Narbengewebe konnten penicillinempfindliche Keime gezüchtet werden. Wegen Anwendung von Penicillin kam es nicht zum Auftreten einer Eiterung. Die Blutsenkungsgeschwindigkeit war erhöht. Es bestand eine lokale Temperatursteigerung. Da diese und die Blutsenkungsgeschwindigkeit auf Penicillinmedikation zurückgingen, entschlossen wir uns 1 Jahr nach der ersten Narbenausschneidung zur offenen Marknagelung der Pseudarthrose. Die Operationswunde heilte pp. 3 Monate nach der Operation im Anschluß an eine Verkühlung plötzlich wieder Temperaturanstieg, der durch Penicillin und Ruhigstellung im Beckengipsverband beherrscht werden konnte. 5 Monate nach der Operation kam es zum Auftreten eines Abszesses. Einen Monat später Auftreten von Reizergüssen im Kniegelenk, die mit Punktion und Ruhigstellung beherrscht wurden. Da aber immer noch weiter Anzeichen einer schleichenden Osteomyelitis bestanden, wurde der Marknagel gezogen und wieder ein Beckengipsverband angelegt. Trotz dreimonatiger Ruhigstellung waren keine Zeichen von Kallusbildung nachzuweisen, deshalb wurde ein Jahr nach der Marknagelung auf dringenden Wunsch des Verletzten das Bein im Oberschenkel abgesetzt. Wenn wir bei der Marknagelung zusätzlich eine Spanverpflanzung gemacht hätten, wie wir es derzeit zu tun pflegen, wäre es wahrscheinlich auch in diesem Falle zur knöchernen Heilung gekommen.

Als schlecht wird Fall 89/2 (Abb. 735—747 = 3770—3782), eine subtrochantäre Pseudarthrose des Oberschenkels, aus der Anfangszeit der Marknagelung geführt. Sie wurde mit Anfrischung der Bruchstücke und einem starken Schienbeinspan operiert. Das Bein wurde zusätzlich im Beckengipsverband ruhiggestellt. Da die Pseudarthrose nach 4 Monaten noch nicht fest war, wurde eine *gedeckte* Marknagelung durchgeführt. Der Marknagel lag etwas zu weit lateral und faßte das zentrale Bruchstück schlecht. Deshalb wurde auch noch ein Beckengipsverband für 6 Wochen angelegt. Nach 1½ Jahren schien die Pseudarthrose fest durchgebaut und der Marknagel wurde deshalb entfernt. Es kam aber zur neuerlichen

Achsenknickung. Deshalb wurde wiederum ein neuer Nagel gedeckt eingeführt. Die Einschlagstelle des Nagels lag wieder etwas zu weit lateral im Trochantermassiv. Bei liegendem Nagel kam es dann zur weiteren Verbiegung an der Pseudarthrosenstelle, so daß jetzt ein Varus von 40° besteht. Durch die Achsenknickung ist es zu einer Verkürzung von 5 cm gekommen, so daß sich das Ergebnis seit 23. 2. 1943 bedeutend verschlechtert hat. Der Bruch ist jetzt knöchern durchgebaut und der Nagel wurde entfernt. Dieser ungewöhnliche Verlauf läßt den Verdacht auf eine Erkrankung des Zentralnervensystems aufkommen. Neurologisch bestehen Pupillenveränderungen, eine Tabes dorsalis läßt sich aber weder nachweisen, noch ausschließen.

Infektionen traten in 2 Fällen auf. Beide hatten früher offene, schwer infizierte Brüche. Der erste ist der bereits oben erwähnte Fall 98/11, der später amputiert wurde. Bei Fall 93/6 kam es postoperativ zu einer Dehiszenz der Operationswunde, ohne daß das Endergebnis beeinträchtigt wurde. Es handelt sich um einen primär offenen Bruch, der auswärts schon einmal vergeblich operiert worden war.

Knöcherne Heilung. Sie blieb in einem Fall (98/11), der schon oben beschrieben wurde, aus. Das Bein wurde abgesetzt.

Verbiegung. Zur Verbiegung kam es in dem oben beschriebenen Fall 89/2.

Verkürzung. Eine Verkürzung nach der Operation trat nur im Fall 89/2 auf. Bei den anderen neun angeführten Fällen bestand die Verkürzung schon vor der Operation. Bei den meisten wurde sie durch die Beseitigung der Achsenknickungen verringert.

Nagelbruch. In einem Fall (95/8) kam es 16 Monate nach der Operation zum Bruch des Marknagels. Es handelte sich um eine Pseudarthrose nach Schußbruch. Beide Bruchstücke des Nagels wurden ohne Freilegung der Bruchstelle entfernt und ein neuer dickerer und längerer Nagel wurde eingeführt. Darauf kam es bald zur knöchernen Heilung der Pseudarthrose (s. Journal Bone and Joint Surgery, April 1949, Fig. 6 A—G). Bei einem zweiten Fall (100/13) brach der Nagel ein Jahr nach der Operation und wurde ebenfalls gedeckt ausgewechselt. Auch in diesem Fall kam es darauf zur knöchernen Heilung.

Zusätzliche Fixation. In zwei Fällen wurde noch eine zusätzliche Fixation mit Beckengipsverband gemacht. Der eine Fall 89/2 (Abb. 735 bis 747 = 3770—3782) ist oben beschrieben. Beim zweiten (Fall 90/3 (Abb. 771—783 = 3806—3818) handelt es sich um einen sehr ähnlichen, wie er im Journal Bone and Joint Surgery, April 1949, Fig. 7 A—I beschrieben ist. Es wurde aber in diesem Fall keine zusätzliche Drahtnaht angelegt. Mit der Drahtnaht wäre der Gipsverband überflüssig gewesen. Beide Fälle stammen aus dem Jahre 1941. Bei den späteren Fällen war die Osteosynthese immer stabil.

Kniegelenksbeweglichkeit. Eine Einschränkung der Beweglichkeit des Kniegelenkes besteht bei allen Fällen, außer Fall 88/1. Diese Einschränkung bestand aber schon vor der Operation. Durch die Marknagelung erreicht man aber, daß die Kniegelenksbeweglichkeit nicht noch weiter abnimmt und die Muskulatur nicht noch mehr vernarbt, weil eine zusätzliche Ruhigstellung bei stabiler Osteosynthese nicht notwendig ist und frühzeitig mit der Übungsbehandlung begonnen werden kann.

Tabelle 16.

Dauer des Spitalsaufenthaltes		Behandlungsdauer:	
Unter 25 Tagen	1	Unter 100 Tagen	7
25—50 Tage	7	100—365 Tage	3
50—100 Tage	6	über 365 Tage	4

Über 1 Jahr waren folgende Fälle in Behandlung: 89/2, 2 Jahre (siehe oben), 90/3 14 Monate, 91/4 15 Monate wegen ulcera cruris, 95/8, 2 Jahre, Nagelbruch und Kürzung des anderen Oberschenkels und Quadricepsplastik (s. oben).

Die durchschnittliche Dauer des Spitalsaufenthaltes betrug 53 Tage. Die durchschnittliche Gesamtbehandlungszeit betrug 236 Tage.

Sieben Pseudarthrosen, behandelt mit gedeckter Marknagelung ohne Freilegung und Anfrischung der Bruchenden.

Tabelle 17.

Gesamt	fest	sehr gut	gut	befriedigend
7	7	6	1	0

Die Ergebnisse dieser Gruppe sind besonders günstig.

Es handelt sich um Pseudarthrosen, bei denen die anatomischen Verhältnisse so lagen, daß eine gedeckte Marknagelung durchgeführt werden konnte. Die kürzeste Zeitspanne nach dem Unfall betrug 2 Monate bei einer Refraktur nach einem 5 Jahre zurückliegenden Schußbruch, der auswärts markgenagelt worden war. Der Nagel war bereits wieder entfernt worden. Da die Refraktur in der alten Bruchfläche erfolgte und nach zwei Monaten Extension keine Kallusbildung nachzuweisen war, muß man annehmen, daß es sich um eine straffe Pseudarthrose gehandelt hat, die durch den neuerlichen Sturz gelöst wurde. Die längste Zeitspanne nach dem Unfall betrug 21 Monate. Im Durchschnitt erfolgte die Nagelung 7 Monate nach dem Unfall. Auch bei relativ kurz zurückliegendem Unfall war immer auf dem Röntgenbild bereits eine beginnende Abdeckelung der Bruchstücke zu sehen.

Bei 5 Fällen war es notwendig, die Bruchstücke zuerst in Narkose zu mobilisieren, um sie dann im Einstellgerät genau einrichten zu können. (102/15, 103/16, 104/17, 105/18, 106/19).

Bei zwei von diesen 5 Fällen bestand außerdem vor der Operation eine so starke Verkürzung, daß sie nach dem Mobilisieren im Dauerzugverband ausgeglichen werden mußte (103/16, 106/19).

Zur *Infektion* kam es in 1 Fall (108/21), bei dem eine starke Einschränkung der Kniegelenksbeweglichkeit zurückblieb. Es handelte sich um einen 39 jährigen Arzt, der einen schweren Motorradunfall mit offenem

Bruch des rechten Oberschenkels und offenem Bruch des linken Unterschenkels erlitten hatte. Bei der Einlieferung in unser Krankenhaus 6 Monate nach dem Unfall bestand eine fistelnde Unterschenkelpseudarthrose links. Der Oberschenkel war bereits auswärts mit Marknagelung und einem kleinen Knochenspan operiert worden. Der Marknagel war zu kurz und nicht dick genug und es bestand abnorme Beweglichkeit im Sinne von Drehbewegungen um den Marknagel. Der Span hatte sich resorbiert. Außerdem bestand eine beiderseitige Peronäuslähmung. Zuerst wurden die Sequester am Unterschenkel entfernt und nach Schluß der Fistel wurde dann am Oberschenkel der Marknagel gedeckt ausgewechselt. Im Anschluß daran kam es zu einer blanden Infektion durch Colibazillen mit Fistelbildung. 3 Monate später wurde der Marknagel entfernt. Darauf schloß sich die Fistel. Nach 3 Monaten trat ein neuer Abszeß auf. Nach weiteren 3 Monaten wurde der Draht entfernt. Darauf kam es zum endgültigen Schluß der Fistel. Der Bruch ist inzwischen in guter Stellung knöchern geheilt.

Ein 2. Fall (105/18) verdient ebenfalls besonderes Interesse. Es handelt sich um einen geschlossenen Oberschenkelbruch, der auswärts markgenagelt worden war. Nach 1 Jahr wurde der Marknagel entfernt. Darauf neuerliche Verbiegung, die korrigiert wurde. Trotz dreimonatiger Ruhigstellung im Beckengips kam es wieder zur Verbiegung der Bruchstelle. Nach dem Geradebiegen des Knochens mit dem Osteoklasten wurde dann bei uns die zweite gedeckte Marknagelung durchgeführt. Eine Ursache für das Ausbleiben der Kallusbildung (Tumor ?) konnte trotz genauer interner Untersuchungen nicht gefunden werden. Der Nagel ist noch nicht entfernt worden. Röntgenologisch ist der Bruch noch immer nicht durchgebaut. Der Verletzte geht aber seit dem 10. Tag nach der Operation ohne ruhigstellenden Verband.

Tabelle 18.

Dauer der Spitalsaufenthaltes:		Behandlungsdauer:	
Bis 25 Tage	3	Unter 100 Tage	4
26—50 Tage	3	100—200 Tage	2
über 50 Tage	1	313 Tage	1

Die durchschnittliche Dauer des Spitalsaufenthaltes betrug 67 Tage. Zieht man den Fall mit der fistelnden Unterschenkelpseudarthrose ab, so beträgt sie nur 26 Tage.

Die durchschnittliche Behandlungsdauer betrug 129 Tage. Zieht man den Fall mit der fistelnden Unterschenkelpseudarthrose ab, so beträgt sie 99 Tage.

4 Fälle sind fest knöchern geheilt und der Nagel wurde bereits wieder entfernt. Bei 2 Fällen wird der Nagel noch belassen und bei einem dritten konnte er nicht mehr entfernt werden, weil der Patient Ausländer ist, der nicht mehr zur Nachuntersuchung erscheinen kann (102/15).

Behandlungsergebnisse der Gruppe 5

(31 Osteotomien offen genagelt).

Tabelle 19.

sehr gut	gut	befriedigend	schlecht	gestorben	Summe
23	4	2	1	1	31

Tod	Amp.	Infekt.	Ver-biegung 5—10°	Ver-drehung 10°	Nagel-wan-derung	Osteosyn-these nicht stabil	Zusätzliche Fixation	Zusätzliche Kniebehin-derung	Quadri-cepsplastik
1	0	4	4	1	3	5	3	3	3

Als s c h l e c h t wird Fall 133/25 wegen der noch bestehenden Eiterung geführt.

Gestorben: Bei dem einzigen Todesfall (116/8 aus 1943) handelt es sich um einen primären Schocktod, da aus kriegsbedingten Gründen keine Bluttransfusion gegeben werden konnte, obwohl es zu einer ziemlich starken Blutung kam. Wir führen sonst eine offene Marknagelung nicht durch, wenn nicht schon vor der Operation Blut in ausreichender Menge zur Verfügung steht.

Amputation: In keinem Fall mußte das Bein amputiert werden.

Infektion: In 4 Fällen kam es nach der Operation zur Infektion und zwar bei zwei ursprünglich geschlossenen Brüchen und bei zwei schwer infizierten Schußbrüchen. In keinem von diesen 4 Fällen war aber die Infektion so stark, daß es zu einer wesentlichen Beeinträchtigung des Gesamtresultates gekommen wäre. Bei Fall 121/13 mußte die anfänglich pp verheilte Operationswunde nach 4 Wochen incidiert werden. In der weiteren Folge kam es zur Abstoßung von zwei kleinen Sequestern. Die Kniegelenksbeweglichkeit ist bei diesem supracondylären Bruch stark eingeschränkt und beträgt 170—165°.

Beim 2. Fall (117/9) kam es zu einer Dehiscenz an der Nageleinschlag-stelle, die sich nach 5 Monaten wieder schloß, während die Operations-wunde selbst trocken blieb. Im weiteren Verlauf bildete sich am Brust-bein ein kalter Abszeß mit einer tuberkulösen Fistel aus, die sich aber wieder geschlossen hat. Auch bei diesem Fall ist die Kniegelenksbeweg-lichkeit stark eingeschränkt und beträgt 175—165°, (s. Marknagelung S. 1690 und Medullary Nailing S. 54).

Beim 3. Fall 129/21 kam es zu einer blanden Infektion des Opera-tionsgebietes. Es handelte sich hier primär um einen stark infizierten Schußbruch. Inzisionen waren nicht notwendig, die Eiterung konnte durch Punktion beherrscht werden. Sie hörte 4 Wochen nach der Ent-fernung des Marknagels auf. Trotzdem es sich hier um einen supracon-dylären Bruch handelte, der außerdem lange Zeit im Beckengips ruhig-gestellt war, ist das Kniegelenk frei beweglich.

Beim 4. Fall (133/25) handelte es sich ebenfalls um einen alten Schuß-bruch, der primär so stark infiziert war, daß der Oberschenkel in ganzer Länge inzidiert werden mußte. 2 Wochen nach der Operation kam es zum Aufbrechen einer Incisionsnarbe an der Rückseite des Oberschenkels, während die Operationswunde selbst geschlossen blieb. Wegen des Weiterbestehens der Eiterung wurde auswärts der Marknagel entfernt. Darauf kam es zur Refraktur, die im Beckengipsverband heilte. Derzeit besteht noch immer eine Fistel.

Verbiegungen geringen Grades, die 10° nicht überschritten, waren in 4 Fällen nachzuweisen (111/3, 122/14, 126/18, 129/21).

Verkürzung: Eine Verkürzung bestand in 16 von 31 Fällen. Sie war bei allen schon vor der Operation vorhanden und durch die bestehenden Knochendefekte bedingt. Die durch die Achsenknickung bedingte Verkürzung wurde immer durch die Operation ausgeglichen. Es trat nie eine Zunahme der Verkürzung auf.

Verdrehung: Eine Verdrehung nach innen von 10° war in einem Fall (122/14) nachzuweisen. Bei der Operation wurde übersehen, vor dem Durchtrennen des Knochens eine Längskerbe zur Kenntlichmachung der Drehung anzulegen.

Nagelbruch: Bei den von uns operierten Fällen konnten wir Nagelbrüche nicht beobachten. Zwei auswärts operierte Fälle kamen mit Bruch des Marknagels zu uns. Bei dem einen Fall 115/7 (Abb. 252—263 = 3308—3319) handelte es sich um einen typischen Ermüdungsbruch, da bei der in einem anderen Krankenhaus durchgeführten Osteotomie kein Keil aus dem Knochen ausgesägt worden war, die Osteotomiestelle deshalb klaffte und es bei jeder Bewegung zu einem leichten Federn an der Bruchstelle kam. (Abb. 252—263 = 3308—3319.) Beim 2. Fall (126/18) handelte es sich um einen auswärts eingeschlagenen, viel zu schwachen Marknagel, der das Gewicht des Körpers nicht tragen konnte. Solche Nägel werden anscheinend in der Schweiz und in Schweden verwendet. Der Nagel war an zwei Stellen gebrochen und außerdem mehrfach verbogen.

LAURITZEN hat bei 64 genagelten Oberschenkelbrüchen 7 Nagelverbiegungen beobachtet. Er empfiehlt daher, das Bein nicht vor 6—8 Wochen belasten zu lassen. Er verwendet einen V-förmigen Nagel aus 1,5 mm dickem, rostfreiem Stahl. Diese Nägel sind anscheinend zu schwach, um einen Oberschenkelknochen ersetzen zu können. Wir verwenden immer die von KÜNTSCHER angegebenen, von POHL in Kiel erzeugten Originalnägel, die genügend stark sind und sich bei unseren Fällen nicht verbogen haben.

Bei dem 1. Fall wurde die Achsenknickung im Einstellgerät ausgeglichen. Dann wurden beide Bruchstücke des Nagels von der Einschlagstelle aus mit einem hakenförmigen Führungsspieß in einem entfernt. Darauf wurde ein neuer Marknagel gedeckt eingeführt. Auch bei unseren Nagelbrüchen bei zwei Pseudarthrosen (95/8, Fig. 6 A—G Journal Bone and Joint Surgery, April 1949 und 100/13) war es möglich, den Nagel in gleicher Weise auszuwechseln.

Nagelwanderung: Es kam dreimal zur Nagelwanderung. Bei dem beiderseitigen supracondylären Oberschenkelbruch (130/22, 131/23), der beiderseits osteotomiert, geradegestellt und genagelt wurde, drang der Nagel rechts 6 mm und links 2 mm in den Fettkörper des Kniegelenkes vor. Die Nägel wurden nach der Konsolidierung der Knochenbrüche entfernt. Durch die Nagelwanderung kam es nicht zu Störungen. Beim

3. Fall (138/30) wanderte der Nagel 5 Wochen nach der Operation nach zentral. Er wurde entfernt und durch einen dickeren Marknagel ersetzt. Darauf kam es zur knöchernen Heilung ohne weitere Zwischenfälle.

Unstabile Osteosynthese: In 5 Fällen war die Osteosynthese nicht ganz stabil. Bei Fall 111/3 handelte es sich um einen unserer ersten Fälle, bei dem noch keine Drahtnaht gemacht wurde. Der Bruch befand sich 16 cm oberhalb des Kniegelenkes und der Nagel war noch 3 cm vom Kniegelenk entfernt. Fall 114/6 und 121/13 sind Osteotomien nach supracondylären Brüchen, die zusätzlich mit einem Gipsverband gesichert werden mußten. Bei Fall 119/11 lag die alte Bruchstelle distal der Mitte im weiten Teil des Markkanales.

Zusätzliche Fixation: In drei bereits oben beschriebenen Fällen (114/6, 119/11, 121/13) mußte zusätzlich noch ein Beckengips angelegt werden.

Beweglichkeit des Kniegelenkes: Eine Einschränkung bestand in 13 Fällen, jedoch bestand diese bei zehn im selben Ausmaß oder noch stärker bereits vor der Operation. In acht von diesen Fällen konnte das Kniegelenk über den rechten Winkel gebeugt werden. Bei Fall 117/9, 121/13 und 133/25 wurde durch die Infektion die Kniegelenksbeweglichkeit schlechter als vor der Operation.

Quadricepsplastik. Eine *operative Mobilisierung* des Kniegelenkes wurde in 3 Fällen durchgeführt (125/17, 126/18, 130/22).

Fälle von besonderem Interesse:

115/7. Osteotomie auswärts, Nagelbruch.

126/18. Auswärts op. doppelter Nagelbruch und Verbiegung des Nagels.

128/20. Verbiegung nach 4 Monaten. Korrektur der Achsenknickung und gedecktes Auswechseln des Nagels.

130/22, 131/23. Beiderseitige supracond. Osteotomie, Nagelwanderung peripherwärts.

138/30. Nagelwanderung nach zentral nach 6 Wochen, dickerer Nagel.

Tabelle 20.

Dauer des Spitalsaufenthaltes:		Behandlungsdauer:	
Unter 25 Tagen	4	Unter 100—200 Tagen	12
25—50 Tage	16	100—200 Tage	9
50—100 Tage	7	100—365 Tage	7
über 100 Tage	3	über 365 Tage	2
Im Durchschnitt	55	Im Durchschnitt	157

Behandlungsergebnisse der Gruppe 6

(2 Verkürzungsosteotomien und 2 subtrochantäre Osteotomien offen genagelt).

Verkürzungsosteotomien wurden in diesem Zeitraum nur zwei ausgeführt. Im Jahre 1949 wurden vier und im Wehrmachtslazarett während des Krieges ebenfalls vier weitere Verkürzungsosteotomien mit gleich gutem Erfolg durchgeführt (Abb. 705—734 = 3741—3769).

Wir resezieren den Knochen immer quer, nachdem zuerst eine Längskerbe zur Markierung der Rotationsstellung angebracht wird. Die Resektion erfolgt an der Grenze zentrales und mittleres Drittel und wird mit einer Längsdrahtnaht gegen Verdrehung gesichert. Mit diesem Vorgehen konnten wir immer vollkommene Stabilität erzielen, so daß die Patienten ohne äußeren fixierenden Verband 3 Wochen nach der Operation aufstehen können. In der letzten Zeit sind wir dazu übergegangen, den resezierten Knochen der Länge nach zu spalten. Die dadurch gewonnenen Knochenspäne werden über der Resektionsstelle mit Drahtschlingen befestigt.

Bei den beiden beschriebenen Fällen wurde einmal 8 cm und einmal 5 cm Knochen reseziert, der Spitalsaufenthalt betrug im 1. Fall 35 und im 2. Fall 24 Tage.

In 2 Fällen 142/3, 143/4 haben wir auch bei Hüftgelenkskontrakturen die *subtrochantäre Osteotomie* mit einem Marknagel gesichert. In einem der beiden Fälle 143/4 war an der Osteotomiestelle noch eine Verdrehung möglich. Deshalb mußte noch zusätzlich ein Beckengips angelegt werden. Im 2. Fall 142/3 (Abb. 792—796 = 3827—3831) war die Osteotomiestelle nach der Nagelung genügend fest. Da der Eingriff ziemlich groß ist und es trotz der Marknagelung notwendig sein kann, einen Becken-Beingipsverband anzulegen, sind wir wieder ganz davon abgekommen. Wir führen die subtrochantäre Osteotomie jetzt wieder so wie früher, oberhalb des Trochanter minor von einem 2 cm langen Hautschnitt aus, gedeckt durch und legen dann einen Beckengipsverband an. Diese Osteotomie im spongiösen Teil des Knochens ist in 8—10 Wochen fest knöchern geheilt und die Patienten sind im Gipsverband meistens nach 1—2 Wochen gehfähig.

Behandlungsergebnisse der Gruppe 7
(8 pathologische Frakturen).

In dieser Gruppe sind 1 Fall von Ostitis fibrosa cystica localisata Fall 144/1 (Abb. 784—791 = 3819—3826), 4 Fälle von Ostitis deformans Paget (145/2, 146/3, 147/4, 148/5), 2 Fälle von Frakturen bei Tabes (149/6, 150/7) und ein Oberschenkelbruch bei gleichzeitiger luetischer Halbseitenlähmung derselben Seite (151/8) zusammengefaßt.

Der Fall mit der *Ostitis fibrosa cystica localisata* (144/1) ist bereits bei LORENZ BÖHLER (Abb. 784—791 = 3819—3826) ausführlich beschrieben. Es kam durch die gedeckte Marknagelung allein zum vollständigen Ausheilen der Cyste. Im Jahre 1945 haben wir in einem anderen Krankenhaus einen ähnlichen Fall mit gleich gutem Erfolg operiert. Der dritte im Jahre 1949 operierte Fall ist auch geheilt. Eine mit dem Marknagel behandelte Cyste des Oberarmes ist im Journal Bone and Joint Surgery, April 1949 auf Fig. 5 A—C abgebildet.

Beim *Morbus Paget* hat sich uns die Marknagelung bei entsprechender Technik ganz ausgezeichnet bewährt. Beim 1. Fall handelte es sich zwar um eine Veränderung des Knochens im Sinne des Morbus PAGET, der Bruch war aber kein pathologischer, sondern ein gewöhnlicher subtrochantärer Drehbruch (Fall 145/2, Abb. 161—168 = 3218—3225). Er war nach der gedeckten Marknagelung nicht stabil und es mußte daher noch zusätzlich eine Extension angelegt werden. Trotzdem kam es zu einer Achsenknickung mit 20° Antekurvation und zu einem Zusammenrücken der Bruchstücke mit einer Verkürzung von 3 cm.

Bei den anderen 3 Fällen (146/3, 147/4, 148/5) handelte es sich um typische Querbrüche mit glatten Bruchflächen, wie sie beim Morbus Paget typisch sind. Bei allen drei wurde eine gedeckte Marknagelung durchgeführt. Bei einem Fall (147/4) hatte der Nagel in dem bindegewebig veränderten Knochen zu wenig Halt und es kam sekundär zur Verdrehung der Bruchstücke. Deshalb mußte nach dem Ausgleich derselben ein Beckengipsverband angelegt werden. Trotz des hohen Alters (58, 64, 69 Jahre) heilte die Verletzung bei allen 3 Fällen vollkommen, d.h. ohne Verkürzung, ohne Achsenknickung und ohne Verdrehung und mit frei beweglichen Gelenken aus. Die durchschnittliche Dauer des Spitalsaufenthaltes betrug dabei nur 27 Tage und die durchschnittliche Gesamtbehandlungszeit 151 Tage.

Interessant sind im Vergleich dazu die Ergebnisse von Soeur, der über 2 Fälle von Morbus Paget berichtet, die er offen genagelt hat. Er hatte dabei einen Todesfall und beim 2. Fall kam es zur Infektion.

Die Ergebnisse der beiden Fälle mit gleichzeitiger *Tabes* sind schlecht (149/6, 150/7). Der 1. Fall (149/6) war ein supracondylärer Querbruch, der gedeckt genagelt wurde. Der Bruch selbst heilte ohne Zwischenfälle, es kam aber im weiteren Verlauf zum Entstehen einer tabischen Arthropathie, die schließlich eine Arthrodese des Kniegelenkes notwendig machte.

Der 2. Fall 150/7 ist besonders interessant. Am 23. 5. 1944 erlitt er einen subtrochantären Drehbruch des linken Oberschenkels, der in Extension heilte. Schon damals wurde der Verdacht auf eine Tabes ausgesprochen. Am 24. 3. 1946 stürzte er neuerdings und brach sich den linken Oberschenkel wieder an der gleichen Stelle. Jetzt waren auch alle Zeichen der Tabes voll ausgebildet. Der Bruch wurde zuerst wieder mit Extension behandelt. Da er nach 2 Monaten noch nicht fest war, wurde die offene Marknagelung durchgeführt. Außerdem wurde die Bruchstelle mit zwei Drahtschlingen gesichert. Die Operation war technisch einwandfrei durchgeführt, 3 Wochen später stand er auf und begann das Bein zu belasten. Die knöcherne Heilung blieb aus und die Bruchstelle begann sich langsam zu verbiegen. Die Drahtnähte schnitten durch den Knochen durch. Ende November 1949 suchte er wieder das Krankenhaus auf, weil sich neben der Tuberositas tibiae eine Vorwölbung mit einem Geschwür gebildet hatte. Das Bein war nach außen gedreht und im Knie 120° gebeugt. Das Röntgenbild zeigte an der Bruchstelle eine Verbiegung von 20° Varus. Der Marknagel war nach unten gefallen, hatte das Kniegelenk durchwandert und perforierte die Haut neben der Tuberositas tibiae. Dabei hatte der Patient keine stärkeren Beschwerden. Der Nagel wurde nach unten herausgezogen. Wegen beginnender Entzündungserscheinungen im Kniegelenk wurde ein Beckengipsverband angelegt. Es kam nicht zur Infektion des Gelenkes. Die Wunde war nach 3 Wochen geschlossen.

Tabelle 21. *Gesamtergebnisse der Marknagelung bei 151 Oberschenkelbrüchen.*

Gruppe	I 1941 bis 1942 Geschlossene Brüche gedeckt genagelt	I 1943 bis 1944 Geschlossene Brüche offen genagelt	II Geschlossene Brüche offen genagelt	III Frische offene Brüche	IV Pseudarthrosen	V Osteotomien offen genagelt	VI Verkürzungsosteotomien	VII Pathologische Brüche	Summe
Anzahl der Fälle	23	35	3	26	21	31	4	8	151
Sehr gut	8	29	3	15	18	23	4	3	103
Gut	8	4	0	6	1	4	0	1	24
Befriedigend	5	2	0	2	0	2	0	1	12
Schlecht	2	0	0	1	1	1	0	2	7
Tod	0	0	0	2	0	1	0	1	4
Amputation	0	0	0	0	1	0	0	0	1
Infektion	1	0	1	1	3	4	0	1	11
Achsenknickung unter 10°	6	1	0	2	1	4	0	0	13
Achsenknickung unter 20°	1	0	0	0	1	0	0	2	4
Verdrehung	2	0	0	0	0	1	0	1	4
Verkürzung unter 2 cm	5	1	0	4	0	0	0	0	9
Verkürzung über 2 cm	2	0	0	1	1	0	0	2	6
Beweglichkeit des Knies von 180—90°	4	2	0	2	0	0	0	2	8
Beweglichkeit des Knies von 180—140°	2	2	0	5	0	3	0	1	11
Bruch des Nagels	0	0	0	0	2	0	0	0	2
Verbiegung des Nagels	0	1	0	0	0	0	0	0	1
Wanderung des Nagels	0	0	1	1	0	3	0	1	6
Unstabile Osteosynthese	15	0	1	7	2	5	1	2	33
Zusätzliche Fixation	10	0	1	7	2	3	1	2	26
Durchschnittlicher Aufenthalt im Spital in Tagen	76	45	73	68	57	55	44	56	
Durchschnittliche Behandlungsdauer	205	191	238	279	200	157	310	309	

Diese beiden Mißerfolge hätten sich vielleicht vermeiden lassen, wenn man die Patienten bis zur knöchernen Heilung der Fraktur im Bett gehalten hätte, so wie es RAUHS für die genagelten Schenkelhalsbrüche bei Tabikern gezeigt hat, die er 1 Jahr lang im Bett hielt. Vielleicht hätte man die Pseudarthrose durch eine Spanverpflanzung vermeiden können.

SOEUR berichtet ebenfalls über eine tabische Fraktur, bei der es auch zur Verbiegung kam.

Beim letzten Fall (151/8) handelt es sich um einen 57 jährigen Arzt, der an einer spastischen luetischen Hemiparese litt und sich bei einem Sturz den linken Oberschenkel subtrochantär gebrochen hatte. Durch die Spasmen wurde das zentrale Bruchstück während der 2 Monate dauernden Extensionsbehandlung immer wieder aufgestellt. Dadurch konnte der Bruch nicht knöchern heilen. Deshalb wurde die Bruchstelle 2 Monate nach dem Unfall freigelegt und mit einem Marknagel und zwei Drahtumschlingungen versorgt. 14 Tage nach der Operation kam es zur Dehiszenz der Wunde und anschließend zum Tod durch Versagen des Kreislaufes. Die Operation war nicht angezeigt, weil der Patient auch ohne Operation dem Tode geweiht war.

Spontanfrakturen nach Metastasen bösartiger Geschwülste haben wir nie mit dem Marknagel versorgt. Wegen der Zusammensetzung unseres Krankengutes bekommen wir sie fast nie zu sehen.

Kritische Bewertung der Behandlungsergebnisse.

Um den Wert einer Behandlungsmethode entsprechend einschätzen zu können, muß man die Folgen kennen, die nach einer Verletzung oder Erkrankung eintreten können.

Die möglichen *Folgen von Oberschenkelbrüchen* sind: I. Der Verlust des Lebens. II. Der Verlust des Beines. III. Der Verlust der vollen Gebrauchsfähigkeit des verletzten Beines. IV. Gelenkschäden am nicht verletzten Bein und an der Wirbelsäule.

I. Verlust des Lebens.

1. *Tod ohne örtliche Infektion*: a) Rascher Tod durch die Verletzung als solche, z. B. durch Verblutung aus der A. femoralis oder durch gleichzeitige andere Verletzungen. b) Durch Schock. c) Durch Fettembolie. d) Durch Lungenembolie. e) Durch Pneumonie. f) Durch Delirium tremens. g) Durch senilen Marasmus.

2. *Tod durch Infektion*: a) Durch Infektion bei offenen Brüchen. b) Durch Infektion nach Operation geschlossener Brüche. c) Durch Infektion, ausgehend von Extensionsdrähten, Nägeln oder Klammern.

II. Verlust des Beines.

a) Durch die Schwere der Verletzung. b) Durch Infektion nach offenen Brüchen. c) Durch Infektion nach Operation geschlossener Brüche. d) Durch Infektion, ausgehend von Extensionsdrähten, Nägeln oder Klammern. e) Durch Gangrän wegen Verletzung oder Thrombose der Arteria femoralis.

III. Verlust der vollen Gebrauchsfähigkeit des Beines.

1. *Örtliche Infektion der Bruchstelle.* a) Infektion mit Abstoßung von Sequestern und mit Fistelbildung nach offenen Brüchen. b) Infektion mit Abstoßung von Sequestern und mit Fistelbildung nach Operation geschlossener Brüche. c) Infektion nach Druckgeschwüren durch Gips- und Heftpflasterverbände oder nach Anwendung von Nagel-, Klammer- oder Drahtzug. d) Sekundäre Hämatomvereiterung.

2. *Pseudarthrosen* (am häufigsten durch zu starken Zug).

3. *Schlechte Stellung der Bruchstücke.* a) Verkürzungen. b) Verbiegungen. c) Verdrehungen.

4. *Gelenkschäden am verletzten Bein.* a) Hüftgelenkschäden. b) Knie-
gelenkschäden. Einschränkung der Beweglichkeit. Vermehrung der
Beweglichkeit (Schlottergelenk, Überstreckbarkeit). Ergüsse. Spät-
arthrosen. c) Sprunggelenk-, Fußgelenk- und Zehengelenkschäden.

5. *Nervenstörungen.* a) motorisch. b) Sensibel.

6. *Gefäßstörungen.* a) Ischämie. b) Thrombose und Embolie. c) Ödem.
d) Cyanose.

7. *Muskelschwund.*

8. *Druckgeschwüre und Drucknarben.*

IV. Gelenkschäden am nicht verletzten Bein und an der Wirbelsäule.

Zu I. Verlust des Lebens. Der rasche *Tod* durch die *Verletzung als
solche,* z. B. durch Verblutung aus der A. femoralis oder durch Schock
bei gleichzeitigen anderen Verletzungen, dann durch Fettembolie oder
durch Marasmus kann durch die Marknagelung nicht verhindert werden.
Der *Tod* durch Lungenembolie und durch Lungenentzündung wird viel
seltener werden, weil die Verletzten sich sofort nach der Marknagelung
ausgiebig bewegen können.

Der *Tod* durch *Infektion bei offenen Brüchen* wird seltener werden,
weil die Ruhigstellung viel besser ist als bei allen anderen Verfahren.
Der *Tod* durch *Infektion nach Operation geschlossener Brüche mit Freilegung des Bruchherdes* kann durch die gedeckte Marknagelung fast vollständig beseitigt werden. Bei uns ist er nie eingetreten. Tod durch
Infektion, ausgehend von Extensionsdrähten, Nägeln oder Klammern,
der besonders während der Kriege häufig beobachtet wurde, weil viele
wenig Geübte den am Knochen angreifenden Zug verwendet haben, wird
durch die Marknagelung ausgeschaltet.

Wir hatten unter den 146 Verletzten mit 151 Marknagelungen des
Oberschenkels *4 Tote.* Drei davon starben am 1. Tage im Operations-
schock und zwar zwei (Fall 69/8 und 80/19) nach frischen offenen Brüchen
und einer nach einer Osteotomie (Fall 116/8). Der vierte (Fall 151/8)
starb nach 2 Wochen infolge seiner luetischen spastischen Halbseitenlähmung. Diese 4 Todesfälle hätten als Folge der Marknagelung ver-
hütet werden können, wenn man die zwei offenen Brüche entweder überhaupt nicht oder erst nach Bekämpfung des Schocks in örtlicher Betäubung genagelt hätte. Die Anzeigestellung zur Operation war unrichtig.
Der 3. Fall starb, weil vor der Operation kein Blutspender bereitgestellt
worden war. Es wird deshalb bei uns seit 1942 keine offene Marknagelung
durchgeführt, wenn nicht genügend Blut vorbereitet ist. Auch beim
4. Fall war die Anzeigestellung zur Operation unrichtig, weil es keinen
Sinn hat, Verletzte zu nageln, welche voraussichtlich in verhältnismäßig
kurzer Zeit an einer anderen Erkrankung zugrunde gehen werden.

Im Schrifttum sind öfters Fälle beschrieben worden, welche im Ope-
rationsschock gestorben sind, weil die Einrichtung wegen Mangel an
Einstellgeräten stundenlang dauerte oder weil zu dicke Nägel verwendet
wurden, welche weder hinein, noch herausgeschlagen werden konnten.
Diese Todesfälle kann man verhindern, wenn man die gedeckte Marknagelung nur durchführt, sobald man im Besitz von guten Einstell-

geräten ist und wenn man bei der gedeckten und offenen Operation die Weite des Markraumes vorher genau ausmißt.

Todesfälle können also in der Regel vermieden werden, wenn man 1. nicht im Schock operiert. 2. Wenn man vor der Operation alles für eine Bluttransfusion vorbereitet hat. 3. Wenn man die Weite und die Länge des Markraumes vor der Operation genau ausmißt. 4. Wenn man für die gedeckte Marknagelung geeignete Einstellgeräte hat.

Keiner von unseren Fällen ist an Infektion gestorben.

Zu II. Der *Verlust des Beines* durch die Schwere der Verletzung oder durch Gangrän wegen Verletzung oder Thrombose der A. femoralis kann durch die Marknagelung nicht verhindert werden.

Der *Verlust des Beines* durch Infektion nach Operation frischer geschlossener Brüche mit Eröffnung des Bruchherdes oder durch Infektion, ausgehend von Extensionsdrähten, Nägeln oder Klammern, wird durch die Marknagelung ausgeschaltet.

Wir haben einen Verletzten (Fall 98/11) bei geschlossenen Wunden amputiert, weil das Bein infolge einer schon vorher bestandenen Defektpseudarthrose unbrauchbar war.

Zu III. Der Verlust der vollen Gebrauchsfähigkeit des Beines kann durch die Marknagelung nicht vollständig, aber weitgehend ausgeschaltet werden.

1. Bei unseren 151 Marknagelungen sind *11 Infektionen* aufgetreten und zwar 1 bei der Gruppe 1 (58 geschlossene Brüche gedeckt genagelt, Fall 11/11) mit Abstoßung von Sequestern und mit dauernder Fistelbildung, weil der Marknagel durch eine infizierte Brandwunde eingeschlagen worden war. In diesem Fall war die Indikation falsch.

1 Infektion bei der Gruppe 2 (drei geschlossene Brüche offen genagelt, Fall 59/1), weil der Nagel nicht tief genug eingeschlagen wurde und deshalb die Haut perforierte. Es kam nur zu einer geringgradigen Eiterung an der Einschlagstelle. Die Wunde schloß sich wenige Tage nach der Entfernung des Marknagels und brach später nicht mehr auf.

1 Infektion bei der Gruppe 3 (26 frische offene Brüche, Fall 65/4). Die Infektion war nicht schwer und die Fistel blieb nach der Entfernung eines kleinen Sequesters dauernd geschlossen. Die Tatsache, daß bei 24 überlebenden frischen offenen Oberschenkelbrüchen nur eine einzige geringfügige Infektion aufgetreten ist, zeigt den außerordentlichen Wert dieser Methode.

3 Infektionen bei der Gruppe 4 (21 Pseudarthrosen, Fall 93/6, 98/11 und 108/21). Die Fälle 93/6 und 98/11 waren ursprünglich offene Brüche mit schweren Infektionen. Bei Fall 93/6 schloß sich die Fistel an der Einschlagstelle nach der Entfernung des Marknagels und bei Fall 108/21 nach der Entfernung des Marknagels und eines kleinen Sequesters. Fall 98/11 wurde wegen der Unbrauchbarkeit des Beines bei geheilten Wunden amputiert.

4 Infektionen bei Gruppe 5 (31 Osteotomien, Fall 117/9, 121/13, 129/21 und 133/25). Bei Fall 117/9 und 121/13 trat die Infektion nach der Osteotomie und Marknagelung von ursprünglich geschlossenen Brü-

chen auf. Bei beiden war die Anzeigestellung und die Technik mangelhaft. Beide stammen aus dem Jahre 1943. Bei Fall 117/9 kam es nur zur Infektion der Einschlagstelle und bei Fall 121/13 zur Abszeß- und Sequesterbildung an der Bruchstelle. Durch die lange Eiterung wurde die Beweglichkeit des Kniegelenkes bei beiden verschlechtert. Bei Fall 129/21 und 133/25 handelt es sich um ursprünglich schwer infizierte Schußbrüche. Bei 3 Fällen schlossen sich die Fisteln nach Entfernung des Marknagels dauernd.

1 Infektion bei Gruppe 7 (pathologische Frakturen, Fall 151/8). Die Wunde an der Einschlagstelle brach 14 Tage nach der Operation auf. Er starb am Grundleiden ohne nennenswerte Eiterung.

Unter den 11 Infektionen war nur 1 schwer (Fall 11/11). Sie hinterließ eine Dauerfistel mit fortwährenden osteomyelitischen Schüben. Bei einem zweiten (133/25) ist die Fistel noch nicht geschlossen.

Unter den 11 Infektionen kam es sechsmal zur *Sequester*bildung. Viermal war die Infektion auf die Einschlagstelle beschränkt und einmal war sie in einer alten Narbe außerhalb der Nagelstelle. Die meisten Infektionen entstanden in den ersten 3 Jahren.

Außer den Todesfällen, welche durch entsprechende Indikation und Technik fast vollständig ausgeschaltet werden können, bleibt die Infektion trotz Penicillin und Streptomycin die größte Gefahr. Am geringsten ist sie bei der gedeckten Marknagelung geschlossener Brüche, denn bei 58 Fällen trat sie nur einmal auf, weil die Anzeigestellung ganz falsch war (Nagelung durch eine infizierte Brandwunde). Bei den frischen offenen Brüchen ist sie auch ohne Antibiotica sehr gering, wenn die Wunden in den ersten 6 Stunden genau ausgeschnitten werden. Bei der Operation von Pseudarthrosen und bei der Osteotomie von verbogenen Knochen besteht die Gefahr des Aufflackerns immer, wenn eine Infektion vorausgegangen ist.

Bei 9 Fällen schlossen sich die Fisteln kurze Zeit nach der Entfernung des Marknagels dauernd und es entstanden in der Regel keine nennenswerten Dauerschäden.

2. Durch die Marknagelung entstanden am Oberschenkel keine *Pseudarthrosen.* Wohl aber konnten von 21 Pseudarthrosen 20 geheilt werden. Der immer wieder angeführte Fall 98/11 wurde amputiert.

3. Schlechte Stellung der Bruchstücke mit Verkürzung, Verbiegung und Verdrehung kann bei einwandfreier Technik durch die Marknagelung am besten vermieden werden. Bei den geschlossenen Brüchen sind nur bei den ersten Fällen (3/3 und 4/4) *Verkürzungen* von 3 und 4 cm aufgetreten, weil die Osteosynthese nicht stabil war. Bei 24 überlebenden frischen, offenen Brüchen trat nur einmal eine Verkürzung von 6 cm auf (Fall 74/13).

Verdrehungen kamen auch nur in der Anfangszeit vor (Fall 3/3 und 8/8).

4. Gelenkschäden am verletzten Bein können durch die Marknagelung viel besser vermieden werden als mit anderen Methoden, weil die Gelenke frühzeitig bewegt werden können. Es ist deshalb nur ausnahmsweise zu Einschränkungen des Hüftgelenkes und nie zu Störungen der Sprunggelenke und der Zehen gekommen. Das Kniegelenk war bei den frischen Fällen gewöbnlich nur dann eingeschränkt, wenn die Osteosynthese nicht stabil war oder wenn es zu einer Infektion kam. *Lockerungen des Kniegelenkes*, wie man sie nach übermäßig starkem Dauerzug häufig sieht, kommen nach der Marknagelung nicht vor.

5. *Nervenstörungen* (Peronäus und Ischiadicuslähmungen), wie man sie besonders nach übermäßig starkem Dauerzug sieht, haben wir bei unseren Fällen nicht beobachtet.

6. *Gefäßstörungen*, wie Ischämie, Thrombosen und Embolien haben wir bei unseren Fällen nicht gesehen. Ödem und Cyanose traten entweder überhaupt nicht oder nur vorübergebend auf, weil die Durchblutung durch die Möglichkeit der selbsttätigen Bewegungen und der Belastung rasch wieder normal wird.

7. *Muskelschwund* von mehr als 1 cm tritt bei guter Anzeigestellung und Technik in der Regel nicht auf, weil die Gelenke schon nach 1—3 Wochen weitgehend bewegt werden können. Dadurch kommt es auch nicht zur Verlötung der Gleitgewebe an Muskeln, Sehnen und Gelenken und auch nicht zum Kalkschwund.

8. *Druckgeschwüre* und *Drucknarben* durch Gips-, Schienen- und Streckverbände können nicht auftreten, weil diese bei stabiler Osteosynthese nicht notwendig sind.

Zu IV. *Gelenkschäden am nicht verletzten Bein und an der Wirbelsäule* werden nicht auftreten, weil es bei richtig durchgeführter Marknagelung nicht zu nennenswerter Verkürzung kommt.

Zwischenfälle bei der Marknagelung.

Bei der Marknagelung gibt es Zwischenfälle, die bei anderen Verfahren nicht vorkommen. Jene durch Verwendung zu dicker, zu dünner, zu kurzer und zu langer Marknägel haben wir nur in den ersten zwei Jahren gesehen. Seit wir die Weite und die Länge des Markraumes genau ausmessen und seit wir die Dicke der Führungsspieße an den Marknägeln ausprobieren, treten sie nicht mehr auf. Wobl aber kommen Nagelwanderungen, Nagelverbiegungen und Nagelbrüche vor.

Nagelwanderung. Wir haben sie in 6 Fällen beobachtet. Die Ursache sind kleine Wackelbewegungen an der Bruchstelle, durch die der Nagel langsam herausgedrängt wird. In 2 Fällen (67/6, 74/13) wanderte er nach zentral und wurde in einer zweiten Operation wieder tiefer eingeschlagen. In einem 3. Fall (138/30) mit Nagelwanderung nach zentral wurde der Nagel gegen einen dickeren ausgetauscht. Das Austauschen des Nagels gegen einen dickeren ist das zweckmäßigere Vorgehen, weil damit die kleinen Wackelbewegungen als Ursache der Nagelwanderung ausgeschaltet werden. In drei weiteren Fällen kam es zur Nagelwanderung nach distal. Bei zwei von diesen Fällen (130/22, 131/23) handelte es sich um die beiderseitige supracondyläre Oberschenkelosteotomie, bei welcher der Nagel ganz knapp bis zum Kniegelenk vorgeschlagen wurde, um der Osteotomiestelle möglichst große Festigkeit zu verleihen. Auf beiden Seiten drang er in den Fettkörper des Kniegelenkes vor, rechts 6 mm und links 2 mm. Er wurde auf beiden Seiten entfernt, bevor es zu

Störungen im Kniegelenk kam. Die Osteotomiestellen waren beiderseits schon genügend fest. Beim 3. Fall mit Nagelwanderung nach distal (150/7) handelte es sich um einen Tabiker. Ohne dem Patienten nennenswerte Schmerzen zu verursachen, durchwanderte der Nagel das Kniegelenk und perforierte schließlich die Haut an der Innenseite der Tuberositas tibiae. Er wurde dann von unten her gezogen.

Nagelverbiegungen. Eine Verbiegung des Marknagels haben wir bei unseren Fällen nur einmal nach einem heftigen Sturz auf den Oberschenkel 4 Monate nach der Operation (31/31) beobachtet. Der Marknagel wurde dabei um 8° verbogen. Bei allen anderen Fällen mit Verbiegungen kam es nur zur Verbiegung des Knochens ohne Beteiligung des Marknagels, weil die Osteosynthese nicht stabil war. Bei dem schon bei den Nagelbrüchen beschriebenen auswärtigen Fall mit dem zu schwachen Nagel kam es auch zur Verbiegung des Marknagels (126/18). Wir halten es daher für notwendig, den von KÜNTSCHER angegebenen Originalnagel zu verwenden. Dies beweisen auch die Berichte von SCHÜRCH und LAURITZEN, bei denen es ziemlich häufig zu Verbiegungen des zu schwachen Marknagels kam.

Nagelbrüche. Brüche des Marknagels konnten wir an den bei uns operierten Fällen zweimal beobachten. In beiden Fällen handelte es sich um Pseudarthrosen. Da die Kallusbildung längere Zeit in Anspruch nahm, lockerte sich der Nagel etwas und durch die dauernde Knickbeanspruchung kam es zum typischen Ermüdungsbruch. In beiden Fällen konnten beide Bruchstücke des Nagels vom Trochanter aus mit einem umgebogenen Führungsspieß herausgezogen und durch einen dickeren Marknagel ersetzt werden. Darauf kam es bald zur knöchernen Heilung (95/8, 100/13). Bei einem auswärts operierten Fall (115/7) sahen wir ebenfalls einen typischen Ermüdungsbruch eines KÜNTSCHER-Nagels. Auch hier konnte der Nagel gedeckt ausgewechselt werden. Bei einem weiteren auswärts operierten Fall (126/18) war ein viel zu schwacher Nagel verwendet worden. Er war an zwei Stellen geknickt und gebrochen. Hier mußte eine Osteotomie zur Korrektur der Verbiegung durchgeführt werden. Der alte Nagel wurde in offener Wunde entfernt. Seit 2 Jahren verpflanzen wir bei den Pseudarthrosen nach der Marknagelung zusätzlich Knochenspäne. Dadurch tritt die Heilung rascher ein und die Nagelbrüche werden wahrscheinlich seltener werden.

Zeitpunkt zwischen Unfall und Nagelung. In der folgenden Tabelle wird die Zeit zwischen dem Unfall und der Nagelung angeführt.

Für Gruppe 1—3 und 7 bedeuten die Rubriken die Tage nach dem Unfall, für Gruppe 4—6 die Monate.

Tabelle 22.

Gruppe	1. Tag	2—7. Tag	8.—14. Tag	15.—28. Tag	später
1.	32	8	10	7	1
2.	—	—	—	3	—
3.	24	—	1	—	1
7.	3	1	1	—	2

(einer der Fälle ist kein Unfall)

Gruppe	Monate				
	1	2—7	8—14	15—28	später
4.	—	9	4	3	5
5.	1	14	9	2	5
6.	—	—	2	1	1

Von den 58 frischen geschlossenen Fällen wurden demnach 50 innerhalb der ersten 2 Wochen operiert und nur 8 später.

Von den frischen offenen Brüchen wurden 24 am 1. Tag unmittelbar nach dem Unfall operiert, einer nach 11 Tagen gedeckt und nur ein Fall später mit neuerlicher Freilegung der Bruchstelle.

Tabelle 23. *Zeitpunkt der Nagelentfernung.*

Gruppe	Monate						
	1—3	4—6	7—8	9—10	11—12	später	nicht entfernt
1.	2	18	16	5	5	6	6
2.	1	—	—	—	1	—	1
3.	2	3	3	4	4	5	5
4.	1	2	1	2	1	7	7
5.	—	7	6	4	2	6	6
6.	—	—	1	—	—	2	1
7.	—	—	2	1	2	2	1
Summe	6	30	29	16	15	28	27

Der Nagel wurde also nur ausnahmsweise innerhalb der ersten 3 Monate und am häufigsten im vierten bis achten nach der Operation entfernt. In der letzten Zeit warten wir gewöhnlich länger damit, bis der Bruch ganz fest knöchern durchgebaut ist, das ist in der Regel nach einem Jahr. Wenn man die Nägel zu früh entfernt, kommt es zu neuerlichen Verbiegungen. Derartige Fälle sind oft beschrieben worden. Sie werden nicht mehr vorkommen, wenn man sich darüber im klaren ist, daß der Marknagel nicht kallusfördernd, sondern wie jeder Fremdkörper kallushemmend ist.

Schockbekämpfung bei der offenen Marknagelung. Die offene Marknagelung stellt eine auffallend große Belastung für den Patienten dar. In vielen Fällen kommt es zu einem mehr oder weniger schweren Schockzustand. Wir haben auch einen Fall mit einer Oberschenkelosteotomie an Schock verloren, da aus kriegsbedingten Gründen keine Bluttransfusion gemacht werden konnte (116/8). Wir haben es uns seither zur Regel gemacht, keine offene Marknagelung zu beginnen, wenn nicht schon vor der Operation mindestens ein Blutspender bereit steht. Seit einigen Jahren verfügen wir über eine Blutbank und die Bluttransfusion wird gewöhnlich schon vor Beginn der Operation angeschlossen.

Marknagelung infizierter Brüche. Wir haben uns nie entschließen können, beim Vorliegen einer Infektion die Marknagelung durchzuführen, obwohl dieses Vorgehen häufig empfohlen wurde. Mit dem Marknagel eröffnet man den ganzen Markraum und die Infektion, die vorher auf die Bruchstelle beschränkt war, kann sich im ganzen Markraum ausbreiten. Die Infektion des Markraumes halten wir aber nicht für so harmlos, wie sie von manchen Seiten hingestellt wird (s. Fall 11/11). Aus diesem Grund entfernen wir den Marknagel bald nach dem Auftreten einer Infektion und nehmen lieber die nicht so einwandfreie Ruhigstellung im Gipsverband in Kauf. Bei unseren Fällen mit Infektion haben

Tabelle 24. *Vergleichende Ergebnisse der Oberschenkelmarknagelung.*

	A. W. FISCHER 1942	SOEUR 1947	LAURITZEN 1949	JÖRG BÖHLER 1950
Geschlossene Brüche gedeckt genagelt	*48* 6 Infektionen	*6* 0 Infektionen	*5* 27mal versucht	*58* 1 Infektion
Geschlossene Brüche offen genagelt	*4* 1 Infektion	*8* 0 Infektionen	*30* 3 † (1 doppels.) 2 Infektionen	*3* 1 Infektion
Frische offene Brüche	*2* 1 Schocktod 1 Tod an Sepsis	*3* 1 Schocktod 2 Infektionen	*8* 1 Infektion 1 Pseudarth.	*26* 2 Schocktod 1 Infektion
Pseudarthrosen	0	*4* 1 Tod 1 nicht fest	*13* 5 Infektionen	*21* 1 Infektion u. Amput. 2 Infektionen
Osteotomien	*14* 1 Infektion u. Amput.	0	*4*	*31* 1 Schocktod 4 Infektionen
Verkürzungsosteotom. u. orth. Osteotomien	0	*1*	*3*	*4*
Patholog. Frakturen	0	*7* 1 Tabes 2 Paget: 1 Infektion 1 Tod 4 Spontanfrakturen	*4* 1 benign. Tu. 3 maligen 1 Schocktod 2 Spättod an Metastase	*8* 4 Paget 2 Tabes (1 Pseud.) 1 benign. Tu. 1 luetische Hemiparese †
Summe	*68* 8 Infektionen 1 Amput. 2 Tod	*29* 3 Infektionen 0 Amput. 3 Tod	*64* 8 Infektionen 0 Amput. 6 Tod	*151* 11 Infektionen 1 Amput. 4 Tod

wir gesehen, daß sie in der Regel erst nach der Entfernung des Marknagels zum Stillstand kam, da er, so wie jeder andere Fremdkörper, die Eiterung aufrecht erhält.

Zusammenfassung.

Die Marknagelung ist derzeit bei richtiger Anzeigestellung und Technik das beste Verfahren zur Behandlung von queren geschlossenen und von allen offenen Schaftbrüchen des Oberschenkels. Ganz besondere Dienste leistet sie bei der Behandlung von Pseudarthrosen und Osteotomien. Die meisten Mißerfolge, die in den ersten Jahren auftraten, sind auf ungenügende Erfahrung und technische Mängel zurückzuführen. Sie werden ausbleiben, wenn man nur dann operiert, wenn alles entsprechend vorbereitet ist.

Konservative oder operative Behandlung der Brüche der Elle mit Verrenkung des Speichenköpfchens (Monteggia).

Von

Prof. Dr. Lorenz Böhler,

Leiter des Unfallkrankenhauses Wien.

Die Behandlung des Bruches der Elle mit Verrenkung des Speichenköpfchen (*Monteggia*-Verletzung) nimmt trotz ihrer Seltenheit im unfallchirurgischen Schrifttum einen auffallend breiten Raum ein, weil bei ihr unglaublich viele Zwischenfälle vorkommen.

Ich habe in den 22 Jahren 1926—1947 im Unfallkrankenhaus insgesamt 6410 Vorderarmbrüche behandelt. Darunter waren 490 Schaftbrüche beider Vorderarmknochen, 507 Brüche des Speichenköpfchens, 320 isolierte Brüche des Speichenschaftes, 4568 Brüche am peripheren Ende, 219 Brüche des Ellenhakens (Olecranon), 34 Brüche des Kronenfortsatzes der Elle (processus coronoideus), 249 isolierte Brüche des Ellenschaftes und nur 27 Brüche der Elle mit gleichzeitiger Verrenkung des Speichenköpfchens (*Monteggia*), das ist 0,4% aller Vorderarmbrüche. Außerdem habe ich im Unfallkrankenhaus 24 alte Fälle gesehen. Im Kriegslazarett habe ich über 50 Fälle beobachtet, die hauptsächlich durch Schußeinwirkung entstanden sind. Die Unterlagen sind aber verloren gegangen.

Es gibt keinen anderen Verrenkungsbruch, bei dem so viel schlechte Behandlungsergebnisse vorkommen, wie nach der *Monteggia*-Verletzung. Häufig wurde nur der Bruch der Elle erkannt und die Verrenkung des Speichenköpfchens übersehen oder die Verletzung wurde erkannt, und es gelang nicht, sie einzurichten. In anderen Fällen gelang es wohl einzurichten, aber nicht, die gute Stellung dauernd zu erhalten. Als Folgen von Verkennung dieser Verletzung und von unzweckmäßiger Behandlung sieht man starke Verbiegungen der Elle, besonders im Sinne der Varusstellung, manchmal bis zum rechten Winkel und Pseudarthrosen derselben, dann dauernde Verrenkungen des Speichenköpfchens mit Einschränkung der Beugefähigkeit des Ellbogens und Verkalkungen um das Speichenköpfchen mit Einschränkung oder Aufhebung der Drehfähigkeit des Vorderarmes und Myositis ossificans mit Aufhebung der Streckung, Beugung und Drehung (Böhler: ,,Technik der Knochenbruchbehandlung'', 9.—13. Auflage, Abb. 875, 876, 895—897, 3042—3046, 4199 bis 4222). Nach operativer Behandlung des frischen Ellenbruches sieht man nicht selten einen Brückenkallus und nach Entfernung des Speichenköpfchens Subluxationen im peripheren Speichenellengelenk auftreten.

Nach der Entfernung des Speichenköpfchens bei bestehender Pseudarthrose der Elle wird der Arm schlotterig und kraftlos. Nach der operativen Behandlung sind außerdem öfters Durchschneidungen des nerv. radialis, dann Sequester- und Fistelbildungen und Ankylosen beschrieben worden.

Im anglo-amerikanischen Schrifttum der letzten Jahre wird für die frische Verletzung wegen der angeblichen Schwierigkeit der Reposition und Retention allgemein die primäre operative Behandlung empfohlen und zwar von WATSON JONES [1] sowie von VENABLE und STUCK [2] die Osteosynthese der Elle und die unblutige Einrichtung des Speichenköpfchens. SPEED und BOYD [3] empfehlen die Osteosynthese der Elle und gleichzeitig die blutige Einrichtung des Speichenköpfchens mit plastischem Ersatz des Ringbandes aus der Vorderarmfascie vom gleichen Schnitt aus. Manche haben auch die primäre Entfernung des Speichenköpfchens empfohlen und durchgeführt.

Die operative Behandlung der frischen Verletzung kann nachstehende Folgen haben: 1. Das Durchschneiden des Speichennervs. 2. Die Infektion. 3. Einen Brückenkallus nach Osteosynthese der Elle. 4. Verknöcherungen um das Speichenköpfchen nach der Freilegung desselben mit oder ohne Naht des Ringbandes. 5. Subluxationen im peripheren Radioulnargelenk mit radialem Abweichen der Hand und Kraftlosigkeit derselben nach primärer Resektion des Speichenköpfchens.

Zu 1. Die Durchschneidung des Nerv. rad. ist oft beobachtet und beschrieben worden, weil er bei der Verrenkung verlagert ist. Dieser Schaden kann bei der konservativen Behandlung nicht vorkommen.

Zu 2. Die Gefahr der Infektion ist seit der Einführung des Penicillins sehr stark herabgesetzt. Sie bildet deshalb derzeit keine Gegenanzeige gegen die operative Behandlung der geschlossenen Verletzungen.

Zu 3. Der Brückenkallus ist nach der primären Osteosynthese der Elle verhältnismäßig häufig beschrieben worden, während er bei konservativer Behandlung nicht auftritt.

Zu 4. Verknöcherungen um das Speichenköpfchen mit Einschränkung der Drehfähigkeit sind nach dem Freilegen desselben· noch häufiger als der Brückenkallus, während sie bei unblutiger Behandlung nicht auftreten, wenn die Einrichtung am ersten Tage erfolgt.

Zu 5. Störungen im peripheren Radioulnargelenk und im Radiocarpalgelenk kommen ohne Resektion des Speichenköpfchens nicht vor.

Um den Beweis für die Vorteile der konservativen Behandlung gegenüber der operativen zu erbringen, habe ich durch Dr. LEITNER (s. S. 102 u. ff.) unsere 27 frischen Fälle der Jahre 1926—1947 bearbeiten und so weit als möglich nachuntersuchen lassen. Er hat auch das ganze Schrifttum der Weltliteratur studiert.

Um die Ergebnisse einwandfrei klinisch und röntgenologisch darzustellen und um Vergleiche zwischen der konservativen und operativen

---

[1] WATSON JONES: Fractures and joint injuries. Edinburgh: Verlag Livingstone, 1946. — [2] VENABLE und STUCK: The internal fixation of fractures. Springfield, Illinois, USA. Verlag Charles C. Thomas, 1947. — [3] SPEED und BOYD: J. Amer. med. Assoc. 115, 1699 (1940).

Behandlung machen zu können, habe ich die geschlossenen und offenen vorderen und die geschlossenen hinteren Verrenkungen getrennt beschreiben lassen. Bei allen Verletzten ist der Name, das Alter, der Beruf, der Unfallhergang, die Nebenverletzungen, das Datum der Verletzung und der Einrichtung, die Dauer der Ruhigstellung und der gesamten Behandlung, das Datum und der klinische Befund bei der Entlassung und bei der Nachuntersuchung, der Bewegungsumfang des Ellbogens und der Vorderarmdrehung, die Entstehung von Pseudarthrosen, von Brückenkallus und Verknöcherungen um das Speichenköpfchen angegeben und außerdem sind die Röntgenbilder vor der Einrichtung und bei der Nachuntersuchung in der gleichen Art beigefügt, wie ich die Oberschenkelbrüche, die Ellbogenverrenkungen und meine ersten 78 mit dem Dreilamellennagel operierten medialen Schenkelhalsbrüche bearbeitet habe [1], [2], [3] und wie ich 45 Olecranonbrüche durch Blechschmidt [4], 301 offene Brüche der langen Röhrenknochen durch Ehalt [5], [6], [7], 1886 Finger- und Handverletzungen und 10 Knieverrenkungen durch Krömer [8], [9], [10], 10 Hüftverrenkungen durch Obwegesser [11] und 250 Fersenbeinbrüche durch Gollasch [12], habe beschreiben lassen.

Das *Ergebnis der Untersuchungen von Dr.* Leitner ist, daß die *Einrichtung* auf konservativem Wege immer ohne Schwierigkeiten gelingt, besonders wenn man die von Jörg Böhler beschriebene Lagerung anwendet (s. S. 97).

Wenn die *Ruhigstellung* in dieser Lage erfolgt, kommt es bei den vorderen Verrenkungen nicht mehr zu neuen Verschiebungen. Bei den hinteren muß die Schwellung über der Elle gut weggepreßt werden, dann springt das Köpfchen nicht mehr nach hinten aus.

Die *Beweglichkeit* war bei unseren vorderen Verrenkungen in der Regel frei. *Pseudarthrosen* waren selten. Der Brückenkallus trat bei konservativer Behandlung nicht auf und Verkalkungen um das Speichenköpfchen kamen nicht vor, wenn am 1. Tage eingerichtet wurde.

Nach meiner Erfahrung gibt die konservative Behandlung viel bessere Erfolge als die operative.

Ich hoffe, daß wir damit eine neue Anregung zur Klärung der Frage geliefert haben, ob die konservative oder die operative Behandlung der *Monteggia*-Verletzung gewählt werden soll. Diese Frage kann erst geklärt werden, wenn die Anhänger der operativen Methode auch eine lückenlose Statistik mit allen Röntgenbildern bringen.

---

[1] Böhler: Arch. orthop. u. Unfallchir. **35**, 466 (1935). — [2] — Fortschr. Röntgenstr. **53**, 823 (1936). — [3] Böhler-Jeschke: Die operative Behandlung der Schenkelhalsbrüche und Schenkelhalspseudarthrosen. Wien: Maudrich 1938. — [4] Blechschmidt: Arch. klin. Chir. **187**, 142 (1936). — [5] Ehalt: Arch. orthop. u. Unfallchir. **29**, 586 (1931). — [6] — Behandlung der offenen Brüche der langen Röhrenknochen. Wien: Maudrich 1938. — [7] —: Tratamiento de las fracturas abiertas. Barcelona: Editorial Labor 1940. — [8] Krömer: Traumatologia de la mano. Barcelona: Editorial Labor 1941. — [9] — Die verletzte Hand. Wien: Maudrich 1945. — [10] — Ergebnisse Chirurgie und Orthopädie **29**, 583 (1936). — [11] Obwegesser: Arch. orthop. u. Unfallchir. **37**, 80 (1936). — [12] Gollasch:. Behandlungsergebnisse der Fersenbeinbrüche. Hefte zur Unfallheilkunde, H. 31. Berlin: Springer 1941.

Aus dem Unfallkrankenhaus Wien.
(Direktor: Prof. Dr. LORENZ BÖHLER).

Ein neues Prinzip zum Einrichten der Verrenkungsbrüche des Ellbogens nach Monteggia.

Von
Dr. JÖRG BÖHLER,
Leiter des Unfallkrankenhauses in Linz, O.-Ö.

Mit 9 Abbildungen.

Beim Bruch der Elle mit Verrenkung des Speichenköpfchens nach vorne (*Monteggia*) kommt es neben der Verrenkung des Speichenköpfchens gewöhnlich auch zu typischen Verschiebungen der Elle. Sie zeigt einen dorsal offenen Winkel (Abb. 1b). Außerdem besteht in der Regel auch eine Varusstellung (Abb. 1a). Dieser Varus setzt häufig allen Repositionsversuchen den größten Widerstand entgegen.

Die *Einrichtung* haben wir früher gewöhnlich in der Weise durchgeführt, daß der Verletzte horizontal auf einem Tisch gelagert wurde. Um den Oberarm wurde eine Gurte gelegt, die mit einem Polster unterlegt und an einem Haken an der Wand oder an einer Türschnalle befestigt war. An den Fingern und am Daumen wurde dann ein kräftiger, lang-

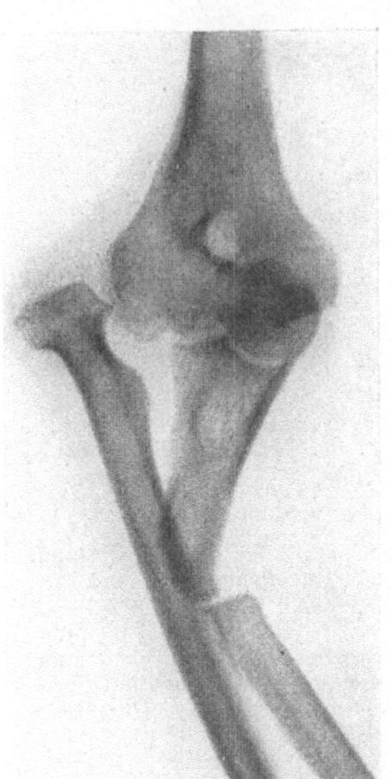

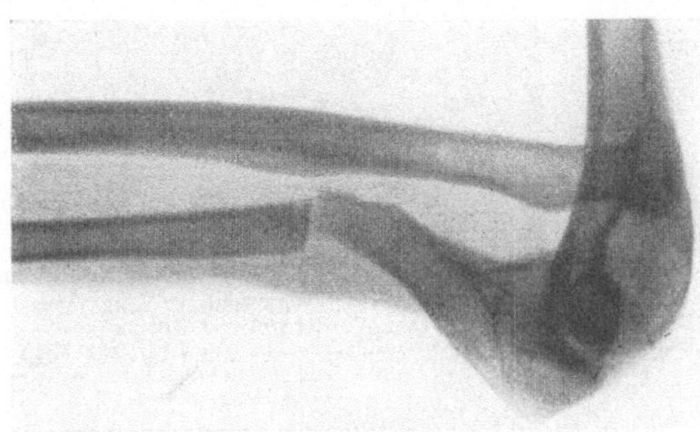

Abb. 1 a.   Abb. 1 b.

Abb. 1 a. Alter Bruch der Elle mit Verrenkung des Speichenköpfchens. Die Elle zeigt eine Varus stellung von 40°. Das Speichenköpfchen wird dadurch nach radial herausgedrängt.

Abb. 1 b. Seitenbild zu Abb. 1 a. Die pseudarthrotisch geheilte Elle zeigt einen dorsal offenen Winkel von 50°. Das Speichenköpfchen ist dadurch stark nach volar verschoben.

samer Zug ausgeübt (Abb. 2). Wenn die Verkürzung dadurch beseitigt war, wurde das zur Volarseite verschobene Speichenköpfchen nach dorsal gedrückt. Mit der anderen Hand übte man einen Druck gegen die Ulnarseite des Handgelenkes aus, um die Varusstellung der Elle zu beseitigen. Dies gelang aber oft nur sehr schwer. 1943 haben wir gefunden, daß die

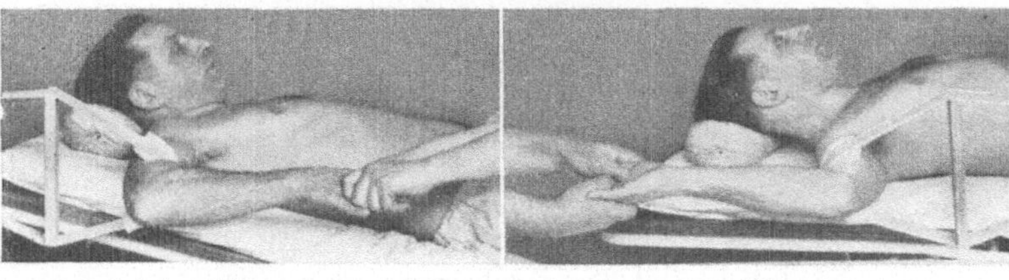

Abb. 2. Gewöhnliche Lagerung des Vorderarmes zum Einrichten von Brüchen und Verrenkungen peripher von der Mitte des Vorderarmes. Der Oberarm ist dabei im Schultergelenk vollständig nach einwärts gedreht und steht parallel zur Längsachse des Körpers. Wenn man Brüche im Bereiche des Ellbogens bei dieser Lagerung einzurichten versucht, gelingt es häufig nicht, die Achsenknickungen im zentralen Anteil der Elle und die Verdrehung der Bruchstücke im peripheren Anteil des Oberarmes zu beseitigen.

Abb. 3. Der Oberarm ist im Schultergelenk vollständig nach auswärts gedreht. Der Vorderarm steht dabei auch parallel zur Längsachse des Körpers. Bei dieser Lagerung gelingt es, die Varusstellung auch bei veralteten Brüchen der Elle und die radiale Verrenkung des Speichenköpfchens (Abb. 1a) unter entsprechendem Längszug auf operativem Wege zu beseitigen.

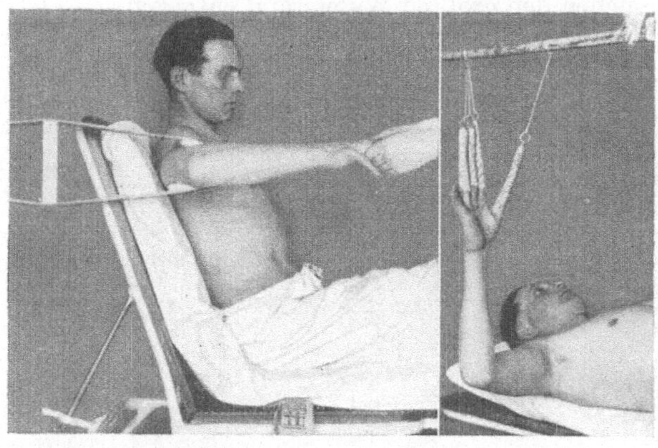

Abb. 4. Lagerung des Vorderarmes senkrecht zur Längsachse des Körpers bei sitzender Stellung. Der Oberarm steht dabei im Schultergelenk in mittlerer Drehstellung zwischen Auswärts- und Einwärtsdrehung. Bei dieser Lagerung gelingt es am leichtesten, Verdrehungen und Knickungen der Bruchstücke zu beseitigen.

Abb. 5. Lagerung des Vorderarmes senkrecht zur Längsachse des Körpers beim liegenden Verletzten. Das Lageverhältnis zwischen Vorderarm und Körper ist das gleiche wie auf Abb. 4. Auch bei dieser Lagerung verschwinden bei entsprechendem Längszug Verdrehungen bei Brüchen des Oberarmes und Achsenknickungen bei Brüchen der Elle.

Ursache der hartnäckigen und manchmal unüberwindlichen Varusknickung der Elle durch die starke Einwärtsdrehung des Oberarmes im Schultergelenk bedingt ist, wenn der Vorderarm in der Längsachse des Körpers gelagert wird wie auf Abb. 2 u. 6. Die Auswärtsdreher des Schultergelenkes versuchen bei dieser Lagerung den Oberarm nach außen in die Mittelstellung zu drehen. Dabei nehmen sie das zentrale Bruchstück der Elle mit, während das periphere in der Körperlängsachse bleibt (Abb. 2 u. 6). Das zentrale Bruchstück der Elle drängt dabei das Speichenköpfchen, das ursprünglich volarwärts verschoben war (Abb. 1 b), auch nach der radialen Seite heraus (Abb. 1 a).

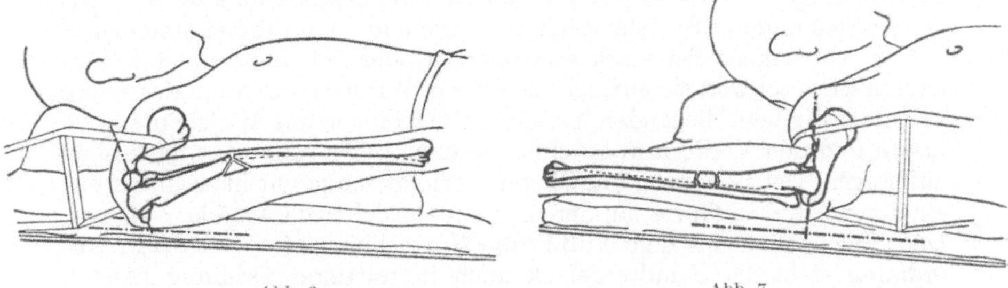

Abb. 6.   Abb. 7.

Abb. 6. Skizze zu Abb. 2. Bei dieser Lagerung ist der Oberarm im Schultergelenk maximal *einwärts* gedreht. Die Außendreher des Schultergelenkes versuchen, ihn nach außen zu drehen. Dabei nehmen sie das zentrale Bruchstück der Elle mit. Dadurch entsteht der charakteristische ulnar offene Winkel bei den Brüchen am zentralen Ende der Elle wie auf Abb. 1 a. Die Außendrehung des Oberarmes ist daran zu erkennen, daß die transcondyläre Achse mit der Unterlage und der Körperlängsachse einem cranial offenen Winkel von 70° bildet.

Abb. 7. Skizze zu Abb. 3. Bei dieser Lagerung ist der Oberarm im Schultergelenk maximal *auswärts* gedreht. Die Außendreher sind erschlafft und knicken deshalb die gebrochene Elle nicht mehr ab. Die transcondyläre Achse steht senkrecht auf der Körperlängsachse.

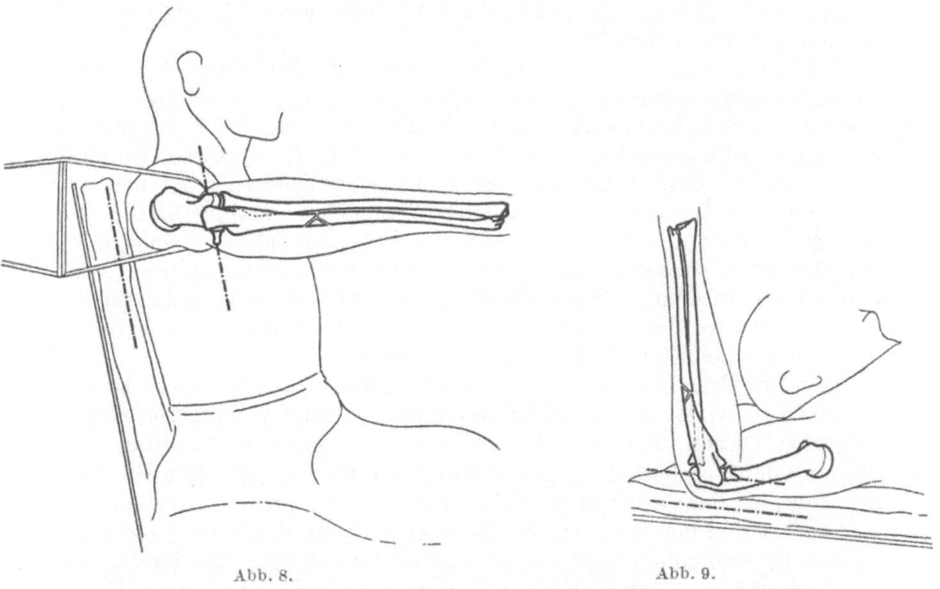

Abb. 8.   Abb. 9.

Abb. 8 und 9. Skizzen zu den Abb. 4 und 5. Bei dieser Lagerung steht der Oberarm im Schultergelenk in Mittelstellung zwischen Auswärts- und Einwärtsdrehung. Die Muskeln sind deshalb in Ruhestellung und üben keinen ungünstigen Zug auf das zentrale Bruchstück der Elle aus. Die transcondyläre Achse ist parallel mit der Körperlängsachse.

Aus diesem Grunde ist es wesentlich, die Einrichtung einer frischen *Monteggia*-Verrenkung nicht bei Einwärtsdrehung (Abb. 2), sondern bei Mittelstellung im Schultergelenk (Abb. 4 u. 5) vorzunehmen. Das Schul-

7*

tergelenk ist in Mittelstellung, wenn der Vorderarm bei rechtwinkeliger Abduktion des Oberarmes senkrecht zur Körperlängsachse steht. Wenn man bei waagrechtem Vorderarm ziehen will, muß der Verletzte sitzen (Abb. 4). In dieser Stellung kann man den Varus an der Elle durch Zug an den Fingern und einen Gegenhalt am Oberarm (Abb. 4 u. 7) leicht ausgleichen und das Speichenköpfchen hat nicht mehr die Neigung neuerlich zu verrenken. Bei stark schockierten oder bei narkotisierten Verletzten ist es schwer, sie aufrecht zu setzen. Wir gehen dann in der Weise vor, daß wir beim liegenden Verletzten die Finger mit Mädchenfängern fassen und den Vorderarm an einem queren Bügel senkrecht nach oben aufhängen. Der Gegenzug am Oberarm erfolgt senkrecht nach unten mit einer gepolsterten Gurte, an der man ein Gewicht von 4—5 kg anhängt. Oder indem man mit dem Fuß in die Gurte hineintritt. Bei dieser Anordnung steht das Schultergelenk auch in mittlerer Drehung (Abb. 5 u. 9).

Besonders deutlich sieht man die starke Varusstellung der Elle bei alten *Monteggia*-Verrenkungen, bei denen es zu einer Pseudarthrose der Elle gekommen ist (Abb. 1 a). In diesen Fällen ist der Varus an der Elle oft sehr hochgradig und läßt sich auch durch starken Druck nicht ausgleichen. Durch maximale Auswärtsdrehung des Oberarmes im Schultergelenk bei rechtwinklig gebeugtem Ellbogengelenk verschwindet die Achsenknickung von selbst, ohne das ein nennenswerter Druck ausgeübt werden muß (Abb. 3 u. 7).

Bei der Behandlung von Pseudarthrosen der Elle nach *Monteggia*-Verrenkung lagern wir den Arm zur Spanverpflanzung in stärkster Außendrehung im Schultergelenk. Der Vorderarm zeigt also bei rechtwinkelig gebeugtem Ellbogengelenk zum Kopf (Abb. 3 u. 7). In dieser Stellung lassen sich die beiden Bruchstücke leicht achsengerecht einstellen und mit einem starken und genügend langen Schienbeinspan festhalten. Zur Ruhigstellung braucht man die Außendrehung im Schultergelenk nicht beizubehalten, sondern es genügt ein gewöhnlicher Oberarmgipsverband. Nur wenn man sieht, daß die Elle die Neigung hat, sich neuerlich zu verbiegen, soll ein Brustarmgipsverband bei Mittelstellung oder Außendrehung des Schultergelenkes angelegt werden.

Dasselbe Prinzip gilt für die Einrichtung der supracondylären Brüche des Oberarmes, der Ellbogenverrenkungen und der Vorderarmbrüche im zentralen Drittel. Bei den Oberarmbrüchen kommt es zu einer Verdrehung der Bruchstücke gegeneinander, die nur bei genauem Studium der Röntgenbilder erkannt wird. Bei den Ellbogenverrenkungen sind der Vorderarm und der Oberarm bei Einwärtsdrehung des Schultergelenkes (Abb. 2) gegeneinander verdreht. Dies ist die Ursache der Schwierigkeiten, die bei der Einrichtung mancher Ellbogenverrenkungen auftreten. Bringt man in einem solchen Falle das Schultergelenk in mittlere Drehstellung wie auf Abb. 4 u. 8 oder 5 u. 9, so läßt sich die Verrenkung gewöhnlich ohne Schwierigkeit einrichten. Bei den Brüchen beider Vorderarmknochen im zentralen Drittel kommt es zu einem hartnäckigen radial und volar offenen Winkel, der sich durch Mittelstellung des Schultergelenkes ebenfalls leicht ausgleichen läßt.

Zusammenfassung.

Die meisten *Monteggia*-Verrenkungsbrüche des Ellbogens haben in der Regel eine hartnäckige Varusknickung der Elle. Diese Achsenknickung wird durch die Einwärtsdrehung des Oberarmes im Schultergelenk bei Zug in der Körperlängsachse beim liegenden Verletzten hervorgerufen. Bringt man das Schultergelenk in Mittelstellung, indem man den Vorderarm senkrecht zur Körperlängsachse einstellt, so läßt sich die Achsenknickung leicht ausgleichen. Das Schultergelenk kommt in Mittelstellung, wenn man den Vorderarm beim sitzenden Verletzten waagrecht und beim liegenden senkrecht hält. Ellenpseudarthrosen nach *Monteggia*-Verrenkung sollen aus demselben Grund in starker Außendrehung des Schultergelenkes operiert werden. Dasselbe Prinzip findet auch Anwendung bei der Einrichtung der supracondylären Brüche des Oberarmes, bei den Verrenkungen des Ellbogengelenkes und bei den Brüchen beider Vorderarmknochen im zentralen Drittel.

Aus dem Unfallkrankenhaus Wien.
(Direktor: Prof. Dr. LORENZ BÖHLER.)

Behandlungsergebnisse der Brüche der Elle mit begleitender Speichenköpfchenverrenkung (Monteggiaverletzung).

Von

Dr. BALDO LEITNER.

Mit 29 Abbildungen und 7 Tabellen.

Allgemeiner Teil.

Seit *Monteggia* im Jahre 1814 den nach ihm benannten Verrenkungsbruch des Ellbogens (Bruch der Elle im proximalen oder mittleren Drittel mit Verrenkung des Speichenköpfchens) zum erstenmal beschrieben hat, sind zahlreiche konservative wie operative Methoden für die Behandlung dieser Verletzung angegeben worden. Die Ergebnisse jedoch waren sehr verschiedene.

Für die Unfallheilkunde hat dieser Verletzungsschaden deshalb solche Bedeutung, weil eine sachgemäße Behandlung der frischen Fälle sehr gute Ergebnisse zeitigt, während anfänglich verkannte oder unvollständig behandelte Fälle trotz aller operativen Korrekturen meist dauernde, schwerere Funktionsstörungen davontragen.

Statistisches: In 21 Jahren (von 1927 bis 1948) wurden im Unfallkrankenhaus Wien neben 249 isolierten Ellenschaftbrüchen 6 isolierte Speichenköpfchenluxationen und 27 frische Monteggiaverletzungen (10,8%) behandelt.

CUNNINGHAM beobachtete bei 257 isolierten Ellenfrakturen nur 14 begleitende Radiusköpfchenluxationen (5,4%), während EHLERT bei 34 isolierten Ellenbrüchen 11 begleitende Speichenköpfchenverrenkungen fand (32,35%).

PRAMPERO berichtet, daß in 37 Jahren neben 383 Vorderarmfrakturen 5 isolierte Speichenköpfchenverrenkungen und 13 frische Monteggiaverletzungen zur Behandlung gekommen waren.

Alters- und geschlechtsmäßig verteilen sich unsere Fälle, wie nachfolgende Tabelle zeigt:

Lebens-jahrzehnt	1.	2.	3.	4.	5.	6.	7.
Männer . . .	1	—	4	1	9	5	—
Frauen . . .	2	1	—	—	1	2	1

Bei uns überwiegen die Erwachsenen, weil wir hauptsächlich Betriebsunfälle behandeln.

MALGAIGNE fand das Alter zwischen 8 und 15 Jahren bevorzugt, während bei COUDRAIN mehr als die Hälfte der Fälle über 30 Jahre alt war. Unter PRAMPEROS 13 Fällen befanden sich 6 Kinder, sein ältester Fall war 45 Jahre alt. Bei den übrigen Autoren erscheint keine Altersgruppe besonders betroffen zu sein.

Die Männer sind in unserem Krankengut mit 20 Fällen gegenüber 7 weiblichen Verletzten offensichtlich stärker vertreten. Sicherlich hängt das damit zusammen, daß in den Betrieben mehr männliche Arbeiter beschäftigt sind.

LAMBOTTE berichtet ebenfalls vom Überwiegen der Männer und PRAMPERO hatte unter 18 Fällen sogar 17 männliche Verletzte. Auch bei den übrigen Autoren sind die männlichen Verletzten in deutlicher Überzahl.

Verletzte Seite: 15mal betraf es den rechten, 12mal den linken Arm. Es war also keine Seite auffallend bevorzugt. REBIZZI und ROSSI berichten, daß die Monteggiaverletzung links häufiger vorkomme, während PRAMPERO fand, daß bei seinen Fällen die rechte Seite doppelt so oft betroffen war, als die linke. ROEDERER berichtet von einer beidseitigen Monteggiaverletzung, der einzigen in der Literatur angeführten.

Erkennung: Klinisch ist die Monteggiaverletzung an der charakteristischen Formveränderung leicht zu erkennen. In der Regel diagnostiziert man den Ellenbruch. Aber schon MALGAIGNE wies in der Vorröntgenaera besonders darauf hin, daß man bei einem Ellenbruch die Speichenköpfchenverrenkung suchen müsse. In den letzten Jahrzehnten forderten BÖHLER und WATSON-JONES immer wieder, daß in Unterricht und Fortbildung ständig darauf hingewiesen werde, daß die Luxation des Radiusköpfchens als Begleitverletzung der Parierfraktur der Elle nicht übersehen werden dürfe. Wesentlich erleichtert wird die Erkennung durch das Röntgenbild, aber trotzdem wird diese Verletzung noch oft übersehen, weil die Röntgenbilder infolge schlechter Aufnahmetechnik mißdeutet werden können. Von größter Wichtigkeit ist es, daß der Zentralstrahl des Aufnahmegerätes auf das Ellbogengelenk eingestellt wird und die Aufnahmen genau in antero-posteriorer und genau in seitlicher Richtung erfolgen. Nur bei dieser Aufnahmetechnik kann die exakte Diagnose der Luxation gestellt werden. Bei kindlichen Fällen lassen wir außerdem noch eine Vergleichsaufnahme von der gesunden Seite machen.

Folgende drei Bilder sollen die Wichtigkeit der exakten *Aufnahmetechnik* unterstreichen (s. S. 104).

Mit Rücksicht auf die spätere Behandlung unterteilen wir unser Material in:

1. Frische, vordere, geschlossene Fälle (15);
2. Frische, vordere, offene Fälle (5);
3. Frische, hintere, geschlossene Fälle (7).

Einteilung der frischen Monteggiaverletzungen. Je nach der Verrenkung des Speichenköpfchens nach volar oder dorsal unterscheidet man zwei Hauptgruppen:

A) *Volare* Verrenkungsbrüche. Anzahl: 20 = 74%.

B) *Dorsale* Verrenkungsbrüche. Anzahl: 7 = 26%.

Viele Autoren mit kleinerem Zahlenmaterial berichten nur über vordere Monteggiaverletzungen.

PERRIN fand 1909 in seiner Sammelstatistik unter 109 Fällen 9 hintere Verrenkungsbrüche (8,2%). SPEED und BOYD fanden $83^1/_3$% vordere, 10% hintere und $6^2/_3$% laterale Monteggialaesionen. — Nach WATSON-JONES beträgt die Anzahl der vorderen Fälle 85—90%, die der hinteren 10—15%.

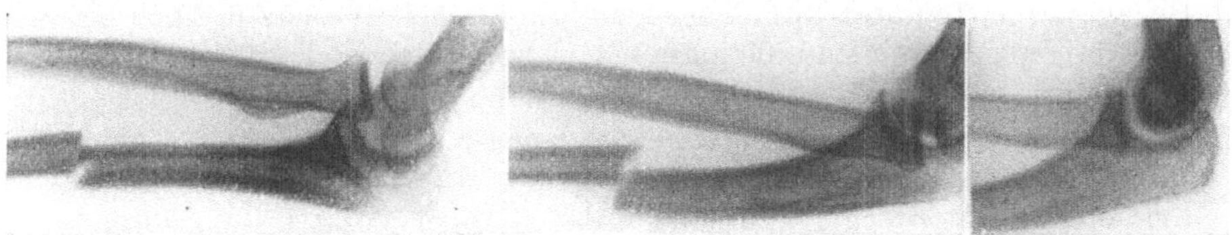

Abb. 27 a Bruch der Elle an der Grenze mittleres und zentrales Drittel mit scheinbarer Verrenkung des Speichenköpfchens nach vorne. In Wirklichkeit handelt es sich um eine exzentrische Aufnahme.

Abb. 27 b. Röntgenbilder desselben Falles bei exzentrischer Einstellung aus einer anderen Richtung. Es handelt sich scheinbar um eine Verrenkung des Speichenköpfchens nach hinten.

Abb. 27 c. Einstellung des gleichen Falles genau von der Seite auf den Ellbogen zentriert. Dabei sieht man, daß das Gelenk normal ist.

Das Verhältnis der geschlossenen zu den offenen Fällen zeigt folgende Tabelle:

	geschlossen	offen
volare . . .	15	5
dorsale . . .	7	—

PERRIN fand unter 109 Fällen, 14 offene (12,8%).

SPEED und BOYD berichten, daß ein Drittel ihrer Fälle offen waren.

Besonderer Teil.

A. Volare Verrenkungsbrüche (20 Fälle).

Anzahl der geschlossenen Fälle: 15. Anzahl der offenen Fälle: 5.

Entstehungsmechanismus: Anamnestisch wird in fast allen Fällen ein direktes Trauma auf die Ellen-Dorsalseite des Vorderarmes bei gebeugtem Ellbogen angegeben (Schlag oder Sturz auf den Vorderarm). Daraus ergibt sich also, daß vor allem Biegungskräfte zum Bruche der Elle und diese dann in weiterer Wirkung als Schubkräfte zur Verrenkung des Speichenköpfchens führen. Dabei zerreißt das den Radiuskopf ringförmig umschlingende Ligamentum annulare, häufig kommt es zu einem Mit-

---

[1] Abbildungen 1—26 s. Tabelle S. 112—131.

einreißen des Ligamentum collat. rad. Wahrscheinlich spielt auch die Muskelkontraktion des Biceps bei der Verrenkung des Speichenköpfchens eine gewisse Rolle.

STEPIN glaubt, daß das Luxieren des Speichenköpfchens schon rein anatomisch begünstigt wird durch die Tatsache, daß die Zwischenknochenmembran im proximalen Teil eine große Lücke aufweist und das Capitulum radii nur durch die schmale Chorda Obliqua an den Ellenschaft fixiert ist. Da die Elle mit der dorsalen Kante direkt unter der Haut liegt, ist es nicht sehr verwunderlich, wenn ein Teil dieser direkten Biegungsbrüche offen sind.

Ort des Ellenbruches, Biegungskeil, Achsenknickungen und Seitenverschiebungen: Bei 3 Fällen war die Elle im zentralen Drittel gebrochen, in 9 Fällen am Übergang zentrales-mittleres Drittel und in 8 Fällen befand sich der Bruch im mittleren Ellendrittel. Die Länge des proximalen Bruchstückes schwankte zwischen 42 und 150 mm. In 6 Fällen fanden sich ausgebrochene Biegungskeile (Abb. 2a, 4a, 10a, 16a, 18a, 19a), in einem Falle (Abb. 19a) sogar 2 Stück. In 5 Fällen (Abb. 3a, 5a, 9a, 14a, 17a) waren die Biegungskeile nur unvollständig ausgebrochen oder Biegungssplitter vorhanden.

In 17 Fällen bestand eine Achsenknickung im Sinne eines ulnar und dorsal offenen Winkels, die umso größer waren, je näher dem Ellenbogengelenke sich der Bruch befand, im Durchschnitt von etwa 20°. In 3 Fällen (Abb. 6b, 9b, 10b) bestand ein radial offener Winkel der Ellenbruchstücke.

Das periphere Bruchstück war dreimal nach volar und ulnar (Abb. 3ab, 5ab, 7ab), viermal nach volar und radial (Abb. 4ab, 15ab, 17ab und 19ab), dreimal nach dorsal und radial (Abb. 2ab, 6ab, 9ab) viermal nach dorsal und ulnar (Abb. 8ab, 10ab, 14ab, 18ab) einmal nach volar (16a) zu verschoben.

In 3 Fällen (Abb. 11ab, 12ab, 13ab) bestand keine Seitenverschiebung. Die AP-Aufnahmen von Fall 1 sind durch Kriegseinwirkung verloren gegangen.

Ähnliche Verhältnisse hinsichtlich der Achsenknickungen, Seitenverschiebungen und Biegungskeile fanden wir auch bei den anderen Autoren.

SPEED und BOYD berichten über 5% von Brüchen im Bereiche des Olecranons, $66^2/_3\%$ waren im zentralen und am Übergang zum mittleren Drittel, $18^1/_3\%$ der Fälle waren im mittleren Drittel und 5% im distalen Ellendrittel gebrochen.

Luxation des Speichenköpfchens: Bei 15 Fällen zeigte das Röntgenbild eine Verrenkung des Speichenköpfchens rein nach volar, bei den übrigen (5) nach volar und radial. Die gleichzeitige Radialverschiebung fand ich dann, wenn bei der Röntgenaufnahme der Vorderarm supiniert war.

Knochenabsprengungen am Speichenköpfchen: Diese fand sich bei dieser Gruppe nur in einem Falle (Abb. 16).

Klages fand in 2 von 5 frischen Fällen eine Fissur oder Absprengung am Speichenköpfchen.

Lobker, Hermann, Destot, Juliard und Beurnier berichten von Speichenköpfchenfrakturen ohne weiteren Zahlenangaben.

Olecranonbrüche: Begleitende Olecranonfrakturen fanden sich in 3 Fällen (Abb. 1b, 10b, 8b), wovon die beiden ersteren offen waren. Klages und Baumann fanden je eine.

Nervenverletzungen: Wegen der unmittelbaren Nachbarschaft des Nervus radialis zum Speichenköpfchen ist derselbe besonders gefährdet. Primäre Nervenverletzungen bestanden in zwei Fällen, secundär kam es einmal infolge von Gipsdruck zur Lähmung desselben, die nach Beseitigung der Ursache innerhalb von wenigen Wochen wieder verschwand. Auch die primären Laesionen bildeten sich im Verlaufe von etwa 3 Monaten vollkommen zurück.

Nach Literaturangabe (Coudrain) sind bei Monteggiaverletzungen in 10% der Fälle Nervenschädigungen vorhanden.

Witt Stetten fand bei 112 Fällen 9 Nervenverletzungen.

Gefäßverletzungen: Keine. In der Literatur fand ich nur eine angegeben (Le Dentu) und zwar handelte es sich um eine Verletzung der Arteria cubitalis, die mit Aneurysmabildung ausheilte.

Begleitverletzungen: 5 Fälle hatten noch andere Verletzungen und zwar fanden sich dreimal ein Oberarmbruch der gleichen Seite (einmal handelte es sich um einen offenen supracondylären Überstreckungsbruch, der zweite war ein Stückbruch, der dritte ein Biegungsbruch in Schaftmitte). Einmal fand sich ein Schenkelhalsbruch der anderen Seite und einmal ein Oberschenkelbruch der anderen Seite.

Inclan und Prampero fanden je eine Fractura humeri. Eine Fractura condyli lat. humeri dagegen, wie Prampero, haben wir nicht gefunden. Ebenso fanden wir keine begleitenden Radiusfrakturen wie Juvara und Speed und Boyd (in 5% der Fälle bei den letzteren).

Allgemeines über die Behandlung von Monteggialaesionen.

Bezüglich der Behandlung von frischen Monteggialuxationsfracturen findet man in der Literatur widersprechende Angaben. Während viele Autoren nur konservative Methoden verwenden, gibt es wieder solche, die nur nach operativer Behandlung gute Heilergebnisse gesehen haben wollen. Teilweise lassen sich diese Widersprüche aus der Tatsache erklären, daß manche Autoren durch die Gleichzeitigkeit der Fraktur und Luxation dazu geführt wurden, beide Verletzungen gegeneinander auszuwerten und eine der anderen in ihrer Bedeutung für die Wiederherstellung der Funktion voranzustellen. So vertraten unter anderen Alglave, K. H. Bauer, Fredet, Le Clerc, Hallopeau, Dujarier, Mouchet und bei Spätfällen auch Lambotte die Ansicht von der vorherrschenden

Bedeutung der primären Einrichtung des Ellenbruches, während MOREAU, BUXTON, KIRMISSON und für Frühfälle auch LAMBOTTE auf dem Standpunkte standen, daß die Einrenkung des luxierten Radiusköpfchens und damit die Wiederentfaltung der Speiche das Wichtigste sei und zwangsläufig zur Einrichtung des Ellenbruches führe.

Konservativ richteten unter anderen MONTEGGIA, MALGAIGNE, DÖRFLER, HELFERICH, BUXTON, OMBREDANNE, CHARRY, LE CLERC, ROSS, INCLAN, EHLERT, HUNT und zum größeren Teile auch KLAGES und PRAMPERO ein.

Während DÖRFLER (1886) die Einrichtung bei Zug in Streckstellung des Ellbogengelenkes und gleichzeitigem Druck auf das Capitulum radii gelang, zogen HELFERICH (1906) und ABADIE (1913) sowie MATHIEU und DUJRIER (1920) in Beugung des Ellbogens. Als sich bei ABADIE sowie MATHIEU und DUJARIER auf diese Weise kein Erfolg einstellte, hyperextendierten die beiden letzteren und adduzierten den Vorderarm, während ABADIE die Beugung bis 60° steigerte. Trotzdem mißlang bei allen drei Autoren die Reposition, worauf sie sich zur blutigen Behandlung ihrer Fälle entschlossen.

Ebenso erfolglos waren SOMMERS (1929) Repositionsversuche mittels Zug und Druck bei überstrecktem, gestrecktem und gebeugtem Ellbogen.

LE CLERC (1929) und CHARRY (1935) zogen am Unterarm bei gleichzeitigem Druck mit dem Daumen auf das Speichenköpfchen in der entgegengesetzten Richtung seiner Verlagerung.

ROSSI (1932) und PRAMPERO (1937) zogen bei liegendem Verletzten und gestrecktem Ellbogen, wobei sie durch Bewegungen im Sinne der Flexion, Extension, Supination und Pronation meist die Reposition erreichten. OMBREDANNE (1932) verwendete nach seiner Angabe äußere Manipulationen, während HUNT (1939) durch Zug und Manipulation sein Ziel erreichte. INCLAN (1934) reponierte seine 9 Fälle durch eine von ihm angegebene mit Zug und Gegenzug arbeitende Vorrichtung. KLAGES (1939) reponierte bei rechtwinkeliger Beugung des Ellbogens mittels Zug und Gegenzug und direktem Druck auf das Capitulum radii. EHLERT, der 1940 eine Liste von zehn frischen Monteggiaverletzungen veröffentlichte, behandelte sechs von ihnen konservativ. WATSON-JONES (1946) behandelt nur die Fälle des Flexionstypus (dorsale Verrenkung des Speichenköpfchens) konservativ.

Er reponierte sie durch Zug in voller Streckung des Ellbogengelenkes.

Auch die *Fixationsstellung* wird von verschiedenen Autoren verschieden angegeben. DÖRFLER und HELFERICH stellten den Arm mittels einer Pappdeckelschiene bei Supinationsstellung des Vorderarmes ruhig, wobei sie einen Wattebauschen als Pelotte über dem Speichenköpfchen zur Verhinderung einer Reluxation benützten. Beim ersteren befand sich der Ellbogen in spitzwinkeliger, beim letzteren in rechtwinkeliger Beugung ABADIE, LECLERC und CHARRY gipsten den Oberarm in Beugung des Ellbogens und Supination des Vorderarmes ein, wobei ersterer maximale

Beugung empfiehlt. DESTOT (1899) fixierte den Arm in Streckstellung des Ellbogens mit gleichzeitigem Zug am Vorderarm. JOUON (1908) stellte eine kindliche Monteggiaverletzung (Grünholzfraktur der Elle) nach Reposition mittels Vorderarmgips in Volarflexion der Hand ruhig. LUCCIONI (1933) der seine beiden Fälle, darunter ein Kind, durch Zug und Druck reponierte, fixiert den Arm mittels Heftpflaster bei gebeugtem Ellbogen und supiniert den Vorderarm. TANTON, ROSSI und HUNT fixierten den Arm mittels Oberarmgipsverband in spitzwinkeliger Stellung des Ellbogens und Mittelstellung oder Supination des Vorderarmes, wobei ROSSI nach 3—10 Tagen in rechtwinkelige Beugung umgipste. HUNT empfiehlt nach 14 Tagen den Gips zu entfernen und dann den Arm zu strecken, falls das Speichenköpfchen luxieren sollte, sei eine blutige Reposition desselben nötig.

PRAMPERO gipste den Arm in Beugung des Ellbogens von 45—120° und maximaler Supination bis Mittelstellung des Vorderarmes ein. WATSON-JONES fixiert die hinteren Verrenkungsbrüche in Streckstellung mittels Oberarmgipsverbandes.

Die *Fixationsdauer* schwankte bei den angegebenen Autoren zwischen 1—6 Wochen.

Andere Chirurgen behandelten die Monteggiaverletzungen operativ und zwar aus verschiedenen Gründen. Die einen operierten in Fällen, bei denen die konservative Methode erfolglos war oder nur ein unbefriedigendes Resultat ergeben hatte (ABADIE, MATHIEU und DUJARIER, PRAMPERO, KLAGES, EHLERT). Während ABADIE bei seinem Falle 10 Tage nach Versuch der konservativen Reposition die Elle mittels LAMBOTTscher Platte fixierte und nach Excision der gequetschten Kapselanteile das Capit. radii reponierte, durchtrennten MATHIEU und DUJARIER das Lig. externum und das interponierte Lig. annulare und nähten nach Reposition des Speichenköpfchens die Kapsel und Ligamentanteile. Die Elle fixierten sie mittels metallischer Klammer. PRAMPERO, der von 13 frischen Fällen 3 (darunter 2 Kinder) operierte, mobilisierte bei 2 Verletzten die Ellenbruchstücke und reponierte das Speichenköpfchen blutig. Anschließend stellte er den Arm im Gipsverband ruhig. Im dritten Falle renkte er das Capitulum radii blutig ein und fixierte nach Mobilisation die Ellenbruchstücke mittels zweier, dicker Seidenfäden, welche er aus der Wunde herausleitete und an einem Bogen befestigte, der den Gips überragte. In diesem Falle kam es zur Heilung per secundam. KLAGES operierte 2 von 5 frischen Fällen. Bei beiden handelte es sich um Kinder. Das eine Mal reponierte er das Speichenköpfchen, nähte die Kapsel und verzahnte die Ellenbruchstücke. Im anderen Falle resecierte er das Capitulum radii und umschlang den Ellenbruch mit einer Drahtnaht. Beide Male wandte er den bajonettförmigen Schnitt nach OLLIER an. Anschließend Oberarmgips für 5, bzw. 6 Wochen. EHLERT, der die meisten Fälle konservativ behandelte, operierte 2 Fälle wegen der Unmöglichkeit der unblutigen Behebung der Luxation (blutige Reposition des Capitulum radii), beim dritten Falle, bei dem sich das Speichenköpfchen auf konservativem Wege nicht halten ließ, resecierte er dasselbe. HUNT empfahl für die Fälle, bei denen eine blutige Reposition nicht ·möglich ist, frühzeitige Speichenköpfchenresektion.

SOMMER, der lateral mittels KOCHERschem Hakenschnitt einging, reponierte das Speichenköpfchen, excidierte das Lig. annulare, welches er durch einen 15:3 cm großen Fascia-lata-Streifen ersetzte, wobei er dieses neue Band vom Speichenköpfchen aus auf einer durchgestoßenen Kocherrinne außen um den Ansatz der Streckmuskulatur (Musc. brachio radialis) herumführte und wieder zurückleitete. Auf diese Weise versuchte er nämlich das Luxieren des Köpfchens nach vorne sicherer zu verhindern, als bei der Fixation an die Elle.

Während diese Fälle also erst nach mißlungener konservativer Behandlung operiert wurden, stehen viele Autoren von vornherein auf dem Standpunkt der blutigen Reposition. LOTSCH (1938), der sich mit der Topographie des proximalen Radioulnargelenkes besonders beschäftigt hat, hält die konservative Einrichtung der Speichenköpfchenluxation wegen Zwischenlagerung zerrissener Kapselteile meist für unmöglich. Aber auch schon frühere Autoren vertraten die Ansicht von der primären, blutigen Versorgung der Monteggiaverletzung. So reponierte HERRMANN bei seinem Falle das Speichenköpfchen blutig, wobei er dieses später resecierte. DURAND dagegen reponierte das Capitulum radii konservativ, stellte jedoch die Elle blutig und fixierte sie mittels metallischer Klammer. LECLERC (1929) empfahl bei alten Leuten eine Osteosynthese der Elle mittels LAMBOTTEscher Platte als den leichtesten, einfachsten und sichersten Weg. ALGLAVE empfahl die primäre Resection des Speichenköpfchens. SPEED und BOYD, die auch einige ihrer 30 frischen Fälle konservativ behandelten, opierieren wegen der schlechten Ergebnisse der unblutigen Methode. Sie schreiben, daß die konservative Behandlung bei Erwachsenen selten gute Endresultate ergäbe. Bei Kindern könnte die unblutige Behandlung öfters angewendet werden, jedoch sei sie ein unsicheres Verfahren.

Zur blutigen Reposition empfehlen sie einen Schnitt an der Lateralseite, durch den gleichzeitig der Ellenbruch und das Speichenköpfchen dargestellt werden können. Die Elle wird mittels Vitalliumplatte und Schrauben, und das Speichenköpfchen durch einen Fascienstreifen aus der Umgebung fixiert. Anschließende Ruhigstellung im Oberarmgipsverband. KELLOGG, SPEED, WILSON, CAMPBELL und WARDLE, nahmen Fascia-lata-Streifen als Ersatz für das Ligamentum annulare, während CORBETT ein Stück der Bicepsfascie für diesen Zweck verwendete.

WATSON-JONES empfiehlt wegen der Gefahr der Ellenpseudarthrose bei den konservativ behandelten vorderen Fällen für diese die blutige Reposition der Elle und deren Fixation mittels Vitallium — oder rostfreier Stahlplatte, die mit Schrauben befestigt wird. Das Speichenköpfchen aber reponiert er unblutig wegen der Gefahr der Myositis ossificans. Anschließend stellt er den Arm im Gipsverband ruhig.

In allen diesen Fällen handelte es sich um frische, geschlossene Monteggiaverletzungen. Nur ganz wenige Autoren berichteten über frische, offene Monteggialaesionen. So schreibt Mac Leod (1892), daß er seinen offenen Fall, der am Tage nach dem Unfall zu ihm kam, durch Extension, extreme Beugung und Manipulation reponieren konnte, nachdem er die Wunde steril verbunden hatte. Er stellte den Arm mit einer Rechtwinkel- schiene ruhig. Ombredanne (1932) reponierte seinen offenen Fall nach Wundexcision durch äußere Manipulationen und stellte den Arm im Gipsverband ruhig. Covali und Andreoiu (1936), welche ausführlich über das Kapitel der offenen Monteggiaverletzungen berichteten, spülten bei ihrem Falle die Wunde mit Äther und Jod. Dann umschlangen sie den Ellenbruch mit einer Drahtnaht. Das Speichenköpfchen richtete sich dabei von selbst ein. Den Arm lagerten sie auf einer Holzschiene bei rechtwinkeliger Beugung des Ellbogens. Es kam zur Heilung per secun- dam, später mußten Sequester entfernt werden. Hinsichtlich der Wund- desinfektion schlagen sie vor, daß bei Fällen, in denen der Knochen am Wundgrunde liege, nur die Blutkoagula und die gequetschten Muskel- fragmente entfernt werden und die Knochenenden mit warmer, physio- logischer Kochsalzlösung bespült werden sollen. Wenn aber der Knochen die Haut durchstoßen habe, so sei im Falle, daß er nicht schmutzig ist, genau so zu verfahren, wenn er aber verschmutzt sei, so wolle man ihn mittels Luer reinigen. Falls bei offenen, kindlichen Monteggiaschädi- gungen die Speichenköpfchenreposition unblutig nicht gelinge, so schla- gen die beiden Verfasser vor, das Capitulum radii vor dem Humeruskopf zu belassen, um dadurch die Bildung einer Nearthrose zu erreichen, welche für eine gute Funktion ausreichend sei. Die reponierten Ellenbruchstücke könne man mit Katgut vereinigen.

Unsere Behandlung der frischen, vorderen,
geschlossenen Verrenkungsbrüche.

Ein Grundsatz der Böhlerschen Methoden der Knochenbruch- behandlung ist unbedingtes Festhalten an konservativen Maßnahmen so- lange nicht eindeutige Vorteile durch die blutige Reposition und interne Fixation gegeben sind.

1. *Reposition:* Die Einrichtung wird durch Zug und Gegenzug bei rechtwinkeliger Beugung des Ellbogens bei *sitzendem* Verletzten und Druck auf das Speichenköpfchen nach den Angaben von Jörg Böhler durchgeführt. Auf diese Weise ist uns die Reposition immer gelungen.

2. *Fixation:* Nach der Einrichtung wird ein Oberarmgipsverband bei Mittelstellung aller Gelenke angelegt, der sofort gespalten wird. Der Gips- verband wird nach 8 Tagen erneuert.

Wir fixieren den Arm durchschnittlich 8 Wochen. Auf diese Weise ist es immer gelungen, die gute Stellung dauernd zu erhalten.

Röntgenkontrollen: Besonderer Wert wird auf die Röntgenkontrolle nach 8 und 14 Tagen gelegt, da in dieser Zeit die Gefahr der Re- luxation besteht und man in diesem Zeitpunkte jene noch beheben kann. Böhler zeigt in seinem Buch einen Fall (Abb. 875), bei dem durch

Nichtbewilligung einer Röntgenkontrolle die Reluxation des Speichenköpfchens zu spät bemerkt worden war. Dadurch wurde der Heilungsverlauf hinausgezögert und das Endergebnis war schlecht.

3. *Übungsbehandlungen:* Sämtliche nicht fixierten Gelenke werden in der von Böhler angegebenen Weise täglich aktiv bewegt. Nach Gipsabnahme dürfen keine Massage und keine passiven Bewegungen durchgeführt werden.

Reluxation des Speichenköpfchens: Der operierte Fall (Nr. 18/3) zeigte als einziger 3 Wochen nach dem Eingriff eine Subluxation, die nicht mehr ganz behoben werden konnte.

Die Osteosynthese der Elle wurde bei dieser Verletzten wegen der vermeintlichen Gefahr der Pseudarthrosenbildung durchgeführt.

Dauer der Behandlungszeit bei frischen, geschlossenen, vorderen Verletzungen (15 Fälle).

Die *kürzeste* Behandlungsdauer betrug bei Erwachsenen ohne Nebenverletzungen 77 Tage (Fall 6). Davon waren 2 Tage stationäre Aufnahme und 75 Tage ambulatorische Behandlung.

Die *längste* Behandlungsdauer betrug bei Erwachsenen ohne Nebenverletzungen 179 Tage (Fall 7) davon waren 8 Tage stationäre Aufnahme und 171 Tage ambulatorische Behandlung.

Die *durchschnittliche* Behandlungsdauer bei Erwachsenen betrug 113 Tage, davon 5 Tage stationäre Aufnahme und 108 Tage ambulatorische Behandlung.

Die Fälle mit Nebenverletzungen hatten manchmal aus diesem Grunde längere Behandlungszeiten. Bei den 3 Kindern betrug die durchschnittliche Behandlungsdauer 42 Tage. (Fortsetzung des Textes S. 124.)

15 frische, geschlossene, vordere

Lfde. Nr.	Name Alter Beruf Seite	Datum d. Unfalles / Datum d. Aufnahme	Unfallhergang	Radialislähmung	Speichenköpfchenverletzung	Nebenverletzung	Reluxation	Fixation, Dauer in Wochen	Dauer d. Behdlg. in Tag. Krankenhaus	Ambulant	Zusammen
1	Leopold E. 44 Jahre Monteur Re.	7. 8. 31 / 7. 8. 31	Auto-zusammen-stoß / Varus?	0	0	Fract. humeri dext. Frakt. aperta olecr. dext.	0	10	83	92	175
2	Franz Ch. 43 Jahre Monteur Re.	17.11.31 / 21.11.31	Kurbel-rückschlag / Varus 20 Gr.	ja	0	0	0	12	7	104	111
3	Karl N. 21 Jahre Radio-techniker Re.	2. 9. 33 / 13. 9. 33	Radsturz / Varus 35 Gr.	0	0	0	0	8	0	110	110

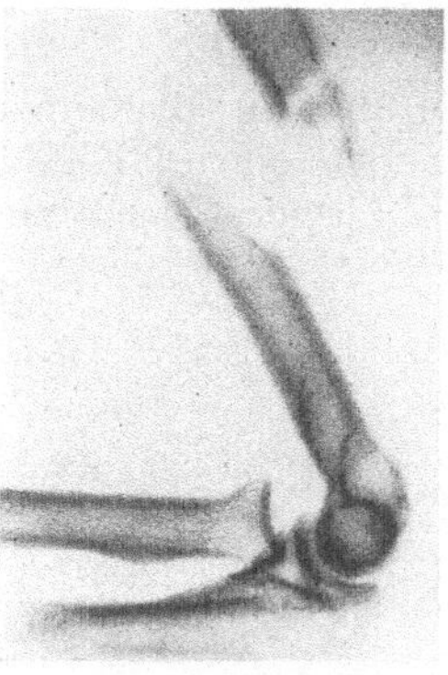 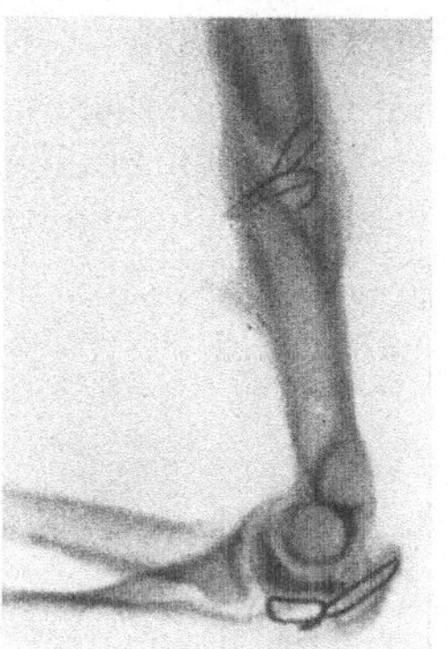

Abb. 1a (7. 8. 31).   Abb. 1b (12. 5. 36).

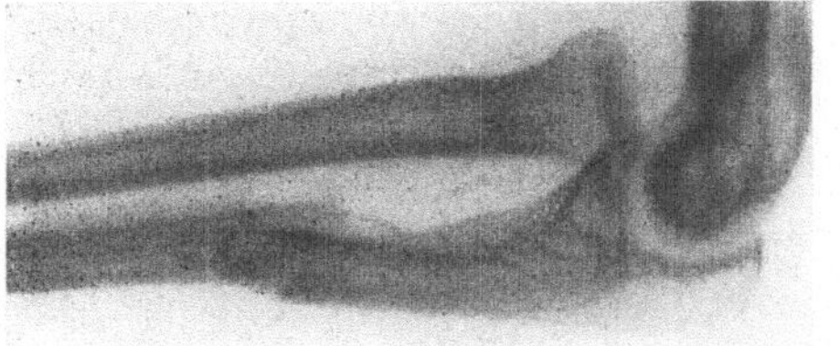

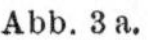 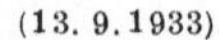

Abb. 3 a.   (13. 9. 1933).   Abb. 3 b.

Monteggia-Verletzungen.

Entlassungs-Befund		Nachuntersuchung							Anmerkung
		klinisch		röntgenologisch					
				Elle		Band-ver-knöche-rungen	Brücken-kallus	Arthrose	
Ell-bogen	Vorderarm-drehung	Ell-bogen	Vorderarm-drehung	fest	pseud.				
29.1.32		**12.5.36**							
75—120 Gr.	Pronation und Supination je ⅓ eingeschr.	60—140 Gr.	frei	ja Varus ?	0	0	0	0	6 Wochen nach dem Unfall, Drahtnaht des Oberarmes und des Olecranons
12.3.32		**17.7.48**							
80—165 Gr.	Supination ⅓ eingeschränkt Pronation frei	60—155 Gr.	Supination ⅓, Pronation ½ eingeschr.	ja Varus 20 Gr.	0	stärkere	Starke Periost-auflagerung der Elle u. Speiche	ja	Verspätet eingeliefert
2.1.34		**21.4.49**							
75—165 Gr.	Supination ⅓ eingeschränkt Pronation fast frei	50—170 Gr.	frei	ja Varus 25 Gr.	0	0	0	0	Verspätet eingeliefert

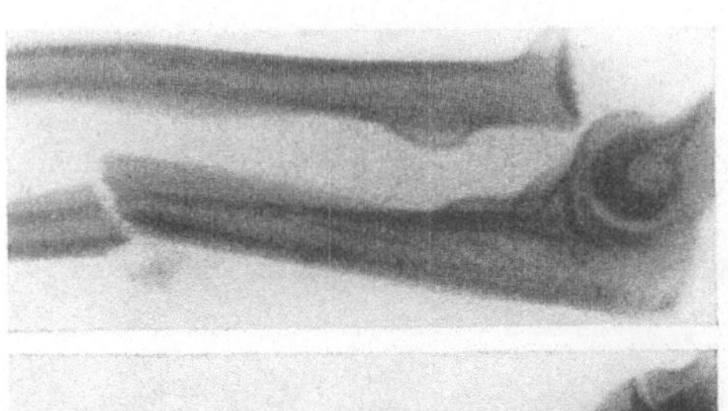

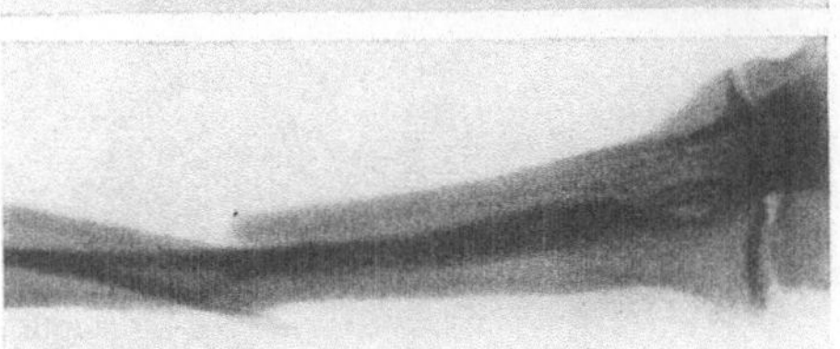

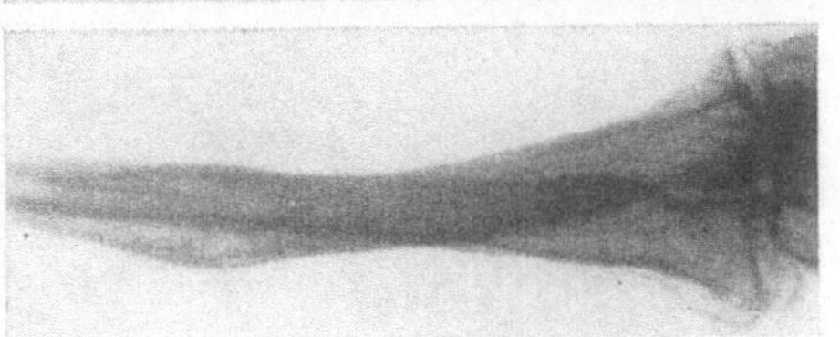

Abb. 2a, b (21.11.1931).   Abb. 2c, d (17.7.1948).

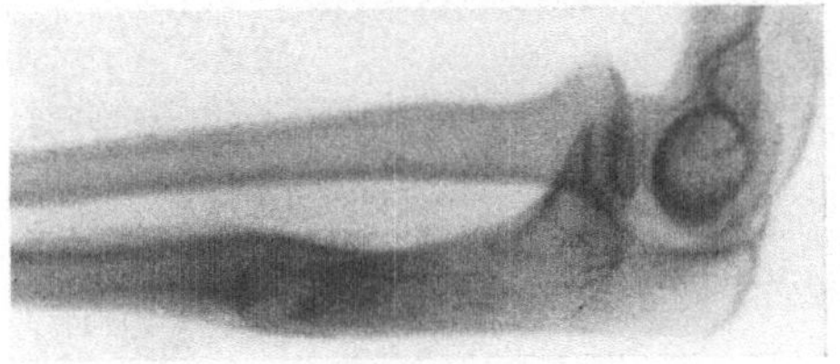

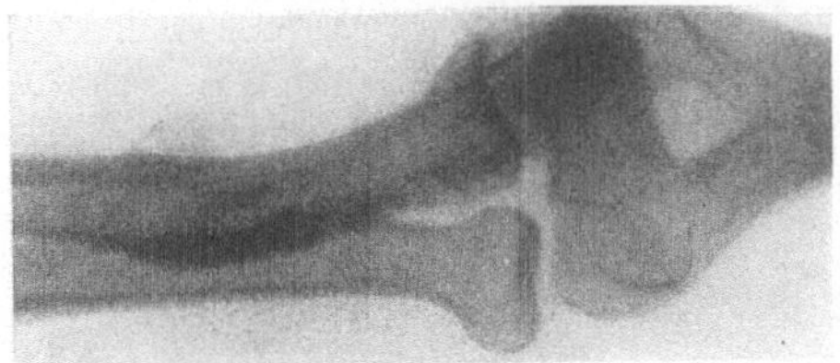

Abb. 3c.   (21. 4. 1949.)   Abb. 3d.

15 frische, geschlossene, vordere

Lfde. Nr.	Name Alter Beruf Seite	Datum d. Unfalles / Datum d. Aufnahme	Unfall-hergang	Radialislähmung	Speichen-köpfchen-verletzung	Neben-verletzung	Reluxation	Fixation, Dauer in Wochen	Kranken-haus	Ambulant	Zusammen
4	Johann K. 52 Jahre Betriebs-führer Li.	1.1.39 / 1.1.39	Autounfall / Varus 20 Gr.	0	0	Frakt. colli. femor. med. dext.	0	8	54	90	144
5	Leni F. 17 Jahre Küchen-mädchen Re.	1.1.44 / 1.1.44	Vom Zuge nieder-gestoßen worden / Varus 15 Gr.	0	0	Comm. cerebri. Luxat axill. sin. Rupt lig. coll. med. gen. sin.	0	11	7	110	117
6	Siegfried H. 50 Jahre Hilfs-arbeiter Li.	29.6.44 / 29.6.44	Mit Wagen angefahren / Valgus 5 Gr.	0	0	0	0	9	2	75	77

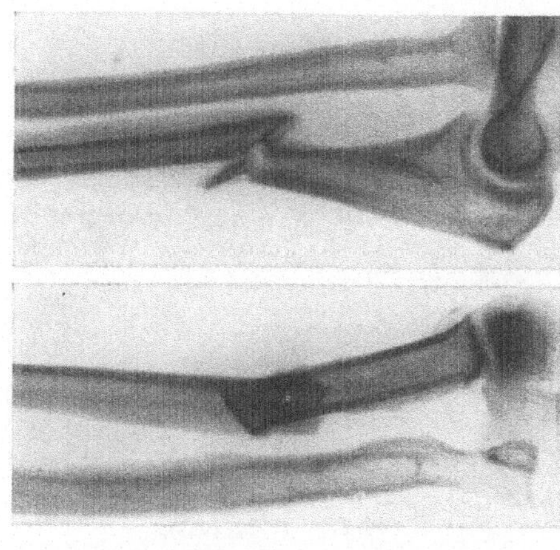

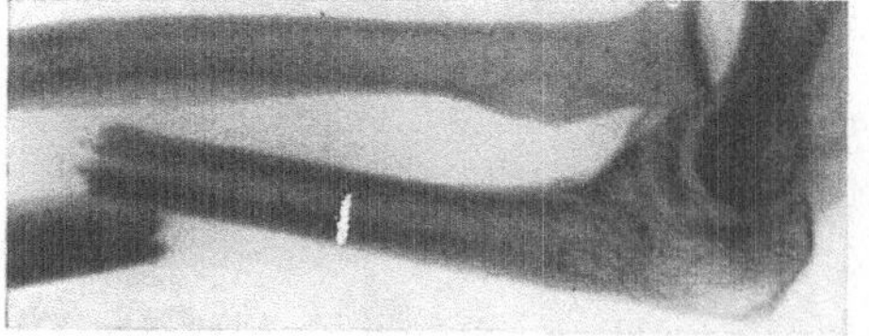

Abb. 4a, b (1.1.1939).

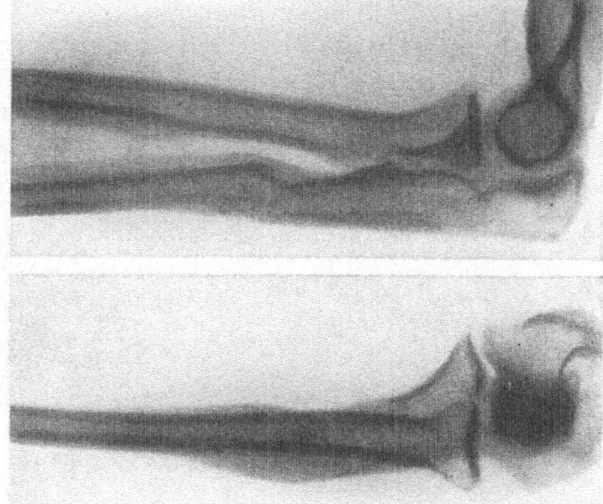

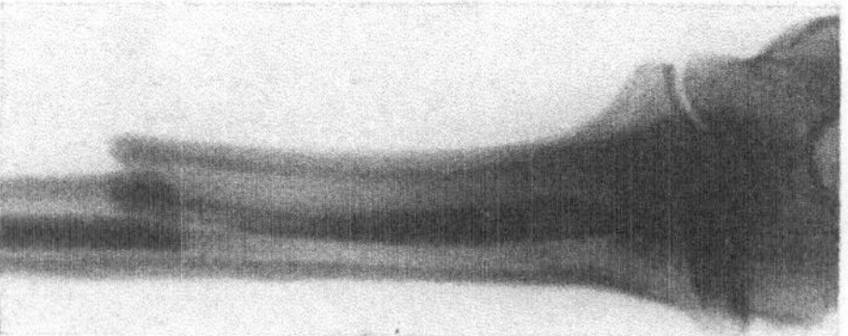

Abb. 4c, d (17.7.1948).

Abb. 6a.   (29.6.1944.)   Abb. 6b.

Monteggia-Verletzungen *(Fortsetzung).*

Entlassungs-Befund		Nachuntersuchung								Anmerkung
		klinisch		röntgenologisch						
				Elle		Band-ver-knöche-rungen	Brücken-kallus	Arthrose		
Ell-bogen	Vorderarm-drehung	Ell-bogen	Vorderarm-drehung	fest	pseud.					
13. 4. 39		17. 7. 48								
45—150 Gr.	frei	frei	frei	ja	0	0	0	0		Schenkelhals-nagelung 30.1.39. Bei der Nachunter-suchung be-schwerdefrei
28. 3. 44										
(Gipsabnahme)		—	—	—	—	—	—	—		—
70—115 Gr.	Supination ¾ behindert Pronation fast frei									
Varus 15 Gr.										
13. 9. 44		17. 7. 48								
45—175 Gr.	frei	frei	frei	ja	0	0	0	0		
				Varus 10 Gr.						

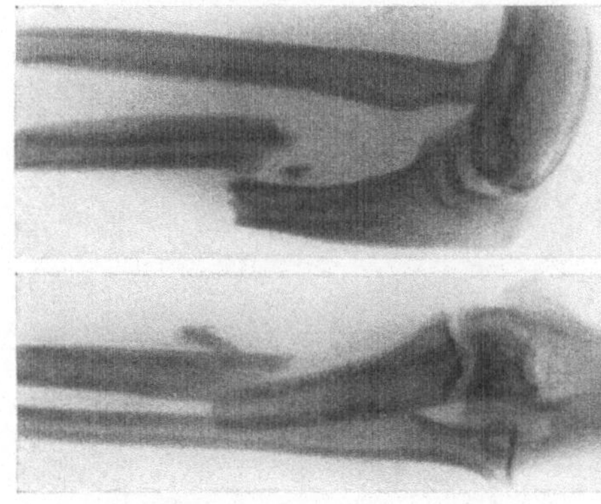

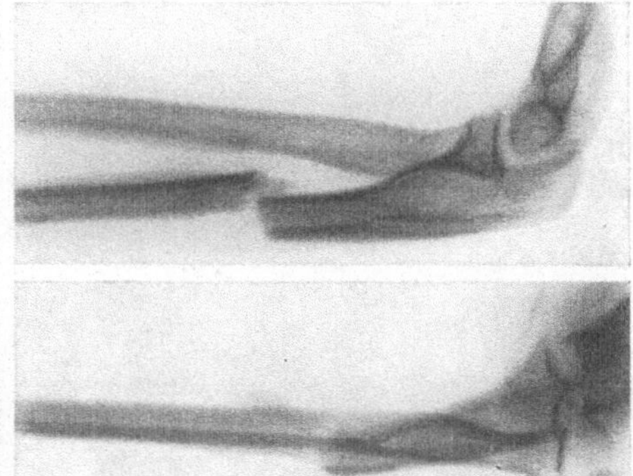

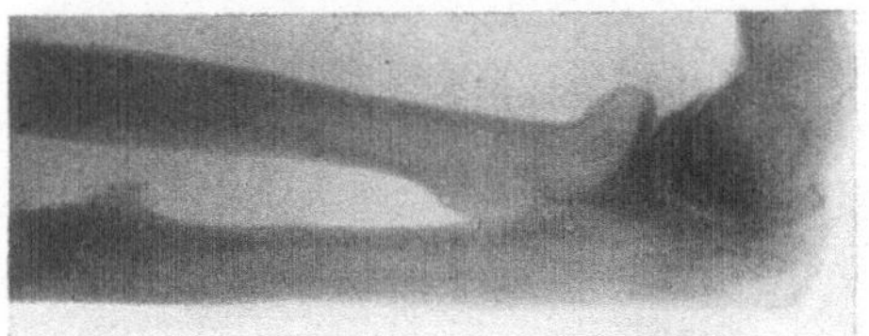

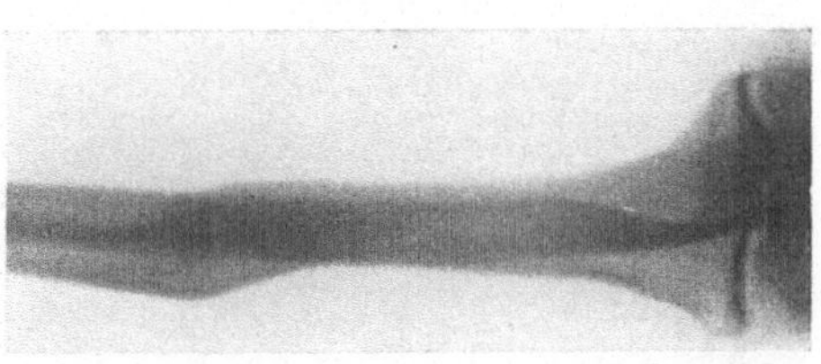

Abb. 5 a, b (1. 1. 44.)   Abb. 5 c, d (28. 3. 44.)

Abb. 6 c.   (17. 7. 1948.)   Abb. 6 d.

15 frische, geschlossene, vordere

Lfd. Nr.	Name Alter Beruf Seite	Datum d. Unfalles ——— Datum d. Aufnahme	Unfall-hergang	Radialislähmung	Speichen-köpfchen-verletzung	Neben-verletzung	Reluxation	Fixation, Dauer in Wochen	Dauer d. Behdlg. i n Tag.		
									Kranken-haus	Ambulant	Zusammen
7	Friedrich A. 45 Jahre Schlosser Re.	8.11.44 ——— 8.11.44	Mauer-einsturz Varus 15 Gr.	0	0	0	0	8	8	171	179
8	Dr. R. 44 Jahre Arzt Li.	21.5.46 ——— 23.5.46	Motorrad Autozu-sammenstoß Varus?	ja	0	Stückbruch link. Oberarm	0	8	23	132	155
9	Karl P. 46 Jahre Dachdecker Li.	18.6.46 ——— 18.6.46	Von Auto nieder-gestoßen worden Valgus 10 Gr.	ja	0	Fractur olecr.	0	8	20	104	124

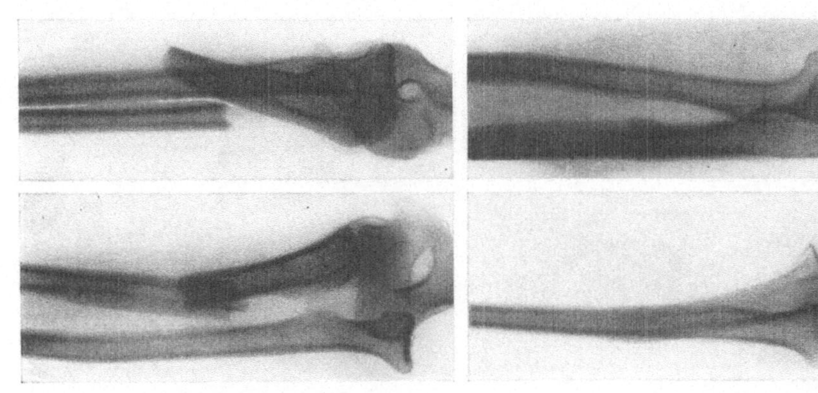

Abb. 7a, b (8. 11. 44).   Abb. 7c, d (12. 3. 49).

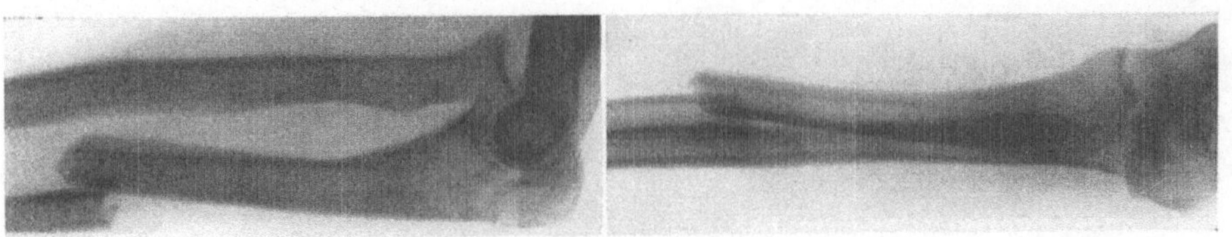

Ab. 9a.   (18. 6. 46.)   Abb. 9 b.

Monteggia-Verletzungen *(Fortsetzung)*.

Entlassungs-Befund		Nachuntersuchung							Anmerkung
		klinisch		röntgenologisch					
				Elle		Band-ver-knöche-rungen	Brücken-kallus	Arthrose	
Ell-bogen	Vorderarm-drehung	Ell-bogen	Vorderarm-drehung	fest	pseud.				
6. 5. 44		12. 3. 49							
55—135 Gr.	Sup $^2/_3$ Pro. ½ eingeschr.	50—170 Gr.	In den End-lagen ein-geschr. Varus 20 Gr.	ja	0	gerir g	0	0	
26. 10. 46		2. 4. 49							
90—115 Gr.	je $^2/_3$ eingeschr.	frei	frei Varus 15 Gr.	ja	0	gering	0	0	Verspätet ein-geliefert
20. 10. 46		17. 7. 48							Straffe Pseu-darthrose der Elle
60—160 Gr.	In den End-lagen ein-geschr.	50—175 Gr.	frei Val-gus 5 Gr.	0	ja	0	0	0	

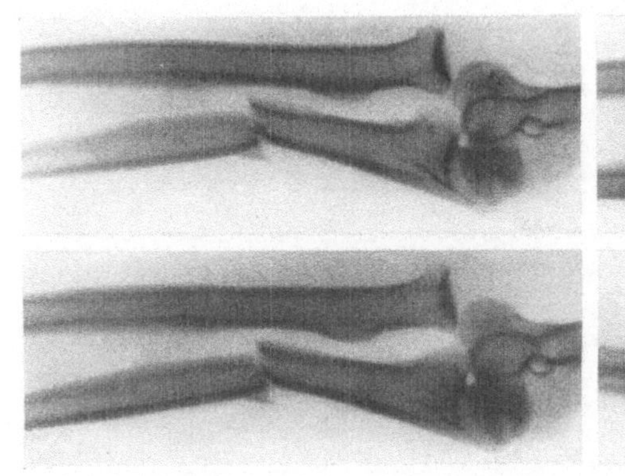

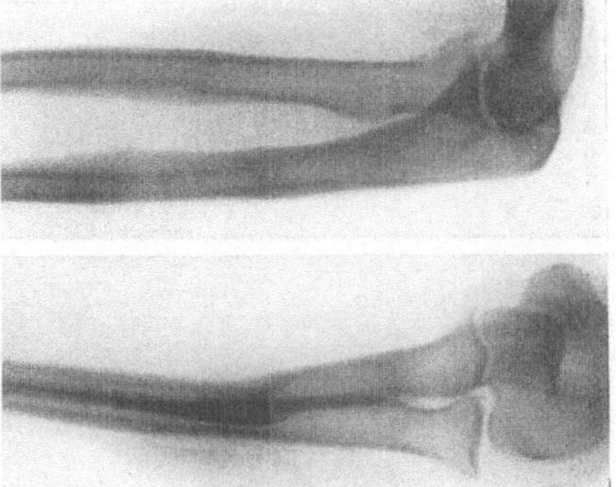

Abb. 8 a, b (23. 5. 46).   Abb. 8 c, d (2. 4. 49).

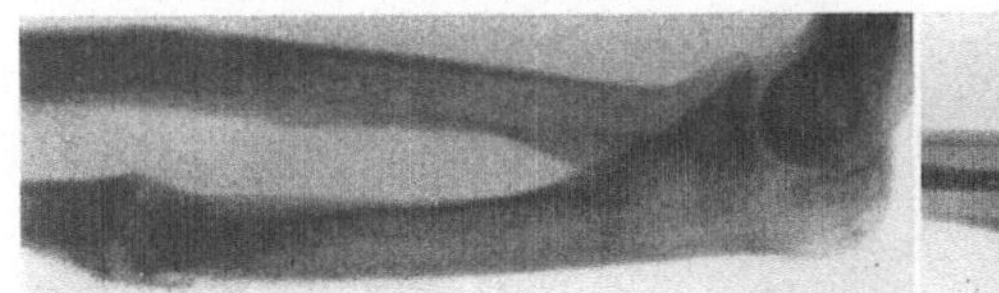

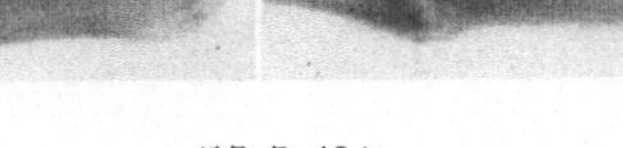

Abb. 9 c.   (17. 7. 48.)   Abb. 9 d.

15 frische, geschlossene vordere

Lfd. Nr.	Name Alter Beruf Seite	Datum d. Un- falles ——— Datum d. Auf- nahme	Unfall- hergang	Radialislähmung	Speichen- köpfchen- verletzung	Neben- verletzung	Reluxation	Fixation, Dauer in Wochen	Dauer d. Be- hdlg. in Tag.		
									Kranken- haus	Ambulant	Zusammen
10	Franz D. 22 Jahre Beamter Li.	26.6.46 ——— 26.6.46	Auf den Arm ge- stürzt Valgus 10 Gr.	0	0	Fract. apert. olecr. sin.	0	8	14	69	83
11	Inge B. 6 Jahre Kind Re.	12.8.46 ——— 12.8.46	Auf den Arm ge- stürzt Varus 0 Gr.	0	0	0	0	6	—	42	42
12	Klaus Z. 3 Jahre Kind Li.	26.3.47 ——— 26.3.47	Auf den Arm gestürzt Varus 25 Gr.	0	0	0	0	6	—	42	42

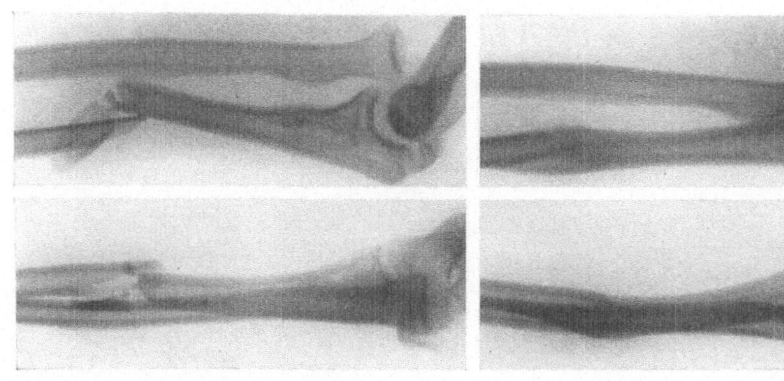

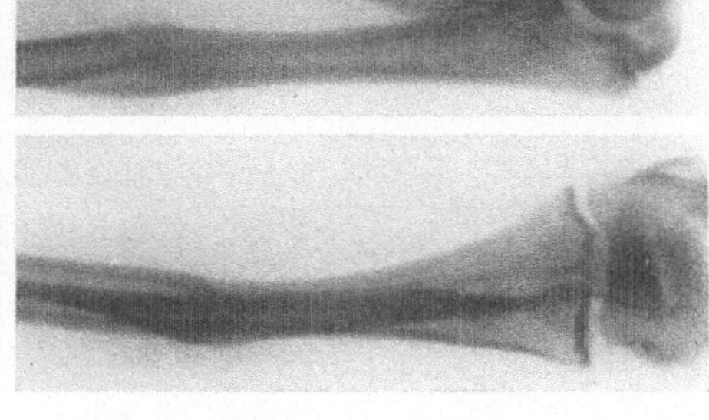

Abb. 10a, b (26. 6. 46.)   Abb. 10c, d (17. 7. 48.)

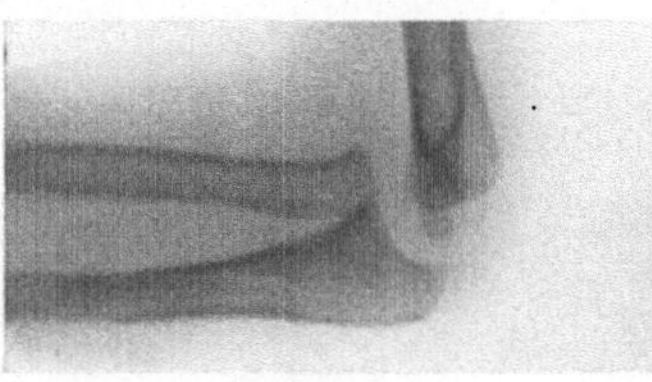

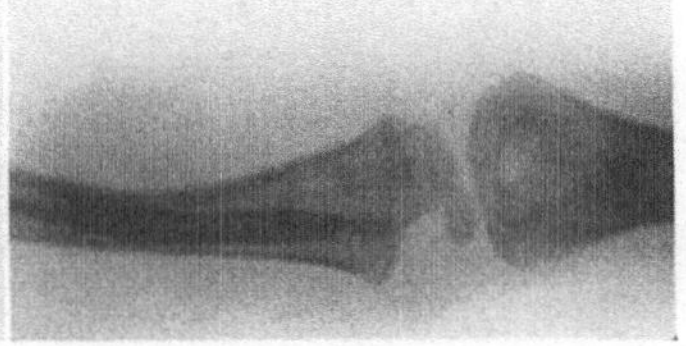

Abb. 12a.   (26. 3. 47.)   Abb. 12b.

Monteggia-Verletzungen *(Fortsetzung).*

Entlassungs-Befund		Nachuntersuchung							Anmerkung
		klinisch		röntgenologisch					
				Elle		Band-ver-knöche-rungen	Brücken-kallus	Arthrose	
Ell-bogen	Vorderarm-drehung	Ell-bogen	Vorderarm-drehung	fest	pseud.				
18. 9. 46		17. 7. 48							
50—155 Gr.	Sup. ¼ be-hindert, Pro. frei	frei	frei	ja	0	0	0	0	Straffe Ellen-hakenpseudar-throse
				Varus 25 Gr.					
23. 9. 46		12. 3. 49							
55—165 Gr.	Sup. ⅓ behin-dert, Pron. frei	frei	frei	ja	0	0	0	0	
				Varus 0 Gr.					
7. 5. 47		12. 3. 49							
50—180 Gr.	frei	frei	frei	ja	0	0	0	0	
				Varus 20 Gr.					

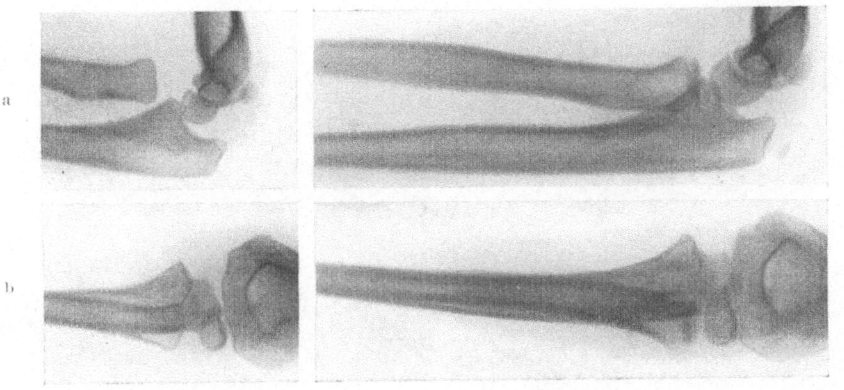

Abb. 11a, b (12. 8. 46)　　　　　Abb. 11c, d (12. 3. 49.)

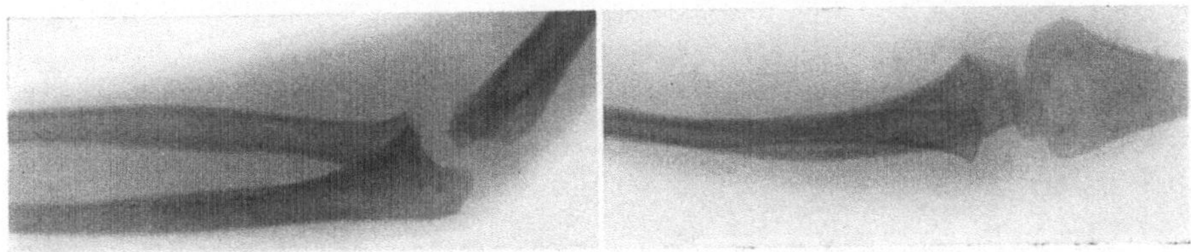

Abb. 12c.　　　(12. 3. 49.)　　　Abb. 12d.

15 frische, geschlossene vordere

Lfd. Nr.	Name Alter Beruf Seite	Datum d. Un-falles Datum d. Auf-nahme	Unfall-hergang	Radialislähmung	Speichen-köpfchen-verletzung	Neben-verletzung	Reluxation	Fixation, Dauer in Wochen	Dauer d. Be-hdlg. in Tag.		
									Kranken-haus	Ambulant	Zusammen
13	Joh. W. 35 Jahre Kutscher Li.	25.3.47 25.3.47	Hufschlag Varus 0 Gr.	0	0	0	0	8	9	79	88
14	Josef P. 50 Jahre Fleisch-hauer-gehilfe Re.	5. 6. 48 5. 6. 48	Auto-unfall Varus ?	0	0	Fract. femoris sin. Cont. thorac.	0	9	55	71	126
15	Edith B. 9 Jahre Schülerin Re.	30.8.48 30.8.48	Beim Lau-fen ge-stürzt Varus 0 Gr.	0	0	0	0	6	0	42	42

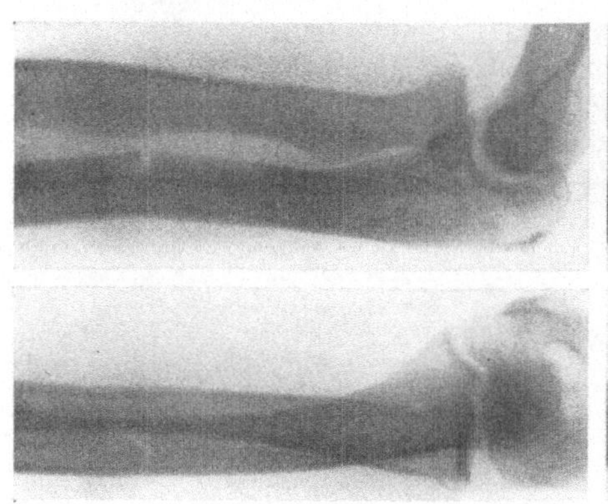

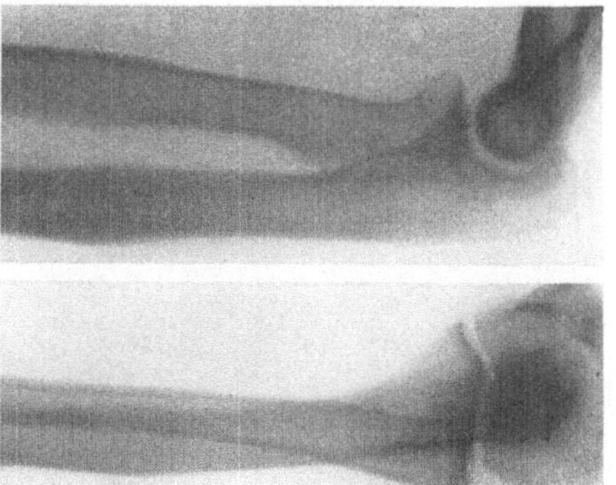

Abb. 13a, b (25. 3. 47).   Abb. 13c, d (12. 3. 49).

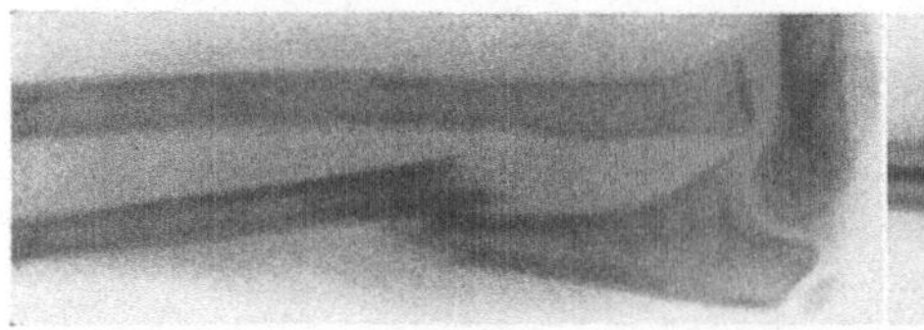

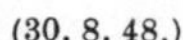

Abb. 15a.   (30. 8. 48.)   Abb. 15b.

Monteggia-Verletzungen *(Fortsetzung)*.

Entlassungs-Befund		Nachuntersuchung							Anmerkung
		klinisch		röntgenologisch					
				Elle		Band-ver-knöche-rungen	Brücken-kallus	Arthrose	
Ell-bogen	Vorderarm-drehung	Ell-bogen	Vorderarm-drehung	fest	pseud.				
22. 6. 47		12. 3. 49							
50—165 Gr.	frei	frei	frei	ja Varus 0 Gr.	0	0	0	0	
10. 10.48		10. 3. 49							
45—160 Gr.	frei	40—160 Gr.	frei	ja Varus 0 Gr.	0	0	0	0	Oberschenkel-bruch mark-genagelt. Bei der Nachunter-suchung be-schwerdefrei.
11. 9. 48		8. 3. 49							
45—170 Gr.	frei	frei	frei	ja Varus 20 Gr.	0	0	0	0	

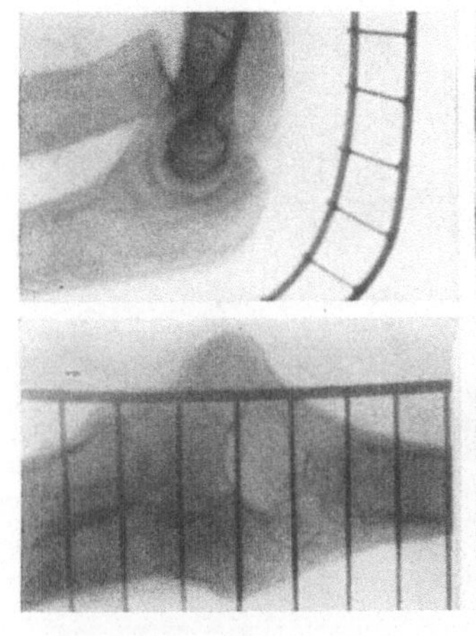

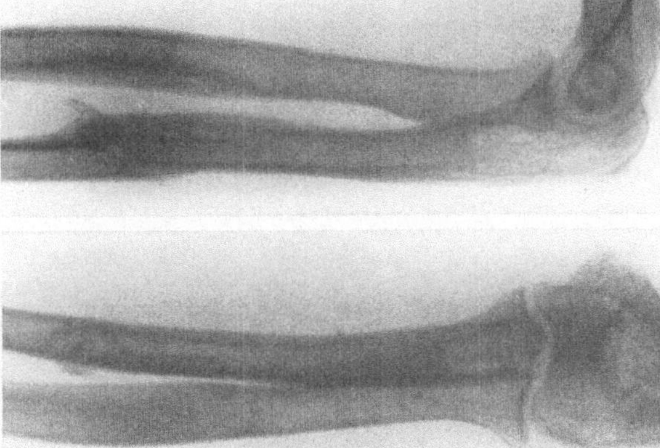

Abb. 14a, b (5. 6. 48).　　　　Abb. 14c, d (10. 3. 49).

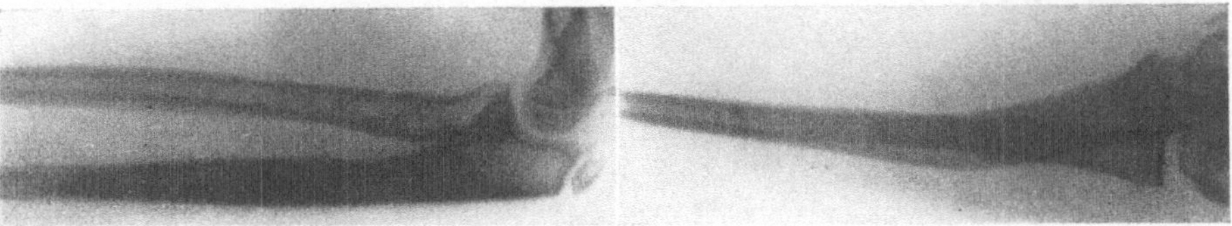

Abb. 15c.　　　　(8. 3. 49.)　　　　Abb. 15d.

4 frische, offene, vordere

Lfd. Nr.	Name Alter Beruf Seite	Datum d. Unfalles / Datum d. Aufnahme	Unfallhergang	Radialislähmung	Speichenköpfchenverletzung	Nebenverletzung	Heilungsverlauf	Reluxation	Fixation, Dauer in Wochen	Dauer d. Behdlg. in Tag. Krankenhaus	Ambulant	Zusammen
16 1	Joh. K. 50 Jahre Druckereiarbeiter Li.	7.12.27 / 7.12.27	Sturz in den Aufzugschacht — Varus 25 Gr.	0	ja	0	glatt	0	5	15	128	143
17 2	Rud. Sch. 26 Jahre Chauffeur Li.	25.10.35 / 25.10.35	Als Motorradfahrer von Auto niedergestoßen — Varus 10 Gr.	0	0	Vuln. lac. Cont. cruris sin.	glatt	0	9	34	103	137
18 3	Marie R. 59 Jahre Köchin Li.	2. 4. 38 / 2. 4. 38	Von Auto niedergestoßen worden — Varus 25 Gr.	0	0	Fract. mall. med. dext.	glatt	nach 20 Tagen	9	28	165	193

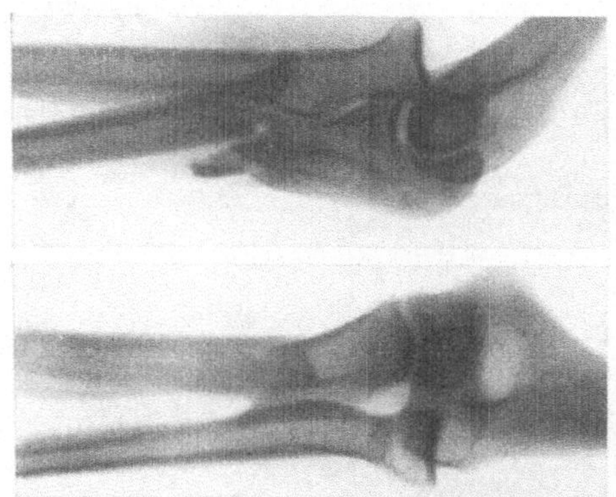

Abb. 16/1 a, b (7. 12. 27.)

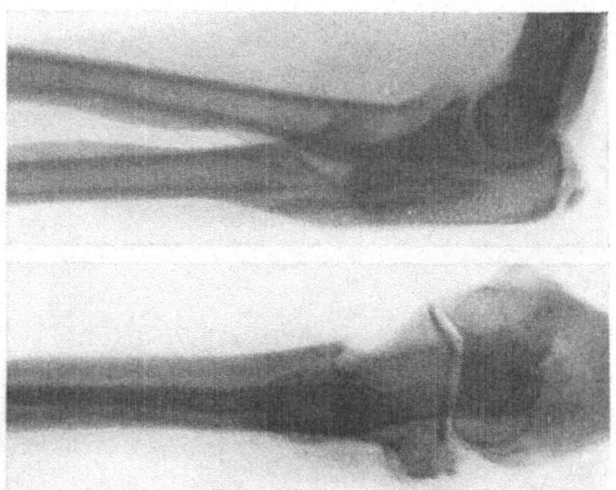

Abb. 16/1 c, d (17. 7. 48.)

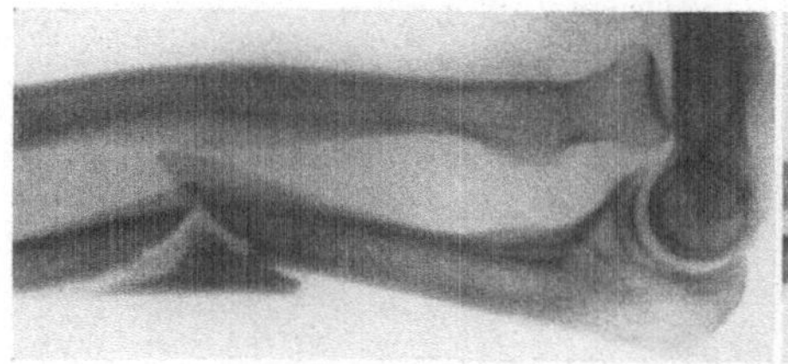

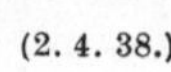

Abb. 18/3a.   (2. 4. 38.)   Abb. 18/3b.

Monteggia-Verletzungen.

Entlassungs-Befund		Nachuntersuchung							Anmerkung
		klinisch		röntgenologisch					
				Elle		Band-ver-knöche-rungen	Brücken-kallus	Arthrose	
Ell-bogen	Vorderarm-drehung	Ell-bogen	Vorderarm-drehung	fest	pseud.				
28. 4. 28				17. 7. 48					
45—160 Gr.	Sup. O. Pron. ½ mögl.	50—165 Gr.	Sup. ⅓ mögl. Pron. frei — Varus 10 Gr.	ja	0	0	0	ger.	Verknöche-rungen im Be-reiche des Tri-cepssehnen-ansatzes.
13. 3. 36				10. 3. 49					
70—150 Gr.	frei	frei	frei — Varus 15 Gr.	0	ja	0	0	0	Straffe Ellen-pseudarthrose.
12. 11. 38									
55—150 Gr.	In Mittel-stellung versteift	—	— Varus 0 Gr.	ja	0	ja	ja	0	9 Tage nach Unfall Osteo-synthese der Ellenbruch-stücke.

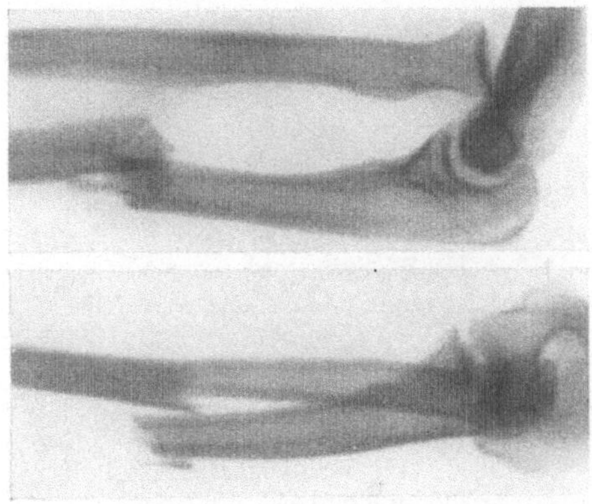

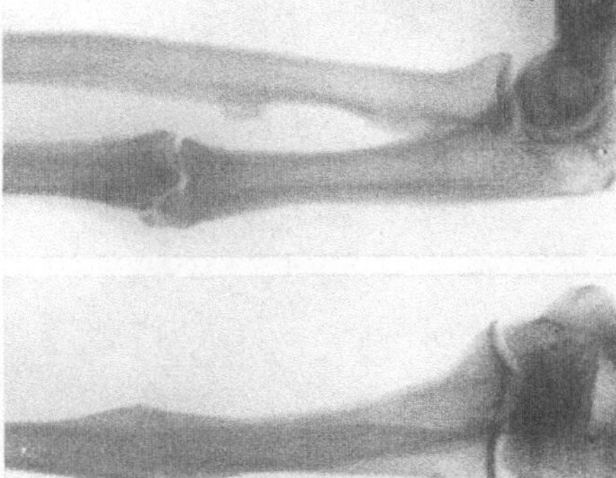

Abb. 17/2a, b (25. 10. 35).   Abb. 17/2c, d (10. 3. 49).

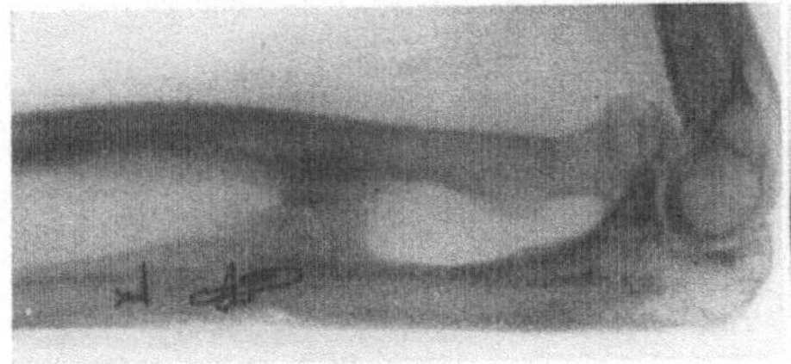

Abb. 18/3c.   (12. 11. 38.)   Abb. 18/3d.

4 frische, offene, vordere

Lfd. Nr.	Name Alter Beruf Seite	Datum d. Unfalles / Datum d. Aufnahme	Unfalls-hergang	Radialislähmung	Speichenköpfchenverletzung	Nebenverletzung	Heilungsverlauf	Reluxation	Fixation, Dauer in Wochen	Krankenhaus	Ambulant	Zusammen
19 4	Karl S. 40 Jahre Hilfs-arbeiter Re.	16.12.38 16.12.38	Durch Ver-schiebe-bühne ge-quetscht Varus 70 Gr.	ja	0	Haut-ablede-rung re. Oberschen-kel mit Er-öffng. d. Kniegel.	glatt	0	14	154	167	321

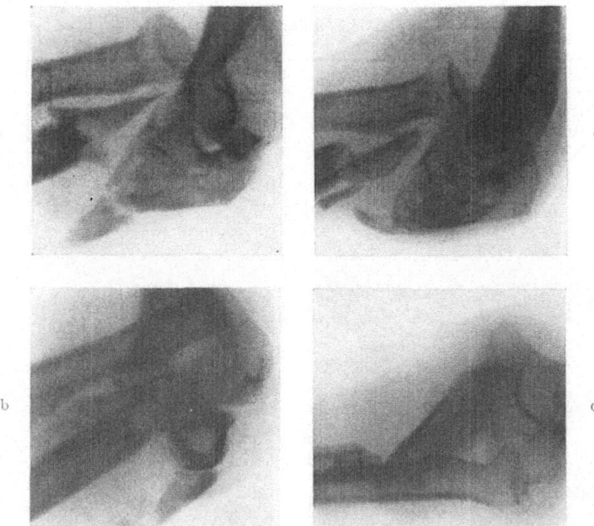

Abb. 19/4 a, b (16. 12. 38).   Abb. 19/4 c, d (17. 10. 39).

Frische, offene, vordere Monteggiaverletzungen
(4 Fälle).

Die gesonderte Besprechung dieser Fälle ist begründet, da die Prognose eine wesentlich schlechtere ist als die der geschlossenen, vorderen Fälle.

Hinsichtlich des Entstehungsmechanismus ist zu bemerken, daß sie immer direkt entstehen. Die Gewalteinwirkung muß nicht groß sein. Meist entsteht nur eine kleine Wunde (etwa 5: 3 cm), nur in einem Falle (Nr. 19/4) wurde ein großer Hautdefekt erzeugt.

Monteggia-Verletzungen *(Fortsetzung)*.

Entlassungs-Befund		Nachuntersuchung							Anmerkung
		klinisch		röntgenologisch					
				Elle		Band-ver-knöche-rungen	Brücken-kallus	Arthrose	
Ell-bogen	Vorderarm-drehung	Ell-bogen	Vorderarm-drehung	fest	pseud.				
9. 7. 39		12. 3. 48							
75—110 Gr.	In Mittel-stellung aktiv Wackelbeweg.	75—140 Gr.	In Mittel-stellung aktiv Wackelbew.	0 Varus 0 Gr.	ja	0	0	0	Primär wegen Haut- und Weichteildefektes nicht reponiert, d. lockere Ulnapseudarthrose operiert (Spanverpflanzung u. in 2. Sitzung Speichenköpfchenresektion)

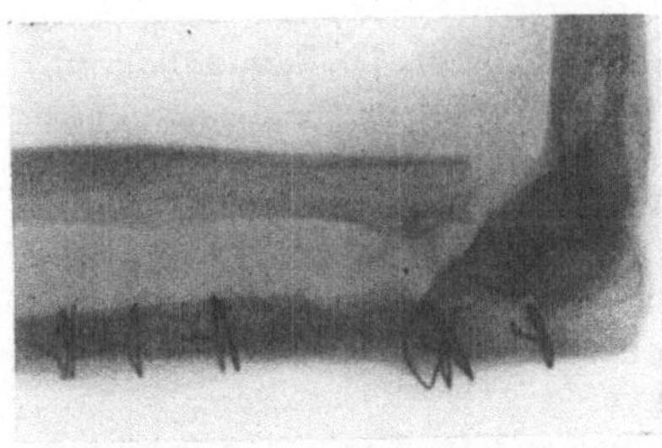

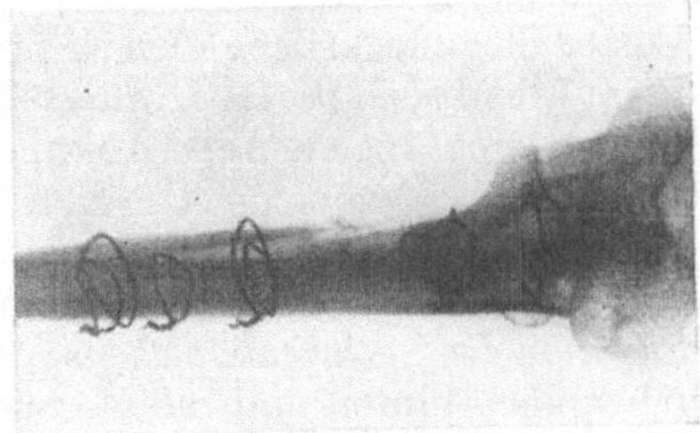

Abb. 19/4 e.   (12. 3. 48).   Abb. 19/4 f.

Die Behandlung wurde ebenfalls konservativ, das heißt ohne Osteosynthese, durchgeführt. Durch exakte Wundausschneidung wurden sie in geschlossene verwandelt und wie diese dann weiter behandelt.

Sämtliche Fälle heilten ohne Wundstörungen.

Dauer der Behandlung bei denselben: Die *kürzeste* Behandlungsdauer betrug 137 Tage (Fall 17/2), davon waren 34 Tage stationäre Aufnahme und 103 Tage ambulatorische Behandlung.

Die *längste* Behandlungsdauer betrug 143 Tage (Fall 16/1), davon waren 15 Tage stationäre Aufnahme und 128 Tage ambulatorische Behandlung.

Die *durchschnittliche* Behandlungsdauer betrug 140 Tage, davon 25 Tage stationäre Aufnahme und 115 Tage ambulatorische Behandlung.

Diese Zahlen verstehen sich unter Ausschluß der Fälle mit Nebenverletzungen.

Die Fälle dieser Gruppe benötigten also im Durchschnitt um 27 Tage länger zur Erreichung der Arbeitsfähigkeit als die geschlossenen vorderen.

B. Dorsale Verrenkungsbrüche (7 Fälle).

Alle Fälle waren geschlossen.

Entstehungsmechanismus: Dieser geht eindeutig aus der Anamnese dreier Fälle hervor. Der im Ellbogen gebeugte Arm geriet nämlich bei diesen zwischen die Puffer zweier Eisenbahnwaggons und wurde in dieser Stellung eingeklemmt. Dadurch kam es einerseits zum Biegungsbruch der Elle im proximalen Drittel, andererseits infolge gleichzeitiger Stauchung des Vorderarmes und weiterer Beugung im Ellbogen zur Verrenkung des Speichenköpfchens nach hinten.

Bei den übrigen Fällen ist der Verletzungsmechanismus nicht so klar aus der Vorgeschichte ersichtlich (Sturz auf der Straße, Sturz auf den Arm bei gebeugtem Ellbogen).

Ort des Ellenbruches, Biegungskeil, Achsenknickungen und Seitenverschiebungen: Die Elle war in allen 7 Fällen im proximalen Drittel gebrochen. Die Länge des proximalen Bruchstückes schwankte zwischen 31 und 65 mm (gegenüber 42—150 mm bei den vorderen Verrenkungsbrüchen).

Volare Biegungskeile fanden sich in 4 Fällen (Abb. 21b, 22b, 23b, 25b).

Beim Ellenbruch bestand immer ein nach volar offener Winkel, einige Male noch eine angedeutete Abknickung des peripheren Bruchstückes nach ulnar.

Die Seitenverschiebungen waren nur gering, die Mehrzahl der Fälle war nach volar und radial zu verschoben.

Luxation des Speichenköpfchens: Bei allen 7 Fällen war das Speichenköpfchen nach hinten und radial verrenkt.

Knochenabsprengungen am Speichenköpfchen: In 5 von den 7 Fällen fanden wir gleichzeitig Abscherungsbrüche des Radiusköpfchens und zwar an der radialen Circumferenz des Capitulum radii. Dies konnte nur dadurch zustande kommen, daß sich der Vorderarm im Moment des Unfalls in Pronationsstellung befunden hatte.

Nervenverletzungen: keine.

Gefäßverletzungen: keine.

Begleitverletzungen: Ein Fall hatte noch einen Bruch der zweiten bis achten Rippe sowie eine Schlüsselbeinfraktur davongetragen.

Konservative Behandlung der dorsalen Verrenkungsbrüche.

Wir haben diese Fälle bei der üblichen Lagerung (sitzender Verletzter, abduzierter Arm, rechtwinkelige Beugung des Ellbogens, mittlere Drehung des Vorderarmes) durch entsprechenden Zug und Gegenzug und gleichzeitigem Druck auf die Bruchstelle der Elle eingerichtet und anschließend im Oberarmgips für durchschnittlich acht Wochen in dieser Stellung fixiert. Die Spaltung des Gipses, Röntgenkontrollen sowie die Durchführung der aktiven Bewegungsübungen ist genau so wie bei den volaren Fällen durchgeführt worden.

Reluxation des Speichenköpfchens: Bei 3 Fällen kam es nach 5 bis 35 Tagen zu einer Subluxation des Speichenköpfchens nach hinten und einer gleichzeitig damit verbundenen Achsenknickung der Ellenbruchstücke mit volar offenem Winkel. Die Ursache dieser Verschiebung ist das Zurücksinken der Bruchstücke nach dorsal infolge Abklingens der Schwellung im gespaltenen Gipsverband. Beim Umgipsen konnte jedoch diese wieder beseitigt werden.

Da diese Form der Monteggiaverletzung eine stärkere Tendenz zur Reluxation zeigt, wäre es daher unserer Ansicht nach zweckmäßiger, diese nicht bei einer Beugung des Ellbogens von 90°, sondern etwa bei 110—120° einzugipsen, um dadurch die Stabilität nach der Reposition zu erhöhen. Außerdem werden wir in Zukunft den gespaltenen Oberarmgipsverband nach 2—3 Tagen wieder schließen.

Operative Behandlung: Bei Fall 26/7 wurde das nach volar verlagerte vom Speichenköpfchen abgesprengte Knochenstück primär blutig entfernt, die übrigen Fälle wurden rein konservativ behandelt. Da dieser Fall die schlechteste Drehfähigkeit bei der Nachuntersuchung gezeigt hat, werden wir in Zukunft in ähnlichen Fällen diesen Eingriff unterlassen, da unserer Meinung nach das schlechte funktionelle Ergebnis auf diesen Eingriff zurückzuführen ist. Wahrscheinlich hätte ihm das belassene Knochenstück eine geringere Bewegungseinschränkung verursacht.

Dauer der Behandlung bei frischen, geschlossenen, hinteren Monteggiaverletzungen (7 Fälle).

Die *kürzeste* Behandlungsdauer betrug 92 Tage (Fall 22/3), diese Zeit war ambulatorische Behandlung, da der Verletzte nicht stationär aufgenommen worden war.

Die *längste* Behandlungsdauer betrug 130 Tage (Fall 26/7), davon waren 5 Tage stationäre Aufnahme und 125 Tage ambulatorische Behandlung.

Die *durchschnittliche* Behandlungsdauer betrug 108 Tage, davon 9 Tage stationäre Aufnahme und 99 Tage ambulatorische Behandlung.

Vergleich mit den Ergebnissen anderer Autoren.

Während die Monteggialaesion in der europäischen Literatur ein häufiges Thema bildet, finden sich im anglo-amerikanischen Schrifttum nur wenige diesbezügliche Arbeiten. Über die größte Anzahl von selbst behandelten Fällen (62, darunter 30 frische) berichteten SPEED und BOYD 1940. Doch hat auch diese Arbeit den Mangel genauer Angaben der Endbefunde, der auch die meisten anderen Berichte entwertet. Subjektive Begriffe wie „befriedigende Funktion, gute Beweglichkeit" ersetzen in der Regel die Winkelgrade der Gelenksbeweglichkeit.

Ferner sind meist nur Bruchteile der Röntgenbilder veröffentlicht und in den wenigsten Fällen findet man Berichte über Pseudarthrosenbildung, Bandverknöcherungen, Arthrosen und Brückencallus. Trotz der Spärlichkeit dieser Angaben kann man aber aus der Literatur ersehen, daß die letztgenannten üblen Folgen fast ausschließlich als Folge der operativen Behandlung der frischen Monteggiaverletzungen gesehen wurden.

Die in der Literatur angeführten konservativ behandelten Fälle zeigten durchschnittlich günstigere Behandlungsergebnisse als die operierten.

Lfd. Nr.	Name Alter Beruf Seite	Datum d. Unfalles / Datum d. Aufnahme	Unfallhergang	Radialislähmung	Speichenköpfchenverletzung	Nebenverletzung	Reluxation	Fixation, Dauer in Wochen	Dauer d. Behdlg. in Tag.		
									Krankenhaus	Ambulant	Zusammen
20 1	Karl F. 41 Jahre Hilfsarbeiter Li.	15.11.29 / 15.11.29	Beim Waggonkuppeln eingequetscht Varus 15 Gr.	0	ja	Fract. cost. II—VIII. sin. Fract. clav. sin.		5	35	66	101
21 2	Anni St. 55 Jahre Privatiere Re.	18.5.36 / 18.5.36	Gestürzt Varus 15 Gr.	0	ja	0	Nach 35 Tagen	6	8	115	123
22 3	Dr. J. 41 Jahre Rechtsanwalt Li.	23.12.38 / 23.12.38	Gestürzt Varus 0 Gr.	0	0	0	Nach 5 Tagen	10	—	92	92

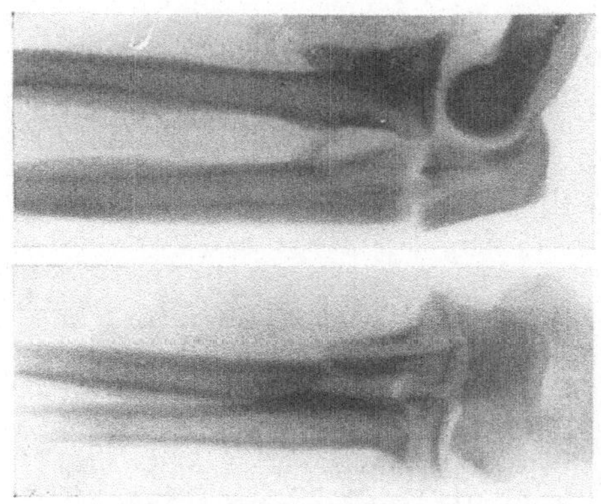

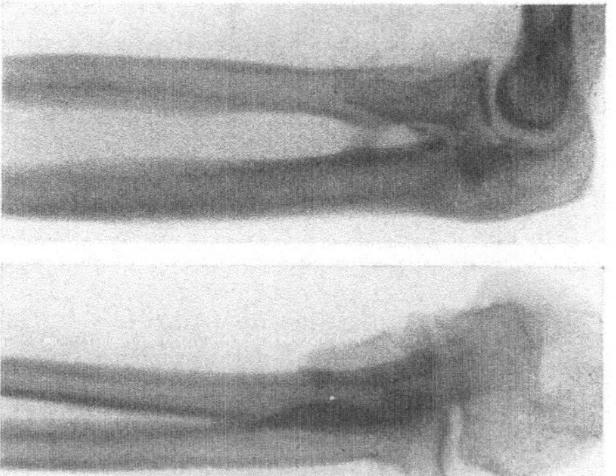

Abb. 20/1a, b (15. 11. 29).   Abb. 20/1c, d (12. 3. 49).

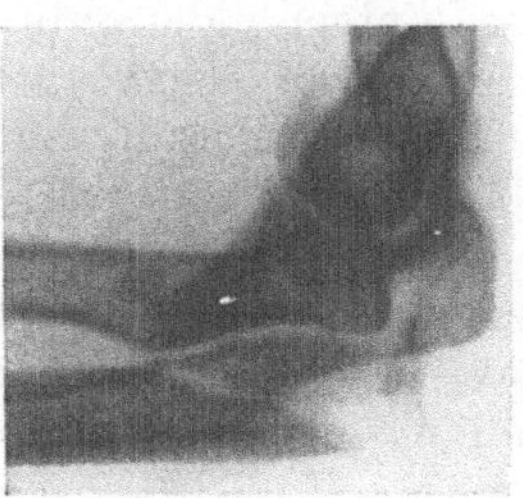

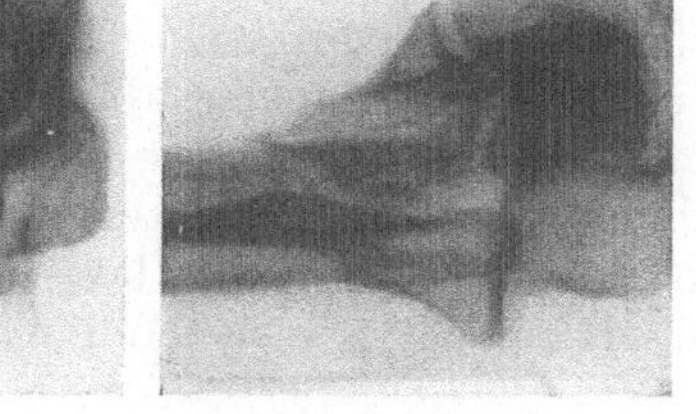

Abb. 22/3 a.   (23. 12. 38.)   Abb. 22/3 b.

Monteggia-Verletzungen.

Entlassungs-Befund		Nachuntersuchung							Anmerkung
		klinisch		röntgenologisch					
				Elle		Band-ver-knöche-rungen	Brücken-kallus	Arthrose	
Ell-bogen	Vorderarm-drehung	Ell-bogen	Vorderarm-drehung	fest	pseud.				
21. 1. 30		12. 3. 49							
60—160 Gr.	Um die Mittel-lage ½ einge-schränkt	60—170 Gr.	Sup. ½ ein-geschr. Pro-nat. fast frei Varus 20 Gr.	ja	0	ja	0	0	
18. 9. 36		21. 1. 38							
70—120 Gr.	Sup. ⅓, Pron. fast vollkom-men eingeschr.	60—135 Gr.	Sup. fast frei, Pron. ²/₃ einge-schr. Varus 15 Gr.	0	ja	0	0	0	Straffe Ellen-pseudarthr.
25.3. 39									
70—135 Gr.	Sup. ½, Pron. ⅓ eingeschr.	—	—	—	—	—	—	—	

Abb. 21/2a, b (18. 5. 36).   Abb. 21/2c, d (21. 1. 38).

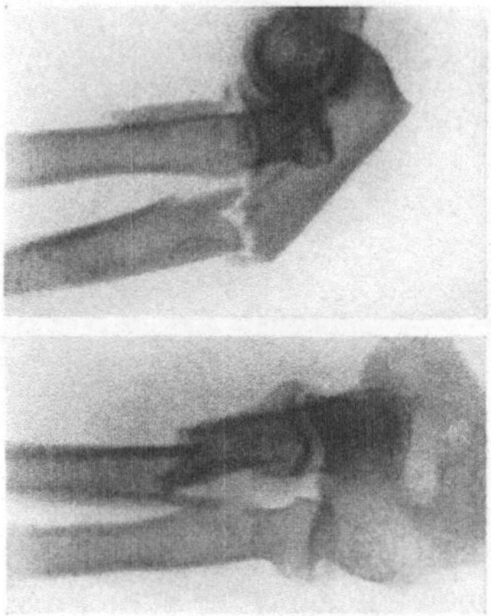

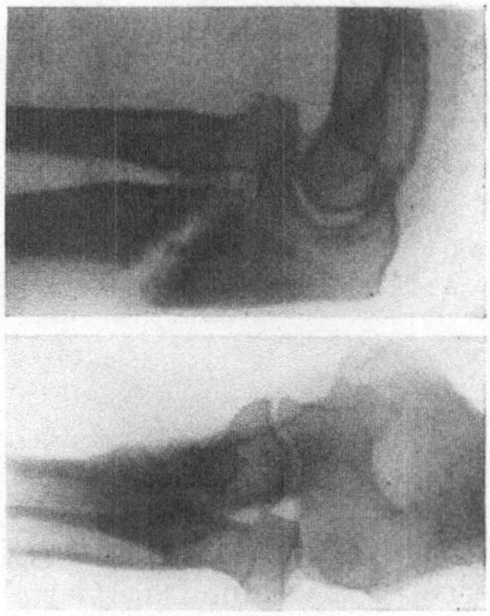

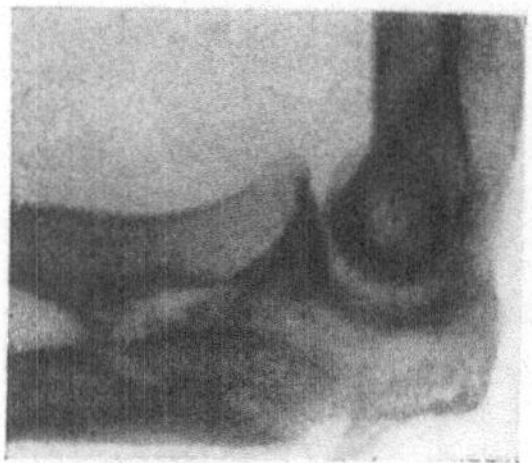

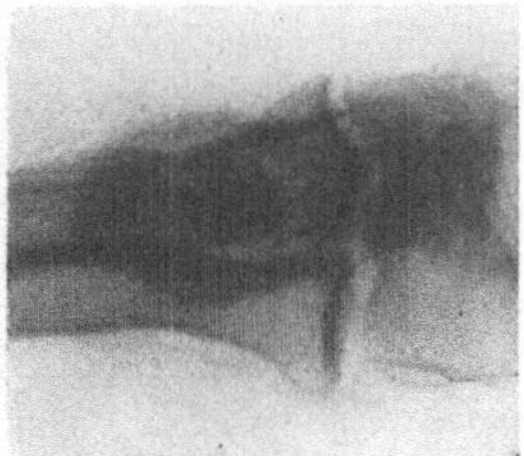

Abb. 22/3c.   (25. 3. 39.)   Abb. 22/3 d.

7 frische, geschlossene, hintere

Lfd. Nr.	Name Alter Beruf Seite	Datum d. Unfalls / Datum d. Aufnahme	Unfall-hergang	Radialislähmung	Speichenköpf-chenverletzung	Neben-verletzung	Reluxation	Fixation, Dauer in Wochen	Dauer d. Behdlg. in Tag.		
									Kranken-haus	Ambulant	Zusammen
23 4	Herma S. 48 Jahre Priv. Re.	25.1.39 25.1.39	Sturz auf Ellbogen Varus 0 Gr.	0	ja	0	nach 12 Tagen	8	0	104	104
24 5	Karl H. 50 Jahre Mitfahrer Re.	20.9.44 20.9.44	Beim An-kuppeln-einge-klemmt Varus 15 Gr.	0	ja	0	0	8	9	98	107

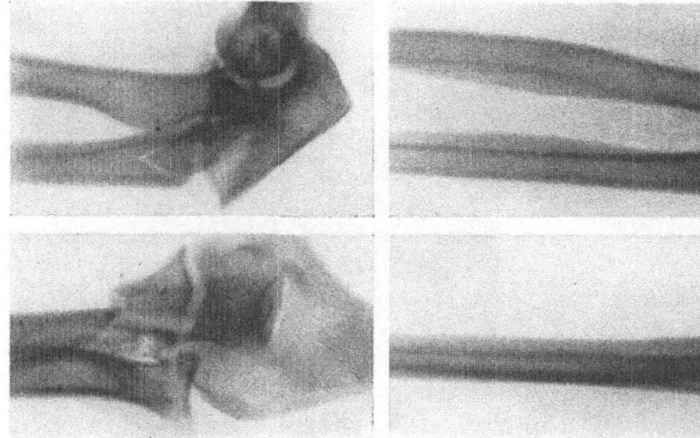

Abb. 23/4a, b (25. 1. 39).   Abb. 23/4c, d (10. 3. 49)

So konnte ROSSI bei zweien von seinen vier konservativ behandelten erwachsenen Fällen eine freie Gelenksbeweglichkeit bei subjektiver Beschwerdefreiheit feststellen. Die beiden anderen hatten 1, bzw. 2 Monate nach Unfall die Arbeit wieder aufgenommen.

CUNNINGHAM führt zwei konservativ behandelte kindliche Fälle an, die mit freier Beweglichkeit ausheilten.

OMBREDANNE fand bei der Nachuntersuchung bei allen 4 Fällen, darunter 3 Kinder, eine freie Beweglichkeit. 2 hatte er konservativ, 2 operativ behandelt. Der eine operierte Fall zeigte eine Pseudarthrose.

Ebenso erhielt JOUON bei seinem konservativ behandelten kindlichen Verletzten freie Beweglichkeit.

Monteggia-Verletzungen *(Fortsetzung).*

Entlassungs-Befund		Nachuntersuchung								Anmerkung
		klinisch		röntgenologisch						
				Elle		Band-ver-knöche-rungen	Brücken-kallus	Arthrose		
Ell-bogen	Vorderarm-drehung	Ell-bogen	Vorderarm-drehung	fest	pseud.					
9. 5. 39		10. 3. 49								
85—120 Gr.	Um die Mittel-lage ²/₃ einge-schr.	50—150 Gr.	Je ½ ein-geschr.	ja Varus 0 Gr.	0	0	0	geringe		
18. 1. 45		17. 7. 48								
55—140 Gr.	¼ um die Mittellage möglich	45—165 Gr.	Sup. ½, Pron. eine Spur ein-geschr.	ja Varus 25 Gr.	0	0	0	0		

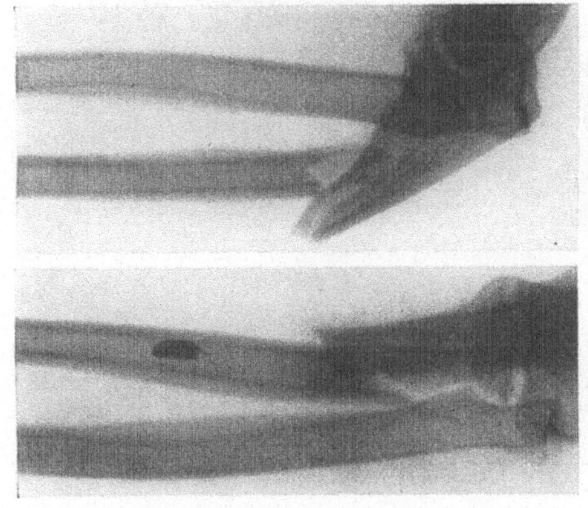

Abb. 24/5a, b (20. 9. 44).

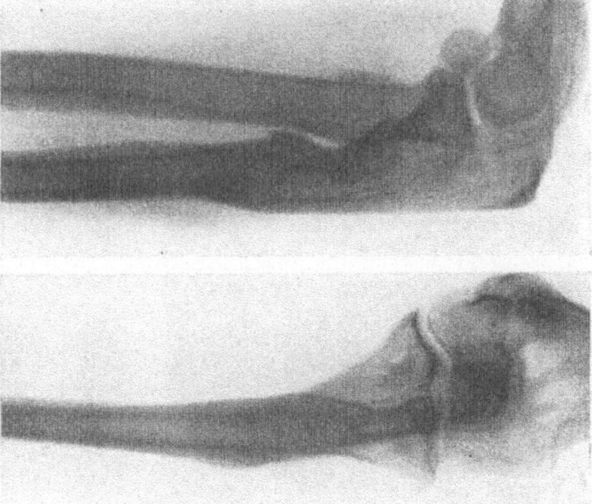

Abb. 24/5c, d (17. 7. 48).

Von Pramperos 13 frischen Fällen waren 10 konservativ behandelt
worden. Drei Verletzte hatten nach 7—18 Monaten aktiv freie Beweglichkeit aller Gelenke. Ein Fall zeigte eine Einschränkung der Pronation
in der Endlage bei freier Supination und freier Beweglichkeit der übrigen
Gelenke. Ein anderer hatte eine Einschränkung der Supination in der
Endlage bei freier Pronation und freier Beweglichkeit der übrigen Gelenke. Zwei Fälle hatten je eine Einschränkung der Beugung und Strek-
kung des Ellbogens von 30—50°, bei freier Vorderarmdrehung nach einem
Monat. Ein Fall hatte Gelenksbeweglichkeit des Ellbogens von 120 bis
180°. Die Vorderarmdrehung war ein Drittel um die Mittellage möglich.
Bei einem Falle fanden sich keine Angaben. Der letzte Fall stand noch in

9*

7 frische, geschlossene, hintere

Lfd. Nr.	Name Alter Beruf Seite	Datum d. Unfalls / Datum d. Aufnahme	Unfall-hergang	Radialislähmung	Speichenköpf-chenverletzung	Neben-verletzung	Reluxation	Fixation, Dauer in Wochen	Dauer d. Behdlg. in Tag. Kranken-haus	Ambulant	Zusammen
25 6	Agnes F. 64 Jahre Hauswart Re.	15.8.46 / 15. 8. 46	Sturz auf Ellbogen Varus / 5 Gr.	0	0	0	0	8	9	98	107
26 7	Johann W 25 Jahre Eisen-bahner Re.	7. 8. 48 / 7. 8. 48	Zwischen die Kup-lung geraten Varus / 0 Gr.	0	ja	0	0	13	5	125	130

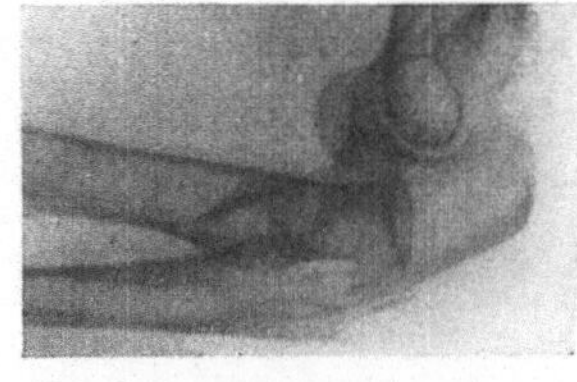
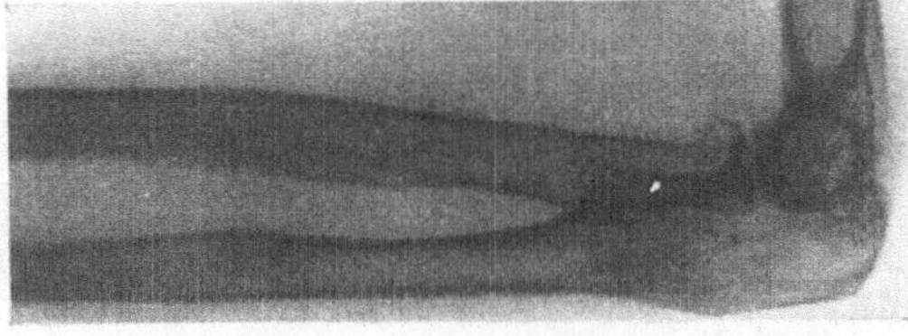
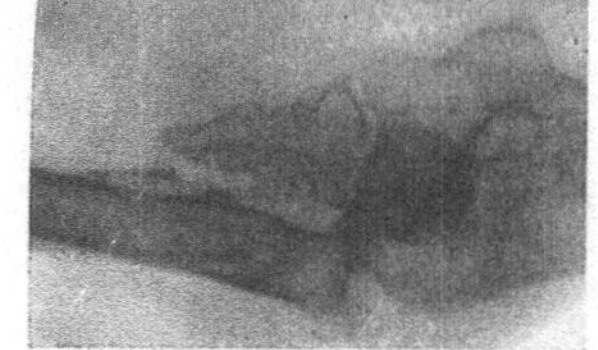
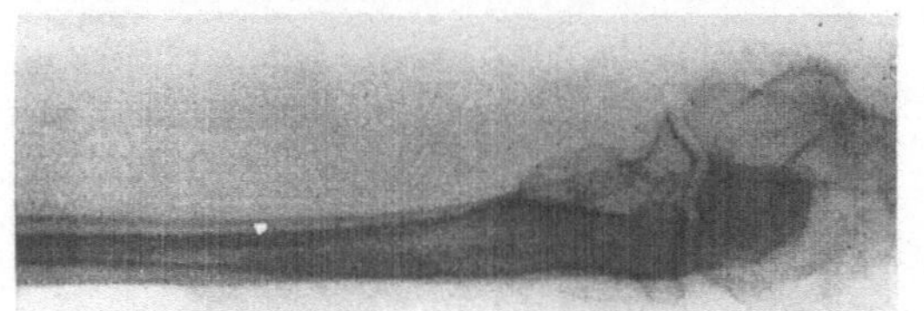

Abb. 25/6a, b (15. 8. 46).   Abb. 25/6c, d (17, 7. 48).

Behandlung. Zwei Röntgenbilder seiner konservativ behandelten Fälle zeigten geringe Bandverknöcherung.

KLAGES erzielte bei seinen 5 frischen Fällen von denen er 2 operativ behandelte, viermal freie Beweglichkeit und einmal ein gutes anatomisches und funktionelles Ergebnis.

EHLERT, der von seinen 10 frischen Fällen 6 konservativ behandelte, berichtet bei 4 Verletzten von freier Beweglichkeit. Bei einem Fall war bei freier Ellbogenbeweglichkeit und freier Supination die Pronation gesperrt. Ein Fall stand noch in Behandlung. Ein Fall wurde wegen einer gleichzeitig bestehenden Wunde im Ellbogenbereiche nicht reponiert. Von den 3 operierten Fällen hatte einer eine Streckhemmung des Ell-

Monteggia-Verletzungen *(Fortsetzung).*

Entlassungs-Befund		Nachuntersuchung							Anmerkung
		klinisch		röntgenologisch					
				Elle		Band-ver-knöche-rungen	Brücken-kallus	Arthrose	
Ell-bogen	Vorderarm-drehung	Ell-bogen	Vorderarm-drehung	fest	pseud.				
1. 12. 46		17. 7. 48							
55—165 Gr.	je ⅓ um die Mittellage mögl.	frei	frei	ja	0	0	0	0	
				Varus 0 Gr.					
15. 12. 48		7. 3. 49							
80—140 Gr.	Supin. ge-sperrt Pron.⅓ eingeschr.	60—140 Gr.	Sup. ge-sperrt Pro. ²/₃ ein-geschr.	ja	0	0	0	0	Das nach volar verlagerte, vom Speichenköpf-chen abge-sprengte Kno-chenstück wurde primär operativ ent-fernt
				Varus 20 Gr.					

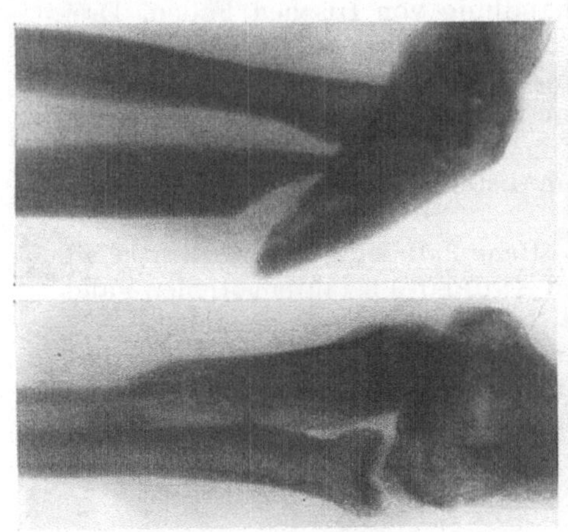

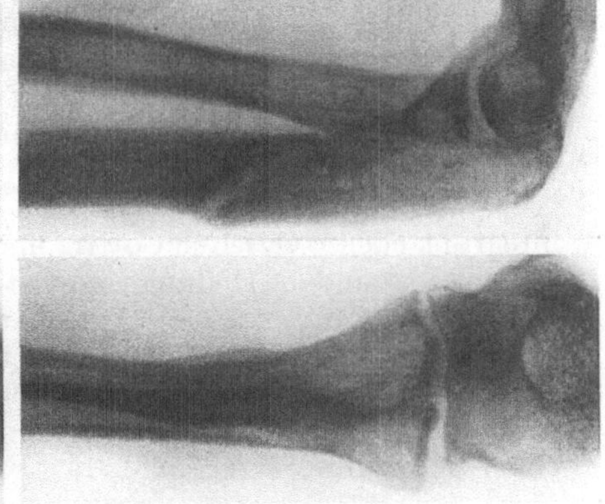

<table>
<tr><td>Abb. 26/7a, b (7. 8. 48).</td><td>Abb. 26/7c, d (7. 3. 49).</td></tr>
</table>

bogens von 15° bei freier Beugung und Vorderarmdrehung, der zweite
Fall zeigte eine Ellbogenbeweglichkeit von 15° in Beugestellung bei ge-
sperrter Vorderarmdrehung und der dritte Fall zeigte eine Ellenpseudarthrose. (Nachuntersuchungsbefund fehlt, da diese Verletzte inzwischen
gestorben war.) Unter den Verletzten befand sich nur ein kindlicher Fall.

Von PRAMPERO wurden 3 Fälle operativ behandelt. Der eine heilte
per secundam mit Versteifung des Ellbogens und des Vorderarmes, der
zweite Fall ein 11 Jahre altes Kind, zeigte eine Einschränkung des Ellbogens in den Endlagen, der Vorderarm war im Sinne der Supination

$^1/_3$, im Sinne der Pronation $^1/_2$ eingeschränkt. Der dritte Fall, ebenfalls ein Kind, zeigte eine Ellbogengelenksbeweglichkeit von 40—125° bei freier Vorderarmdrehung.

Bei MATHIEU und DUJARIERS Fall, der operativ behandelt wurde, zeigte die Nachuntersuchung eine fast freie Beweglichkeit.

DURAND fand bei seinem Falle, bei dem er eine unblutige Reposition des Speichenköpfchens und eine Osteosynthese der Elle durchführte, ein ausgezeichnetes Ergebnis.

HERRMANN berichtet bei seinem Falle von einem befriedigendem Ergebnis, ebenso ALGLAVE.

SOMMER fand bei seinem Falle gute Ellbogenbeweglichkeit bei freier Vorderarmdrehung.

SPEED und BOYD veröffentlichten nur von 4 operierten Fällen Röntgenbilder. Ein Fall zeigte eine Ellenpseudarthrose mit Bandverknöcherungen, in einem anderen Falle waren ebenfalls Bandverknöcherungen zu sehen.

WISE, der eine kindliche Monteggiaverletzung nach der Methode von SPEED und BOYD operierte, erzielte freie Beweglichkeit.

WATSON-JONES veröffentlichte in seinem Buche sehr instruktive Bilder von Folgen der operativen Behandlung von frischen Fällen. Drei Röntgenaufnahmen zeigen Bildung von Myositis ossificans nach primärer blutiger Speichenköpfchenreposition. In einem Falle stellte sich Pseudarthrosenbildung und in einem weiteren Falle Brückencallusbildung nach blutiger Reposition der Elle ohne interne Fixation ein.

Zwei Bilder zeigen Subluxation im distalen Radio-Ulnargelenk nach Speichenköpfchenresektion.

Der von MAC LEOD beschriebene offene Fall heilte mit Restitutio ad integrum, ebenso erzielten COVALI und ANDREOIU bei ihrem offenen Falle trotz per secundam-Heilung und Ostitis fast freie Beweglichkeit.

Die von SALAMERO veröffentlichte vordere offene Monteggiaverletzung heilte mit Subluxation des Speichenköpfchens.

Soweit man also nach den veröffentlichten Nachuntersuchungsbefunden und Röntgenbildern urteilen kann, sind die Ergebnisse der konservativen Behandlung besser.

Unsere Fälle.

	Ellbogen frei	Vorderarm-drehung frei	Pseud-arthrose	Brückenkallus	Band-verknöcherung
vordere geschl. (15)	8	12	1	0	3 (verspätet eingeliefert)
vordere offene (4)	1	1	2	1 nach Osteo-synthese	1
hinter geschl. (7)	1	1	1	0	0

Prampero Fälle.

	Ell-bogen frei	Vorder-arm-drehung frei	Pseud-arthrose	Brücken-kallus	Band-ver-knöche-rung	Anmerkung
vordere geschl. (12)	3	5	0	0	3	Die Nachuntersuchungs-röntgenbilder wurden von 6 Fällen ver-öffentlicht.

In den wenigen Fällen, wo auf operativem Wege ein ideales Ergebnis erreicht wurde, handelt es sich fast ausschließlich um kindliche Verletzte.

Ursachen der Ellenpseudarthrose nach unseren
27 frischen Monteggiaverletzungen.

Bei der Durchsicht unserer frischbehandelten Monteggiafälle finden wir bei der Nachuntersuchung 4 Pseudarthrosen der Elle und zwar bei 15 vorderen geschlossenen Verletzten eine (Fall 9), bei 4 vorderen offenen Verletzten 2 (Fall 17/2, 19/4) und bei den 7 hinteren geschlossenen Verletzten eine (Fall 21/2). Es handelt sich dreimal um eine straffe und in einem Falle (Nr. 19/4) um eine lockere Pseudarthrose. Die straffen Pseudarthrosen verursachten ihren Trägern praktisch keine Beschwerden. Die Ursache der lockeren Pseudarthrose bestand darin, daß wegen des bestehenden Hautdefektes die primäre starke Seitenverschiebung der Ellenbruchstücke um eineinhalbfache Schaftbreite nach volar absichtlich nicht beseitigt wurde, weil sonst die Haut nicht hätte geschlossen werden können. Dadurch bestand eine relative Diastase zwischen den Bruchstücken. Daraus geht hervor, daß bei Verschiebung der Ellenbruchstücke um mehr als Schaftbreite die Callusbildung in der Regel unterbleibt.

Bei Fall 9 und 17/2 handelte es sich um einen vorderen Verrenkungsbruch im mittleren Ellendrittel mit nahezu querverlaufenden Bruchflächen, wobei Fall 17/2 gleichzeitig offen war. Bei beiden Fällen wurde eine ideale Reposition der Ellenbruchstücke erreicht. Wenn wir die Röntgenbilder weiter durchsehen, finden wir, daß es bei diesen zwei Fällen zu keiner Verbiegung des Ellenschaftes weder antero-posterior noch seitlich gekommen ist. Da die Speiche in diesem Falle als Sperrknochen wirkt, dürfte dies wohl die Ursache der Pseudarthrosenbildung gewesen sein. Die Speiche wirkt also dann als Sperrknochen, wenn es bei primärer idealer Reposition zu keiner späteren Verbiegung und Seitenverschiebung der Bruchstücke kommt.

Die Pseudarthrose bei dem hinteren Verrenkungsbruch (Nr. 21/2): hier ist auf dem primären Bild ein 2:1 cm großer Biegungskeil ausgebrochen und um 2 cm nach volar zu verlagert. Bei der Reposition ließ sich derselbe nicht mehr anlegen, außerdem berührten sich die Ellenbruchstücke nur noch längs einer Kante bei gleichzeitiger Seitenverschiebung des körperfernen Bruchstückes um halbe Schaftbreite nach volar. Überdies wurde dieser Fall im Gegensatz zu den übrigen nur sechs Wochen lang im Gipsverbande fixiert. Bei der Nachuntersuchung 2 Jahre später zeigte sich eine deutliche straffe Pseudarthrose. Vielleicht liegt die

Ursache derselben in der zu kurzen Fixation und andererseits in der Nicht-
beteiligung des ausgebrochenen, stark verlagerten Biegungskeiles an der
Kallusbildung.

Aus diesen 4 Fällen ersieht man, daß Pseudarthrosen der Elle bei konservativ behandelten geschlossenen Monteggiaverletzungen selten sind.

Bandverknöcherungen um das Speichenköpfchen.

Wir fanden in 5 Fällen Bandverknöcherungen und zwar bei den 15
vorderen geschlossenen dreimal (Fall 2, 7, 8), bei den 4 vorderen offenen

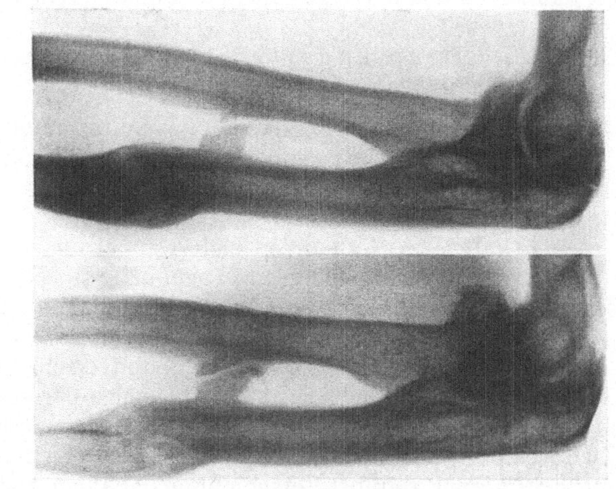

Abb. 28a u. b

Abb. 28 a und b. Es handelt sich bei beiden Bildern um Fall 2. Abb. 28 a stammt aus dem Jahre
1936, Abb. 28 b ist das Seitenbild der Nachuntersuchung 1948 (siehe Abb. 2 c). Die periostalen Auf-
lagerungen zwischen Elle und Speiche, die anfänglich gering waren (der Unfall passierte im Jahre
1931, er wurde um 4 Tage verspätet eingeliefert und eingerichtet), haben im Laufe der Jahre zu-
genommen. Die Drehfähigkeit des Vorderarmes hat dementsprechend abgenommen, war aber bei
der Nachuntersuchung noch verhältnismäßig gut.

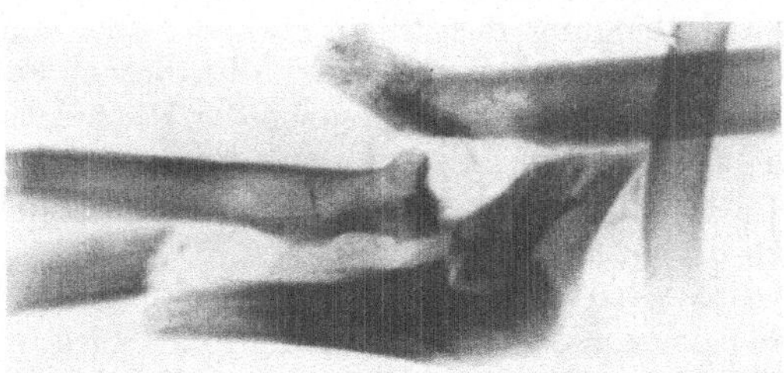

Abb. 29 (29. 11. 1944)

Abb. 29. Es handelt sich um unseren einzigen Fall, bei dem primär wegen schwerer Haut-Weichteil-
verletzung eine Amputation vorgenommen werden mußte. Außerdem bestand noch eine Fract.
humeri supra condylica aperta (Überstreckungsbruch) der gleichen Seite. Der Verletzte, ein 40-
jähriger Eisenbahner, war zwischen zwei Wagenpuffern eingeklemmt worden.

einmal (Nr. 18/3) und bei den 7 hinteren Verrenkungsbrüchen einmal
(Nr. 20/1).

Bei den 3 Fällen von den 15 vorderen geschlossenen Verrenkungen sind 2 verspätet eingeliefert und eingerichtet worden und zwar Fall 2 nach 4 Tagen und Fall 8 nach 2 Tagen. Bei Fall 2 bestand nach der Gipsabnahme nur eine geringgradige Verknöcherung des Ligamentum annulare, die sich im Laufe der Jahre immer mehr verstärkte. Bei der Nachuntersuchung 17 Jahre nach der Verletzung zeigte das Röntgenbild starke Bandverknöcherungen und eine Randwulstbildung des Speichenköpfchens. Die Drehfähigkeit hat im Verlauf der Jahre zusehends abgenommen. Beim Fall 8, der erst nach 2 Tagen eingerichtet wurde, sind die Bandverknöcherungen gering und die Vorderarmdrehung ist frei.

Bei Fall 7 besteht nur eine Andeutung einer Bandverknöcherung an der Volarseite, trotzdem er am ersten Tag eingerichtet worden ist. Die ungewöhnlich starke Verschiebung des Speichenköpfchens zentralwärts dürfte wahrscheinlich die Ursache gewesen sein.

Bei Fall 18/3 mit dem offenen Bruch der Elle wurde 9 Tage nach Unfall eine Osteosynthese derselben durchgeführt. Bei dieser Gelegenheit wurde das Ellbogengelenk wahrscheinlich öfters gestreckt und gebeugt und die Speiche gedreht. Außerdem kam es nach 3 Wochen zu einer Subluxation des Speichenköpfchens.

Bei den hinteren Verrenkungen sind nur bei Fall 20/1 Bandverknöcherungen zu sehen und zwar etwas distal vom Speichenköpfchen. Zum größeren Teile dürfte es sich aber um Periostauflagerungen handeln. Vielleicht ist die Ursache derselben der Druck des nach volar verlagerten Ellenbiegungskeiles gewesen. Der auf Abb. 24c des Falles 24/5 zu sehende runde Knochenschatten proximal des Speichenköpfchens ist nicht eine Bandverknöcherung, sondern das vom Radiusköpfchen abgesprengte Knochenstückchen, das sich nicht mehr angelegt hat.

Daraus ergibt sich, daß Bandverknöcherungen in der Regel nur auftreten, wenn verspätet eingerichtet wird oder wenn es zu einer Reluxation und damit auch wieder zu einer verspäteten Reposition kommt. Wir haben aber auch einen Fall gesehen (Nr. 3), bei dem es nicht zum Auftreten einer Bandverknöcherung gekommen ist, obwohl er erst nach 11 Tagen eingerichtet worden war. Wenn die Verrenkung am ersten Tage eingerichtet wird, kommt es in der Regel weder zu Bandverknöcherungen noch zu Arthrosen.

Arthrosen.

Arthrosen geringeren Grades fanden sich in 3 Fällen und zwar bei den 15 vorderen geschlossenen einmal (Nr. 2), bei den 4 vorderen offenen Fällen einmal (Nr. 16/1) und bei den geschlossenen hinteren Fällen einmal (23/4).

Fall 2 kam erst 4 Tage nach Unfall zur Behandlung.

Fall 16/1 mußte primär zweimal reponiert werden.

Fall 23/4 reluxierte 12 Tage nach Unfall und primärer Einrichtung und mußte daher auch zweimal reponiert werden.

Daraus ersieht man, daß Arthrosen in der Regel nur nach verspäteter oder wiederholter Einrichtung auftreten.

Myositis ossificans.

Myositis ossificans fand sich bei keinem unserer Fälle.

Brückencallus.

Zur Bildung von Brückencallus kam es nur in einem einzigen Falle (Nr. 18/3). Es handelt sich um diejenige Verletzte, bei der als einziger eine Osteosynthese der Elle durchgeführt worden war.

In der Literatur fanden sich 3 Bilder die eine Brückencallusbildung zeigten und zwar handelte es sich in allen 3 Fällen um operierte Verletzte. (Baumann Abb. 76, Prampero Abb. 22, und Watson-Jones Abb. 790.)

Pathologische Monteggiaverletzungen.

Des Interesses halber wollen wir 2 Fälle aus der Literatur (Klages, Blencke) vermerken, bei welchen es bei bestehender Syringomyelie zur Monteggialaesion gekommen ist. Ohne sicheres Trauma entstand beide Male eine typische Parierfractur der Elle. Beide Male entwickelte sich daraus eine Pseudarthrose und innerhalb von Jahresfrist kam es zur fortschreitenden spontanen Luxation des Speichenköpfchens. Diese beiden Fälle zeigen deutlich die enge Abhängigkeit der beiden Schädigungen: die Pseudarthrose führt durch dauernde Fehlbeanspruchung des Speichenköpfchens zur allmählichen Ausrenkung im proximalen Radio-Ulnargelenk und das ausgerenkte Speichenköpfchen läßt den Knochenbruch nicht ausheilen.

Zusammenfassung.

Von 1927 bis 1948 wurden im Unfallkrankenhaus Wien 27 frische Monteggia-Verletzungen behandelt. Diese wurden mit Rücksicht auf die spätere Behandlung unterteilt in:

1. Frische, vordere, geschlossene Fälle (15);
2. Frische, vordere, offene Fälle (5);
3. Frische hintere geschlossene Fälle (7).

Von den 20 volaren Fällen war das Ergebnis bei den 5 offenen deutlich schlechter als bei den geschlossenen. Auch das Ergebnis der hinteren geschlossenen Fälle war ungünstiger als bei den vorderen geschlossenen.

In 24 von 26 Fällen wurde konservativ eingerichtet. Einmal mußte primär wegen der schweren Weichteilverletzung amputiert werden, bei einem zweiten Fall wurde nach konservativer Reposition sekundär eine Osteosynthese der Elle durchgeführt (dieser Fall zeigte als einziger eine Brückencallusbildung) und in einem dritten Fall wurde das nach volar verlagerte vom Speichenköpfchen abgesprengte Knochenstückchen blutig entfernt (dieser Fall zeigte das schlechteste Ergebnis seiner Gruppe).

Ebenso hat sich bei der Durchsicht der Literatur gezeigt, daß Brückencallusbildung nur als Operationsfolge aufgetreten ist und daß die unblutige Behandlungsart der frischen Monteggiaverletzung eindeutig die besseren Resultate ergibt und diese daher den verschiedenen chirurgischen Verfahren vorzuziehen ist.

Ferner weist der Verfasser darauf hin, daß für die Erkennung dieser Verletzung eine exakte Röntgentechnik unbedingt erforderlich ist. Außerdem müsse wegen der Reluxationstendenz, besonders bei der dorsalen Gruppe, die genaue und ständige Röntgenkontrolle durchgeführt werden.

Literatur:

ABADIE: Presse med. 21, 49 (1913). — ALBERTIN: Bourgogne Med. 1929. — ALGLAVE: Bull. Soc. nat. Chir. 58/I, 18 (1932). — AUVRAY, J. und HALLOPEAU: Bull. Soc. Chir. Paris 1922. — BAUER, K. H.: „Frakturen und Luxationen". Berlin: Julius Springer 1927. — BAUMANN, E.: „Beitr. klin. Chir. 148, 84 (1930). — BELLEROSE, A.: Un. med. Canada 61, 857 (1932). — BERARD et DESJACQUES: Lyon chir. 28, 373 (1931). — BLENCKE: Die neuropathischen Gelenk- und Knochenaffektionen. Stuttgart: Ferdinand Enke 1931. — BOICEFF: Chir. Org. Movim. 21, 489 (1936). — BRANDES: Z. Orthop. 64, 298 (1936). — BROCA: J. Praticiens 26, 833 (1912). — BUXTON: Proc. Soc. Med. London 19/III, 17 (1926). — CARAVEN, J.: Bull. Soc. nat. Chir. 54, 879 (1928). — CHARRY, R. et G.: J. Praticiens 49, 731 (1935). — COUDRAIN: Contribution a l'etude des fractures de Monteggia et de leur traitement. Paris: A. Legrand ed. 1929. — COVALI, N. und C. ANDROIU: Rev. Stint. Med. 25, 765 (1936). — CUNNINGHAM: J., Bone Surg. Am. 16, 351 (1934). — DOERFLER: Dtsch. Z. Chir. 23, 338 (1886). — DUYARIER und MATHIEU: Par. med. 35, 311 (1921). — EHLERT: Arch. klin. Chir. 197, 648 (1940). — PIERRE FREDET: Bull. Soc. nat. Chir. 52, 414 (1926). — FRUCHAUD und GARNIER: Bull. Soc. nat. Chir. 54, 866 (1928). — GARCIA PORTELA: Med. lat. 5, 195 (1932). — GRINDA, J. P.: Bull. Soc. nat. Chir. 55, 1310 (1929). — GUZMAN RUIZ: Act. Soc. Cir. Madr. 3, 225 (1934). — HELFERICH: Atlas und Grundriß traumat. Frakt. u. Lux. 1906, S. 203. — HENDERSON, MELVIN S.: Ann. Surg. 93, 980 (1931). — HUNT, GEORGE H.: J. Amer. med. Assoc. 112, 1241 (1939). — INCLAN, A.: Cir. ortop. y Traumat. 2, 203 (1934). — JOUON, M.: Rév. Orthop. 9, 77 (1908). — JUVARA, M.: Bull. Soc. nat. Chir. 54, 804 (1928). — KIRMISSON: Zitiert von KLAGES, Clinique 1908. — KLAGES: Mschr. Unfallheilk. 46, 368 (1939). — LACHMANN: Ugeskr. Laeg. 1941, 1001. — A. LAMBOTTE: Bol. Soc. Cir. B. Air. 17, 1941 (1933). — LECLERC: Gaz. Hop. 102, 441 (1929). — LEJARS: Rev. Orthop. 9, 93 (1898). — LE-VEUF, J. u. M. BOIDOT: Rev. med. Franc. 3, 245 (1934). — LUCCIONI: Rinasc.-med. 10, 327 (1933). — MAC LEOD: Lancet I, 1356 (1892). — MALGAIGNE: Traite des fractures et luxations. II, 673. Paris 1855. — MOCQUOT: Bull. Soc. nat. Chir. 58/I, 191 (1932). — MONTEGGIA: Istituzioni chirurgiche. IV, 72 (1814). — OMBREDANNE, L.: Bull. Soc. nat. Chir. 58/I, 21 (1932). — PERRIN: These Paris 1909, 1653. — PRAMPERO: Considerazioni su 19 casi di lesione del Monteggia. Chir. Org. Movim. 23, 108 (1937). — REBIZZI: Arch. Ortop. (It.) 26. 144 (1909). — ROEDERER: Bull. Soc. nat. Chir. 1925. — ROSSI: Clin. Chir. 35, 493 (1932). — SALAMERO: Rev. Cir. Barcelona 4, 36 (1932). — SOLCARD et ROLLAND: Rev. Orthop. 19, 38 (1932). — SOLER TEROL: Ars med. (Sp.) 7, 276 (1931). — SOMMER: Beitr. klin. Chir. 146, 265 (1929). — J. S. SPEED and HAROLD B. BOYD: J. Amer. med. Assoc. 115/IV, 1699 (1940). — STEPIN: Sovet. chir. 4, 640 (1936). — STRANCIULLESCU (zitiert von ROSSI): These Paris 1890. — ZOLTAN SZEPRESSY: Orvos-Kepzes 25 (Verebely. Sonderheft 2) (1935). — TANTON, P. A. LE DENTU, P. DELBET: Nouv. Trait. Chir. 4, 516 (1915). — TROPINI: Gaz. Hop. 1931. — WATSON-JONES: Fractures and Joint Injuries, Edinbourgh. II, 520 (1946). — WILSON: Surg. etc. 56, 335 (1933). — WISE, ROBERT: J. Bone Surg. (Am.) 23, 379 (1941). — WIT STETTEN (zitiert von ROSSI): Ann. Surg. von ROSSI nicht angegeben! — ZAHRADNICEK: Rozhl. Chir. a Gynaek. 10, 108 (1931).

Aus dem Unfallkrankenhaus Wien
(Direktor: Prof. Dr. LORENZ BÖHLER.)

Die Behandlungsergebnisse von 277 frischen, geschlossenen Schaftbrüchen beider Vorderarmknochen.

Von

Dr. med. EMANUEL TROJAN.

Mit 7 Skizzen, 40 Abbildungen und 9 Tabellen.

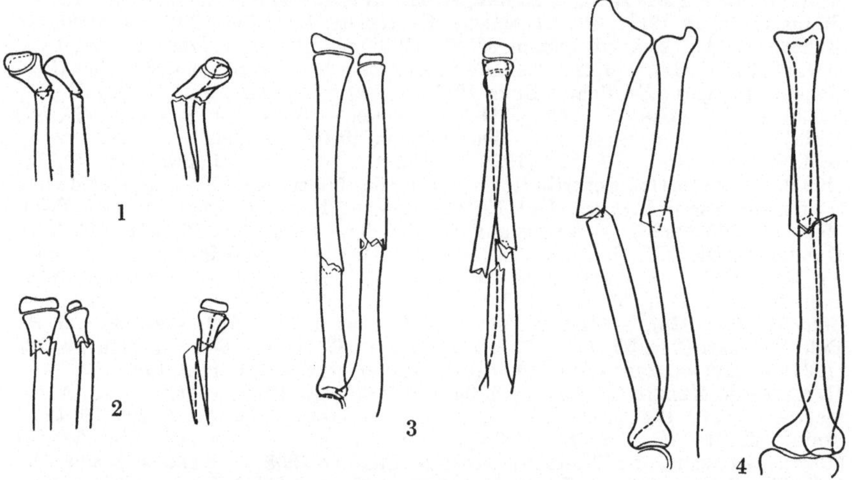

Skizze 1—4: Stabile Bruchformen.

1: Subperiostaler Biegungsbruch beim Kind. — 2: Querbruch im distalen Drittel bei einem Jugendlichen. — 3: Querbruch im mittleren Drittel bei einem Jugendlichen. — 4: Querbruch im mittleren Drittel mit Seitenverschiebung beim Erwachsenen.

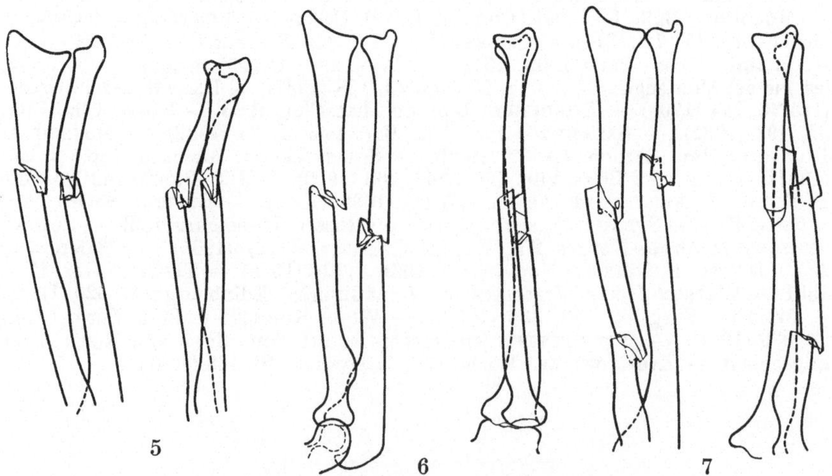

Skizze 5—7: Unstabile Bruchformen.

5: Schrägbruch (Biegungsbruch) beim Erwachsenen. — 6: Biegungsbruch mit Ausbruch eines Keiles an der Elle und Schrägbruch der Speiche beim Erwachsenen. — 7: Stückbruch der Speiche, Schrägbruch der Elle beim Erwachsenen.

BÖHLER hat in seiner „Technik der Knochenbruchbehandlung" ausgeführt, daß nach Vorderarmbrüchen verschiedene schwere Folgen auftreten können und zwar: „Die schwerste Folge ist der Verlust des Armes durch Gangrän, wie er nach zu eng angelegten Verbänden beobachtet wurde. Wenn man schnürende Verbände trotz heftiger Schmerzen liegen läßt, aber doch vor dem Absterben der Finger spaltet, kann es zu ischämischen Kontrakturen kommen. Sie sind bei diesem Bruch im Gegensatz zum supracondylären Oberarmbruch immer vermeidbare Behandlungsfolgen und nie unabwendbare Unfallfolgen. Andere Folgen sind Versteifungen oder Bewegungsbehinderungen der Finger, der Hand, des Vorderarmes, des Ellbogens und der Schulter, Muskelschwund und Kraftlösigkeit der Finger und der Hand, Beeinträchtigung der feineren Fingerbewegungen, hartnäckige Ödeme und dauernde Schmerzen. Bei länger dauernden Schwellungen ist der Kalkgehalt der Knochen immer herabgesetzt. Die Schmerzen pflegen so lange zu dauern, bis der Kalkgehalt wenigstens teilweise zurückgekehrt ist. Verzögerte Callusbildung, Pseudarthrosen, Brückencallus, Störungen der Drehfähigkeit und Verunstaltungen des Armes durch Achsenknickungen sind verhältnismäßig häufig. Die Kraft ist dadurch immer herabgesetzt. Nach operativer Behandlung können Infektionen mit Verlust des Armes, mit Sequester- und Fistelbildung und Pseudarthrosen auftreten. Letztere sind nach operativer Behandlung auch ohne Infektion häufig.

Vermeidung der üblen Folgen nach geschlossenen
Vorderarmbrüchen.

Die örtlichen Störungen im Bereich des Vorderarmes, nämlich Störungen der Drehfähigkeit durch Verdrehung der Bruchstücke, durch Achsenknickungen und durch Brückencallus, die verzögerte Callusbildung und Pseudarthrosen kann man vermeiden, wenn man genau einrichtet und die gute Stellung bei stabilen Brüchen in einem entsprechenden Oberarmgipsverband und bei unstabilen in einem Heftpflasterzugverband mit Oberarmgips, in einem Transfixationsverband oder durch Osteosynthese durch mindestens 8 Wochen aufrecht erhält. Gangrän und ischämische Störungen kann man immer vermeiden, wenn man bei frischen Brüchen den Gipsverband sofort bis auf den letzten Faden spaltet. Bewegungseinschränkungen der Finger und der Schulter können durch sofort einsetzende Übungsbehandlung dieser Gelenke immer vermieden werden, wenn der Ellbogen in rechtwinkeliger Stellung eingegipst wurde. Bei stumpfwinkeliger Beugung sind die Bewegungen besonders bei alten Leuten erschwert. Auch der Ellbogen ist wenig gefährdet. Geringfügige Einschränkungen der Drehfähigkeit bleiben manchmal bei Splitterbrüchen zurück. Hartnäckige Schwellungen, Schmerzen und ausgesprochener Kalkschwund der Knochen treten nie auf, wenn nach genauer Einrichtung ein zweckmäßiger Verband genügend lange, d. h. für mindestens 8 Wochen angelegt wird und wenn während der Zeit der notwendigen Ruhigstellung die Finger und die Schulter vom ersten Tage an im vollen Umfang aktiv bewegt werden[1]."

Um den Wert einer Behandlungsmethode der Vorderarmbrüche beurteilen zu können, ist es notwendig, daß bei der Aufstellung einer Statistik folgende Umstände berücksichtigt werden:

1. *Trennung der verschiedenen Bruchformen im Bereiche des Vorderarmes.* Schaftbrüche beider Knochen, isolierte Schaftbrüche der Speiche, isolierte Schaftbrüche der Elle, Brüche der Speiche an typischer Stelle, Brüche des Speichenköpfchens, Brüche des Ellenhakens, Verrenkungsbrüche nach Monteggia, Brüche des Processus coronoideus ulnae.

2. *Das Alter der Verletzten.* Die Brüche bei Kindern und Jugendlichen müssen von denen der Erwachsenen getrennt werden, da sie in jeder Hinsicht einfacher und günstiger zu beurteilen sind. Das gilt sowohl für die Behandlung, wie für die Prognose. Von ganz besonderer Bedeutung ist dieser Umstand, wenn in einer Arbeit der Wert einer operativen Methode besprochen wird.

In der vorliegenden Arbeit wurden die Verletzten vom 1. bis einschließlich 16. Lebensjahr als Kinder und Jugendliche von den Erwachsenen getrennt. Diese Grenze wurde deshalb so gewählt, weil man oft schon im 17. und 18. Lebensjahr Bruchformen findet, die mit ihren Komplikationen denen der Erwachsenen ähnlich sind. Außerdem wurde eine Tabelle mit einer Alterseinteilung der Verletzten nach Dezennien beigefügt (Tab. 1, S. 143).

3. *Das Alter der Verletzung.* Man muß die frischen von den veralteten Brüchen, von den mit ungünstiger Stellung geheilten und von den Pseudarthrosen scharf trennen. In den ersten 14 Tagen ist eine unblutige Reposition dieser Brüche in der Regel möglich, später oft nicht mehr. Es wurde daher dieser Zeitpunkt als die Grenze für einen frischen Bruch angenommen. Die Behandlung ist bei einem veralteten Bruch in schlechter Stellung eine grundsätzlich andere als bei einem frischen. Sie wird viel häufiger eine operative sein. Außerdem ist die Prognose in bezug auf völlige Wiederherstellung der Funktion bei einem veralteten Bruch, der evtl. bereits mit mehr oder weniger starken Bewegungseinschränkungen zur Behandlung kommt, wesentlich ungünstiger.

4. *Geschlossene und offene Brüche.* Auch zwischen diesen beiden Brüchen muß genau unterschieden werden; erstens ist bei den offenen Brüchen die Infektionsgefahr vorhanden und zweitens ist bei vielen offenen Brüchen das Trauma ein viel schwereres und die Weichteilverletzungen sind viel ernster. Aus diesem Grund ist bei vielen offenen Brüchen die Prognose in bezug auf die völlige Wiederherstellung der Funktion und in bezug auf die Konsolidierung weniger günstig.

---

[5] L. Böhler, „Die Technik der Knochenbruchbehandlung", 12 u. 13. Aufl. Wien: Maudrich 1951, S. 776.

Tabelle 1. *Altersverteilung bei Vorderarmschaftbrüchen.*

Autor	0 bis 10	11 bis 20	21 bis 30	31 bis 40	41 bis 50	51 bis 60	61 bis 70	71 bis 80	81 bis 90	Summe	
BRUNS	85 27,0%	61 19,2%	59 18,5%	35 11,0%	30 9,4%	31 9,7%	12 3,7%	5 1,5%	0	318	geschlossene u. offene beider Knochen
BUFE	35 37,5%	23 24,6%	17 18,2%	3 3,2%	4 4,3%	5 5,4%	6 6,8%	0	0	93	geschlossene u. offene eines u. beider Knochen
EHLERT	10 10%	32 32%	24 24%	10 10%	12 12%	1 1%	11 11%	0	0	100	geschlossene u. offene beider Knochen
HEIN	17 26,1%	27 41,5%	2 3,2%	10 15,4%	5 7,7%	0	3 4,6%	0	1 1,5%	65	geschlossene u. offene beider Knochen
KOTRNETZ	144 50,5%	114 40,0%	7 2,4%	5 1,8%	3 1,1%	9 3,1%	1 0,4%	2 0,7%	0	285	geschlossene u. offene beider Knochen
SOWLES	26 21,7%	46 38,3%	13 10,8%	11 9,2%	8 6,7%	10 8,2%	5 4,2%	1 0,8%	0	120	geschlossene u. offene eines u. beider Knochen
TALKEN-BERGER	16 22,5%	31 43,7%	6 8,5%	3 4,2%	4 5,6%	6 8,5%	3 4,2%	2 2,8%	0	71	geschlossene u. offene beider Knochen
TROJAN-BÖHLER	42 15,2%	100 36,1%	41 14,8%	33 11,9%	25 9,0%	28 10,1%	8 2,9%	0	0	277	frische ,geschlossene beider Knochen

Die vier Punkte wurden zu Beginn ausführlich besprochen, weil man beim Studium der Literatur nicht selten auf Arbeiten stößt, in welchen diese Umstände nicht entsprechend berücksichtigt werden. Es ist dann oft äußerst schwierig und manchmal unmöglich, dieselben bei der Lektüre zu trennen, so daß man kein klares Bild über den Wert der betreffenden Behandlungsart erhalten kann.

Konservative oder operative Behandlung.

Der Streit, ob konservative oder operative Knochenbruchbehandlung, spielt besonders bei den Vorderarmschaftbrüchen eine große Rolle. Bei frischen Fällen gelingt die unblutige Reposition in der Regel gut. Viel schwieriger ist es oft, die gute Stellung im Verband aufrecht zu erhalten. Das ist unter anderem der Grund für die mancherorts hohe Zahl von Osteosynthesen am Vorderarm. So berichtet z. B. HANSEN (MAGNUS) über eine Gesamtzahl von 3432 Knochenbrüchen in 6 Jahren, wovon 102 (2,9%) operiert wurden. Davon waren 68 (66,6%) Vorderarmbrüche (einschließlich veraltete Brüche und Pseudarthrosen).

Die Verhältniszahlen von konservativ und operativ behandelten Vorderarmschaftbrüchen bei verschiedenen Autoren zeigt Tab. 2, S. 144. Von unserem Material von 277 frischen geschlossenen Schaftbrüchen beider Knochen wurden nur 16 (5,8%) operiert. Davon waren 4 Osteosynthesen, von denen 2 mit Heftpflasterzug und Oberarmgips und 2 mit Transfixation vorbehandelt worden waren. Außerdem wurde eine Osteosynthese an einer Ellenpseudarthrose ausgeführt (Fall 33, Abb. 31, Fall 34, 37, 44, u. 22, Abb. 21). Tab. 3. S. 145.

Tabelle 2. *Prozentsätze der operativ behandelten Vorderarmschaftbrüche.*

Autor	Summe	davon operiert	Art des Bruches
Bufe	84	14 (16,6%)	geschlossene Schaftbrüche eines und beider Knochen
	9	1 (11,1%)	offene Schaftbrüche eines und beider Knochen
	93	15 (16,1%)	geschlossene und offene Schaftbrüche eines und beider Knochen
Buxton	374	28 (7,4%)	geschlossene Schaftbrüche eines und beider Knochen
Dennhardt	99	39 (39,3%)	geschlossene und offene Schaftbrüche beider Knochen
Ehlert	100	13 (13%)	geschlossene und offene Schaftbrüche beider Knochen
Hein	65	9 (13,8%)	frische geschlossene und offene Schaftbrüche beider Knochen
Henderson	25	12 (48%)	geschlossene Schaftbrüche beider Knochen (Bruchalter bis 4 Wochen)
Kotrnetz	255	1 (0,4%)	geschlossene und offene Schaftbrüche beider Knochen bei Jugendlichen
	30	5 (16,6%)	geschlossene und offene Schaftbrüche beider Knochen bei Erwachsenen
	285	6 (2,1%)	Sämtliche geschlossenen und offenen Schaftbrüche beider Knochen
Nicolaus	165	45 (27,3%)	geschlossene und offene Schaftbrüche eines und beider Knochen
Sowles	91	41 (45%)	frische geschlossene und offene Schaftbrüche eines und beider Knochen
Talkenberger	53	13 (24,5%)	geschlossene Schaftbrüche beider Knochen
	18	4 (22,2%)	offene Schaftbrüche beider Knochen
	71	17 (23,9%)	geschlossene und offene Schaftbrüche beider Knochen
Wüthrich	56	33 (58,9%)	Schaftbrüche beider Knochen mit Seitenverschiebung und Verkürzung
Böhler-Trojan	115	0	frische, geschlossene Schaftbrüche beider Knochen bei Jugendlichen
	162	16 (9,9%)	frische, geschlossene Schaftbrüche beider Knochen bei Erwachsenen
	277	16 (5,8%)	Sämtliche frische, geschlossene Schaftbrüche beider Knochen

Tabelle 3. *Osteosynthesen: 16 Fälle.*
5,8% von insgesamt 277; 9,9% von 162 Erwachsenen.

| Drahtnähte: 10 | | | | Marknagelungen: 6 | |
| vorbehandelt mit: | | | | nicht vorbehandelt | vorbehandelt mit Oberarmgips |
Oberarmgips	Oberarmgips + Heftpflasterzug	Transfixation	Oberarmgips: Pseudarthrose der Elle		
5	2	2	1	3	3
Fall 43, 46, 47, 48, 49	Fall 33, 34	Fall 37, 44	Fall 22	Fall 51, 52, 54	Fall 50, 53, 55

Indikationsstellung.

Bei entsprechender Erfahrung kann man vor Beginn der Behandlung oft feststellen, welche von den konservativen Behandlungsarten zu wählen ist, oder ob operiert werden muß. Wenn der Bruch nach der Reposition vermutlich eine genügende Stabilität aufweist (z. B. Querbrüche), wird man in der Regel mit dem Oberarmgipsverband allein auskommen. Handelt es sich um andere Bruchformen (Schrägbrüche, Biegungsbrüche mit Ausbruch von Biegungskeilen, Stückbrüche), dann soll man nicht erst versuchen, mit dem Oberarmgipsverband allein auszukommen, sondern soll von vornherein einen Oberarmgipsverband mit Heftpflasterzug oder eine Transfixation anlegen. Wenn auch diese Methoden nicht zum Ziele führen, soll man mit der Osteosynthese nicht länger zuwarten.

Wenn die erste Indikationsstellung nicht richtig war, verliert man erstens kostbare Zeit, da man nach 2—3 Wochen korrigieren bzw. die Behandlungsart wechseln muß. Außerdem bedeutet jede Korrektur eine Unterbrechung der geforderten ununterbrochenen Ruhigstellung. Wenn man zu oft korrigiert, kann es aus diesem Grund zu einer verzögerten Callusbildung und Pseudarthrose kommen.

In den vergangenen Jahren vor der Penicillinära stand bei uns der Ausbau der konservativen Behandlungsmethoden im Vordergrund. Es war neben der Gefahr der Pseudarthrose vor allem die der Infektion, welche die operative Behandlung besonders der frischen, geschlossenen Brüche in den Hintergrund treten ließ. Mit der wirkungsvollen Prophylaxe von Infektionen mit Hilfe des Penicillins hat sich die Indikationsstellung wesentlich geändert. Es wird daher der operativen Behandlung bestimmter, ausgewählter Fälle ein größerer Raum zugebilligt werden müssen.

Die Operationsindikation wird im wesentlichen in 3 Punkten zusammengefaßt: 1. Mißlingen der unblutigen Reposition, 2. Mißlingen der Aufrechterhaltung der reponierten Stellung mit konservativen Mitteln und 3. Ausbleiben der Konsolidierung. Da wir es hier nur mit frischen Brüchen zu tun haben, interessieren uns nur die beiden ersten Punkte.

Die unblutige Reposition gelingt bei Querbrüchen und Schrägbrüchen in der Regel gut, bei Biegungsbrüchen mit Keilen und bei Stückbrüchen gelingt sie in einzelnen Fällen nicht. Dann ist die Indikation zur Osteosynthese gegeben; und zwar soll man sie dann möglichst bald nach Abklingen der Schwellung vornehmen und nicht durch weitere ergebnislose Repositionsversuche neue Weichteilschädigungen setzen. Wenn die unblutige Reposition gelungen ist, wird man meistens mit den oben angeführten konservativen Mitteln Heilung in guter Stellung erzielen. Wenn sich aber trotzdem während der Behandlung immer wieder hartnäckige Verbiegungen einstellen, wird auch hier fallweise die Osteosynthese indiziert sein.

In der Literatur wird häufig die ,,schlechte Stellung der Bruchstücke" als Operationsindikation beschrieben, ohne daß im einzelnen auf die genaue Schilderung der Verschiebungen eingegangen wird. Es soll daher im einzelnen ausgeführt werden, welche Verschiebungen am Vorderarmschaft wir als schlecht bezeichnen und welche eine Indikation zur Operation darstellen.

a) *Diastasen.* Die gefährlichste Verschiebung ist hier wie überall die Diastase zwischen den Bruchstücken und zwar schon von 1—2 mm. Besonders an der Elle führt manchmal nicht nur eine Längs- sondern auch eine Seitendiastase zu einer Verzögerung der Callusbildung. Diese Verschiebung muß immer sofort beseitigt werden; sie war bei unseren Fällen die häufigste Ursache von Verzögerungen der Callusbildung (Tab. 5 S. 158). Interessant sind in diesem Zusammenhang die von Carrell veröffentlichten Bilder eines Falles, der mit einer Längsdiastase von wenigen Millimetern fixiert worden war. 8 Wochen später war keine Spur einer Callusbildung sichtbar.

In der Regel kann man eine Diastase auf konservativem Wege beseitigen. Wenn es aber erst soweit gekommen ist, daß nach mehreren Wochen die Callusbildung infolge der Diastase ausgeblieben ist, dann soll man gleich operieren.

b) *Verkürzungen.* Eine Verkürzung von 1—5 mm ist hier, wie überall, günstig und erwünscht, weil es dabei rascher zur Konsolidierung kommt. Während aber z.B. am Oberarm- oder Oberschenkelschaft auch eine Verkürzung von 1—2 cm die Konsolidierung nicht ungünstig beeinflußt, liegen die Verhältnisse am Vorderarmschaft bei Erwachsenen anders, besonders an der Elle. Wenn hier die Verkürzung so groß ist, daß sich die Bruchflächen nicht mehr berühren können, sondern die Bruchstücke nur mit ihren Periostaußenflächen aneinanderliegen, kann es manchmal zu einer Verzögerung der Konsolidierung kommen. Außerdem haben wir gesehen, daß es besonders an der Elle wichtig ist, daß die Bruchstücke in flächenhafter und nicht nur in linearer Berührung miteinander stehen.

c) *Seitenverschiebungen.* Dennhardt schreibt, daß die von Böhler als ausreichend bezeichnete Stellung einer Seitenverschiebung um volle Schaftbreite bei seinen Fällen als Operationsindikation angesehen wurde. Hier ist eine prinzipielle Erklärung notwendig, um Mißverständnisse zu vermeiden.

Man muß zwischen Jugendlichen und Erwachsenen unterscheiden. Wir haben gesehen, daß Seitenverschiebungen auch um volle Schaftbreite und Verkürzungen im Laufe des Wachstums völlig ausgeglichen werden (Abb.7—9), und funktionell und kosmetisch immer ein gutes Resultat ergeben. Wesentlich ist vor allem, daß nach der Reposition keine Achsenknickung oder Verdrehung vorhanden ist. Ja sogar Achsenknickungen bis etwa 10° werden durch das Wachstum völlig ausgeglichen.

Wir haben deshalb bei unseren 115 Fällen von Jugendlichen nie operiert und mit der konservativen Behandlung immer gute Ergebnisse erzielen können. Ebenfalls für ausschließlich oder vorwiegend konservative Behandlung bei Jugendlichen sprechen sich aus: ARMSTRONG, BAGLEY, BOSWORTH, MOONEY, LEVINTHAL, WHIPPLE und ST. JOHN.

Grundsätzlich anders sind die Verhältnisse beim Erwachsenen. Am Schaft des Oberarmes und Oberschenkels ist eine Seitenverschiebung um volle Breite kosmetisch und funktionell belanglos. Wesentlich ist, daß keine Diastase zwischen den Bruchstücken, ferner keine Achsenknickung oder Verdrehung besteht. Eine Verkürzung bis 1 cm ist günstig und notwendig, um eine rasche Konsolidierung zu bewirken.

Am Vorderarmschaft ist eine Seitenverschiebung um volle Schaftbreite manchmal ungünstig. Sie ist es auch bei bestehender Verkürzung, wenn dieselbe so groß ist, daß sich — wie oben erwähnt — die Bruchstücke nicht mit ihren Markräumen, sondern mit ihren Periostaußenflächen berühren. In dieser Stellung ist die Konsolidierung manchmal verzögert. Außerdem entspricht eine Seitenverschiebung bei guten Achsen manchmal einer Verdrehung, worüber später noch berichtet wird.

Eine Seitenverschiebung um Corticalisbreite bis halbe Schaftbreite ist dagegen auch am Vorderarmschaft oft günstig, weil es dabei wegen der gleichzeitig bestehenden Verkürzung von 2—3 mm rascher zur Konsolidierung kommt.

d) *Achsenknickungen und Verdrehungen* lassen sich bei frischen Brüchen in der Regel konservativ beseitigen. Wenn es aber im Verlaufe der Behandlung immer wieder zu einer Verbiegung im Verband kommt, wird man auch hier manchmal operieren.

Bei unseren 16 operierten Fällen (Tab. 3) wurde 13mal zuerst eine konservative Methode versucht. In 3 Fällen wurde gleich primär eine Marknagelung ausgeführt (Fall Nr. 51, 52, 54, Abb. 39). Von den 13 Fällen gelang 7mal die unblutige Einrichtung nicht oder nur unvollständig (Fall Nr. 34, 45, 46, 47, 50, 53, 55, Abb. 35, 36, 40). Fünfmal handelte es sich um Biegungsbrüche mit teilweisem oder vollständigem Ausbruch eines Keiles, welcher die unblutige Reposition verhinderte, oder um Schrägbrüche; zweimal um Stückbrüche, einmal der Speiche und einmal der Elle. In 3 Fällen wurde wegen sekundär aufgetretener Verbiegungen operiert: zweimal im einfachen Oberarmgipsverband (Fall 48, 49, Abb. 37, 38) und einmal bei einem Transfixierten (Fall 44). 2 Fälle wurden wegen Verzögerung der Callusbildung operiert (Fall 32, 37, Abb. 31) und einmal wurde eine Osteosynthese an einer Ellenpseudarthrose vorgenommen (Fall 22, Abb. 21).

Die in der Literatur häufig beschriebene Weichteilinterposition war bei unseren frischen Fällen nie eine Operationsindikation. Wohl aber mußten drei veraltete Brüche wegen dieser Komplikation operiert werden. Es zeigte sich im Röntgenbild — immer an der Speiche — eine Seitendiastase von mehreren Millimetern zwischen den Bruchflächen, welche bei den unblutigen Repositionsversuchen nicht beseitigt werden konnte. Die Brüche wurden offen reponiert, mit Draht genäht und alle heilten knöchern.

Konservative Behandlung.

1. Behandlung im Oberarmgipsverband.

Die Technik der Reposition, der Anlegung des Gipsverbandes und der Transfixation ist bei BÖHLER, ferner in den Arbeiten von SCHNEK, EHALT, VIDAL und OBERZIMMER ausführlich beschrieben, so daß hier nur auf einzelne wesentliche Umstände eingegangen werden soll. Die Technik des Oberarmgipsverbandes mit Heftpflasterzug, welcher von BÖHLER im ersten Weltkrieg als Normalverfahren angewendet wurde und welchen wir seit Anfang 1947 bei bestimmten Fällen wieder anwenden, wird später bei Besprechung der Behandlungsergebnisse dieser 12 Fälle im einzelnen beschrieben werden. Die Übungsbehandlung wurde ebenfalls nach den von BÖHLER angegebenen Regeln durchgeführt.

In der Literatur ist eine Anzahl von Apparaten zur Einrichtung von Vorderarmbrüchen angegeben. Dabei wird der manuelle Zug entweder durch Binden oder Mädchenfänger oder Metallgriffe für die Hand ersetzt oder aber der Zug mit Hilfe von zwei durchbohrten Drähten ausgeführt, die dann in den Verband eingeschlossen werden (Transfixation) (BEYER, CARRELL, GRISWOLD, JEWETT, ROSE, SOEUR, SOUTTER, ZENO, ZIMMER).

Wir haben den manuellen Zug immer vorgezogen, weil dabei die Reposition besser gelingt, als wenn man an einen starren Apparat gebunden ist. Außerdem ist die Gefahr, durch Distraktion eine Diastase zu erzeugen, bei manuellem Zug geringer. Das gilt besonders für die Transfixation. Bei dieser wird bei uns zuerst immer unter manuellem Zug reponiert und erst dann werden die Drähte gebohrt. Wenn man einen zu starken Zug an den Drähten ausübt, kann es außerdem zu einer Lockerung derselben im Knochen kommen, was eine Infektion zur Folge haben kann.

Lagerung des Verletzten während der Reposition. In der Mehrzahl der Fälle liegt der Verletzte am Operationstisch und ein Assistent übt an den Fingern den Zug in der von BÖHLER (Abb. 907) beschriebenen Weise aus. Dabei befindet sich das Schultergelenk in Innenrotationsstellung. Bei Brüchen im mittleren und distalen Drittel stört diese Stellung der Schulter nicht. Bei Brüchen im proximalen Drittel sowie bei Verrenkungen und Verrenkungsbrüchen des Ellbogens kann sich die Reposition in dieser Stellung schwierig oder unmöglich gestalten, da es dabei oft zu einer hartnäckigen Varusstellung der Fragmente mit ulnar offenem Winkel an der Elle kommt. Wir nehmen daher bei den Brüchen im proximalen Drittel die Reposition am sitzenden Verletzten vor, wobei die Schulter in Mittelstellung zwischen Innen- und Außendrehung steht. Bei dieser Lagerung macht die Reposition dann gewöhnlich keine Schwierigkeiten (BÖHLER Abb. 906a).

WATSON-JONES fixiert die Brüche im proximalen Drittel in Streckstellung des Ellbogens, um die oft auftretende dorsale Abknickung zu verhindern. Auf diese Weise ist es ebenfalls möglich, die Varusstellung zu verhindern. Wir trachten allerdings nach Möglichkeit bei einem frischen Bruch kein Gelenk in einer extremen Stellung zu fixieren, um bei eventuell eintretenden Komplikationen keine Bewegungseinschränkungen in dieser Stellung zu erleben.

Die Fixation erfolgte immer im ungepolsterten Oberarmgipsverband. Dieser ist wie kein anderer Verband geeignet, sich ideal der Haut anzulegen und so die Bruchstücke in richtiger Lage zu halten. Bei entsprechend sorgfältiger Technik lassen sich Druckschädigungen immer vermeiden.

Der ungepolsterte Gipsverband wird heute von der Mehrzahl der Chirurgen zur Fixation benützt. Manche bevorzugen auch noch einen schwach gepolsterten Gipsverband (DENNHARDT). Amerikanische Chirurgen empfehlen außerdem Schienenverbände: ELIASON benützt einen Schienenverband, bestehend aus einer dorsalen Vorderarm- und einer volaren Oberarmschiene. KEY-CONWELL empfehlen eine dorsale und volare gepolsterte Holzschiene für den Vorderarm, die nach erfolgter Reposition zunächst mit Heftpflaster am Arm fixiert wird. Dann wird nach leichter Polsterung ein zirkulärer Gipsverband bis zur Mitte des Oberarmes angelegt. Der Vorteil dieser Methode sei vor allem darin zu erblicken, daß die Stellung nach der Reposition zunächst durch die Holzschiene fixiert werde, so daß es beim Anlegen der zirkulären Gipsbinde zu keinen neuerlichen Verschiebungen kommen könne.

Nach unserer Erfahrung kommt es bei einiger Übung beim Anlegen des zirkulären Gipsverbandes selten zu einer neuerlichen Verschiebung der Bruchstücke. Der Schienenverband hat aber den Nachteil, daß er nie so genau der Form des Armes angepaßt werden kann, insbesondere kann der physiologische, leichte volare Schwung der Vorderarmknochen nicht so gut ausmodelliert werden.

Die *Stellung des Vorderarmes* im Verband wird bei den meisten Autoren je nach der Stelle des Bruches angegeben. Brüche im distalen und mittleren Drittel (distal des Ansatzes des M. pronator teres) werden in der Regel in Mittelstellung, Brüche im proximalen Drittel in der Regel in Supination fixiert. Manche bevorzugen die Supination für alle Bruchformen (BUXTON).

Die richtige Stellung des Vorderarmes im Gipsverband ist wichtig, um eine Verdrehung der Bruchstücke zu vermeiden. Wenn die Bruchstücke mit Verdrehung knöchern heilen, ist immer eine Einschränkung der Drehfähigkeit die Folge; diese bedeutet eine schwere Beeinträchtigung der Gebrauchsfähigkeit des Armes. In der Mehrzahl dieser Fälle befinden sich die peripheren Bruchstücke in relativer Pronation zu den zentralen. Die Folge ist eine Supinationsbehinderung.

Es kommt erstens darauf an, die Verdrehung der Bruchstücke vor Beginn der Behandlung auch röntgenologisch zu diagnostizieren. Zweitens muß man nach erfolgter Reposition röntgenologisch feststellen, ob die Verdrehung vollkommen korrigiert ist. Diese Diagnose ist für den Ungeübten oft nicht einfach. Es sollen deshalb hier einige Punkte angeführt werden, welche diese Röntgendiagnose ermöglichen:

1. Der Speichenschaft zeigt besonders im mittleren und distalen Drittel im dorsovolaren Bild (AP) einen etwas breiteren Durchmesser wie im Seitenbild. An der Elle sind diese Unterschiede nicht so auffallend. Wenn man daher im AP-Bild sieht, daß das proximale Ende des peripheren Bruchstückes der Speiche 17 mm, das distale Ende des zentralen Bruchstückes aber nur 13 mm mißt, dann ist das ein sicheres Zeichen für eine Verdrehung der Bruchstücke. Und zwar befindet sich in diesem Fall das distale Bruchstück in relativer Pronation zum zentralen, wie das häufig bei Brüchen der Speiche an der Grenze des mittleren-proximalen Drittels vor der Reposition zu sehen ist (Abb. 1).

2. Ein zweites sicheres Zeichen der Verdrehung ist folgendes: man sieht z. B. im AP-Bild die distale Bruchfläche eines Knochens flächenhaft, d. h. in der Aufsicht, während die proximale nur als Linie, also in der Seitenansicht erscheint (Kante). Die Bruchstücke sind dann so verdreht, daß sie sich nicht mit der Fläche, sondern nur mit der Kante berühren (Abb. 2).

3. Ferner sieht man manchmal im Seitenbild eventuell bei guter Achsenstellung beider Knochen eine Seitenverschiebung der peripheren Bruchstücke nach verschiedenen Richtungen, z. B. der Speiche nach dorsal und der Elle nach volar. Es ist dann oft so, daß sich die peripheren Bruchstücke übereinander projizieren, während die zentralen nebeneinander zu liegen scheinen. Auch das entspricht einer Verdrehung. Wenn die Seitenverschiebung weniger als die halbe Schaftbreite beträgt, ist die Verdrehung so gering, daß sie keine funktionellen Störungen macht. (Abb. 3).

4. Schließlich entsprechen auch Achsenknickungen eines Knochens ohne Seitenverschiebung bei guter Achse des anderen Knochens einer Verdrehung. So bedeutet z.B. ein volar offener Winkel an der Speiche bei guter Achsenstellung der Elle eine relative Pronation der peripheren Fragmente (Abb. 14f). Dasselbe gilt auch bei Achsenknickungen beider Knochen nach verschiedenen Richtungen, z. B. der Speiche mit volar, der Elle mit dorsal offenem Winkel. Sind diese Achsenknickungen unter 10°, dann pflegen sie klinisch keine Störungen zu verursachen. Die eben geschilderten Seitenverschiebungen und Achsenknickungen sind oft kombiniert; dadurch wird die Verdrehung manchmal verringert, manchmal verstärkt (Abb. 4).

Die alte Regel — Fixation der Brüche distal des Ansatzes des M. pronator teres in Mittelstellung, proximal davon in Supination — ist zwar für die Mehrzahl der Fälle richtig; es ist allerdings dabei nicht klar, wie stark der Grad der Supination sein soll. Wir haben 2 Fälle von Brüchen im proximalen Drittel gesehen, die bei der Nachuntersuchung eine Pronationshemmung zeigten; sie waren seinerzeit in Supination, und zwar in zu starker Supination fixiert worden. Die Folge war eine knöcherne Heilung in relativer Supination der peripheren Fragmente (Fall 16, 23).

EVANS hat eine Methode ausgearbeitet, mit welcher er röntgenologisch die Drehstellung des proximalen Speichenbruchstückes vor der Reposition ermittelt. Bei der Reposition wird der Arm in die errechnete Drehstellung der zentralen Fragmente gebracht und so fixiert. Dadurch ist eine Verdrehung der Bruchstücke ausgeschlossen.

Leider hatten wir noch keine Gelegenheit, diese Methode an unserem Material zu erproben. Wir haben aber den Eindruck daß sie besonders bei den Brüchen in der proximalen Vorderarmhälfte sehr brauchbar ist, da man mit ihr den genauen Grad der Supination ermitteln kann, in welchem der Arm fixiert werden muß. Bei den Brüchen in der distalen Hälfte wird man in der Regel ohne sie auskommen, da bei Fixierung

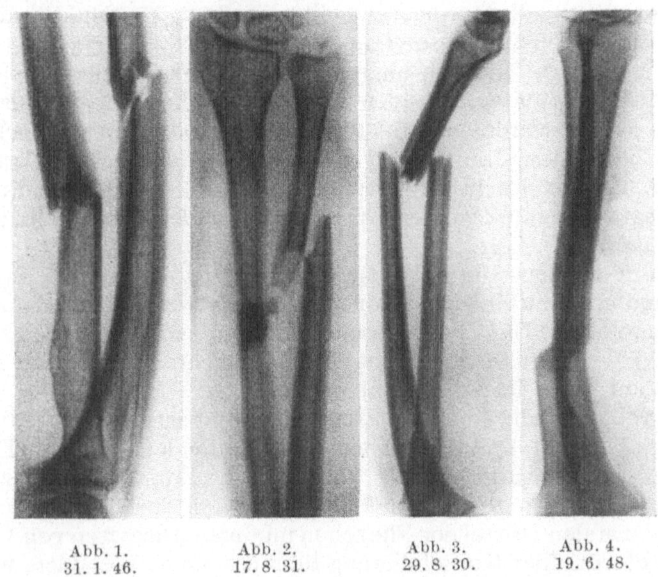

Abb. 1.   Abb. 2.   Abb. 3.   Abb. 4.
31. 1. 46.   17. 8. 31.   29. 8. 30.   19. 6. 48.

Beispiele für eine Verdrehung der Bruchstücke.

Abb. 1 : Biegungsbruch proximal der Mitte. Das distale Ende des zentralen Speichenbruchstückes mißt 13 mm, das proximale Ende des peripheren 18 mm Breite. Dieser Unterschied ist nur bei einer Verdrehung der Bruchstücke möglich: das proximale Speichenbruchstück wird durch den Zug des Muskulus biceps und supinator in Supination gehalten, das periphere steht in Pronation. Bild vor der Einrichtung.

Abb. 2 : Biegungsbruch distal der Mitte. Man sieht das distale Ende des zentralen Ellenbruchstückes als Linie (Kante), das proximale Ende des peripheren Ellenbruchstückes als Fläche (Aufsicht). Periphere Bruchstücke in Supination. Bild vor der Korrektur. Fall Nr. 35.

Abb. 3 : Biegungsbruch an der Grenze mittleres-distales Drittel. Die peripheren Bruchstücke projizieren sich übereinander, die zentralen scheinen nebeneinander zu liegen. Die peripheren Bruchstücke stehen hier ungewöhnlicherweise in Supination, häufiger stehen sie in Pronation.

Abb. 4 : Schwerer, offener Bruch mit Verdrehung geheilt. Das periphere Speichenbruchstück um volle Breite nach volar seitenverschoben, an der Elle keine Seitenverschiebung; außerdem volar offener Winkel an der Speiche von 15°, bei annähernd guter Achse der Elle. Periphere Bruchstücke und Handgelenk in Pronation. Klinisch: Supination gesperrt.

in Mittelstellung die Verdrehung meistens beseitigt ist. Jedenfalls stellt diese Methode einen wesentlichen Fortschritt im Ausbau der konservativen Behandlungsmethoden dar.

2. Extensionsbehandlung.

Die Extensionsbehandlung mit Heftpflasterzug wurde von Bardenheuer eingeführt. Um den Verletzten nicht ans Bett zu fesseln, wurden von Bardenheuer, ferner von Pfanner und Borchgrevink Extensionsschienen für die ambulante Behandlung konstruiert. Von amerikanischen Autoren wurde die Extensionsbehandlung im Bett, kombiniert mit Schienenverbänden von Magnuson empfohlen.

Der direkt am Knochen angreifende Zug wurde zuerst von Steinmann mit einem entsprechenden Nagel eingeführt. Die Extension mit Kirschnerdraht wurde von Becker, Klapp und Goetze beschrieben. Becker bohrt den Draht durch die distalen Enden beider Vorderarmknochen, Klapp durch den zweiten bis fünften Mittelhandknochen, Götze legt einen dorsovolaren Drahtzug durch den zweiten Mittelhandknochen an.

Auch in der neuesten 5. Auflage von Key-Conwell wird die Dauerzugbehandlung mit einer von Conwell angegebenen Extensionsschiene wieder empfohlen. Die Extensionsgewichte werden in den ersten 24 Stunden mit 10—12 Pfund angegeben; nach erreichter Reposition soll das Gewicht auf 6—10 Pfund gesenkt werden.

Die größte Gefahr der Extensionsbehandlung ist die Distraktion, insbesondere bei dem direkt am Knochen angreifenden Zug. Die Folge ist oft eine Verzögerung der Callusbildung oder die Entstehung einer Pseudarthrose. Wir haben gesehen, daß am Vorderarm, insbesondere im mittleren und distalen Drittel der Elle schon minimale Diastasen von 1—2 mm zu einer Störung der Konsolidierung führen können, besonders wenn sie bei Beginn der Behandlung entstehen und entsprechend lange aufrecht erhalten werden. Besonders gefährdet sind Querbrüche.

Wie groß diese Gefahr ist, zeigte uns ein Fall eines Querbruches der Speiche und Schrägbruches der Elle, der mit Oberarmgipsverband und Heftpflasterzug behandelt wurde. Selbst dieser geringe Zug genügte, um die Callusbildung zu verzögern. 18 Wochen nach der Verletzung mußte eine Osteosynthese vorgenommen werden (Fall 33, Abb. 31). Das ist der wesentlichste Grund, weshalb uns die Extensionsbehandlung allein am Vorderarm gefährlich erscheint. Wir haben sie deshalb allein — ohne Oberarmgipsverband — nie angewendet.

Ein anderer Nachteil dieser Methode ist der Umstand, daß der Verletzte bei den derzeit üblichen Extensionsmethoden ans Bett gefesselt ist. Außerdem ist die Ruhigstellung des Bruches bei dieser Verbandanordnung keine ideale. Schließlich sind auch die veröffentlichten Ergebnisse keineswegs ermutigend.

Sowles berichtet über 19 von 21 Fällen, die im Dauerzug mit Handschuhzug und Drahtextension behandelt wurden. Davon konnte er nur in 6 Fällen ohne Operation auskommen. 2 wurden nur im Dauerzug behandelt, 4 zunächst unblutig eingerichtet und dann im Dauerzug weiterbehandelt. In den übrigen 13 Fällen mußte doch noch eine Osteosynthese vorgenommen werden. Und zwar wurde in 7 Fällen im Dauerzug behandelt, und später operiert, in 6 Fällen zuerst unblutig reponiert, dann versucht die Stellung im Dauerzug zu erhalten, bzw. zu verbessern, und schließlich doch noch operiert.

Von den 55 Fällen von WÜTHRICH wurden nur 2 mit Drahtextension behandelt. In einem Fall riß der Verletzte die Extension ab, es wurde eine blutige Reposition vorgenommen und ein gutes Ergebnis erzielt. Im zweiten Fall — Zug durch die Grundphalangen — konnte durch die Extension die Stellung nicht verbessert werden. Es wurde daher unblutig reponiert und im Gipsverband weiterbehandelt.

Von den 100 Fällen von EHLERT wurden 4 mit Drahtextension behandelt. Von den 4 Pseudarthrosen der Elle, welche zur Operation kamen, war eine einzige in der Klinik selbst entstanden und diese war eine Frau mit einem Schrägbruch der Speiche und *Querbruch* der Elle, die durch 47 Tage im Dauerzug behandelt worden war. Leider sind die Zuggewichte in der Arbeit nicht angegeben, auch sind die Konsolidierungszeiten der übrigen extendierten Fälle im einzelnen nicht genannt. Vermutlich ist es infolge Distraktion am Querbruch der Elle zur Entstehung der Pseudarthrose gekommen.

Operative Behandlung.

Eine operative Behandlung hat nur dann einen Sinn und ist in der Regel nur dann erfolgreich, wenn die Bruchstücke nach der Operation entsprechend fest fixiert sind, so daß es im Gipsverband zu keiner neuerlichen Verschiebung kommen kann. Von der großen Zahl der beschriebenen Operationsarten sollen nur die gebräuchlichsten hier erwähnt und unsere Stellungnahme dazu beschrieben werden.

Blutige Reposition ohne innere Fixation (KEPPLER, SCHLANGE). Sie wird von vielen Chirurgen ausgeführt und empfohlen (WATSON-JONES, GODARD-MICHEL BECHET, HUSTINX, STULZ-JUNG, DENNHARDT, BUFE, WÜTHRICH, DEMEL, NIKOLAUS, TALKENBERGER). Sie wird besonders von Autoren empfohlen, die nach Möglichkeit kein unresorbierbares Nahtmaterial versenken (MAGNUS, HANSEN). Dieses Verfahren kommt praktisch nur für Querbrüche in Betracht, da es bei allen anderen Bruchformen nach einer blutigen Reposition ohne innere Fixation wieder zu neuerlichen Verschiebungen kommen muß. Besonders gut halten die Querbrüche der Jugendlichen mit ihren stark gezackten Bruchflächen.

Da wir bei Querbrüchen nie operieren mußten und insbesondere bei Jugendlichen die Operation für überflüssig und manchmal für schädlich halten, haben wir dieses Verfahren bei unseren frischen Fällen nie angewendet. Es wurde nur einmal bei einem veralteten Bruch an der Speiche ausgeübt und dabei kam es nach der Operation zu einer neuerlichen Verschiebung im Oberarmgipsverband. Schon KÖNIG hat dieses Verfahren als wenig brauchbar beurteilt, da es für diejenigen Fälle mit tatsächlich unstabilen Bruchformen, welche eine innere Fixation brauchen, nicht geeignet ist. Daß die Resultate bei vielen Autoren als gut bezeichnet werden, ist weiter nicht verwunderlich, da es sich vielfach um Jugendliche handelt, die nach unserer Erfahrung auch bei konservativer Behandlung ein gutes Resultat geben.

Drahtnähte. Sie werden verwendet bei Kirschner, Demel, Annersten, Dennhardt, Wüthrich, Kotrnetz, Talkenberger. Von vielen Autoren, welche Platten und Schrauben verwenden, werden sie abgelehnt, weil damit eine stabile Osteosynthese nicht möglich sei.

Wir haben sie insgesamt bei 10 von unseren 16 operierten Fällen angewendet (Tab. 3), darunter auch bei den 4 Fällen, die mit Heftpflasterzug und Transfixation vorbehandelt worden waren und bei einem Fall einer Ellenpseudarthrose. Die bei uns verwendete Technik ist folgende: es handelt sich um schräg oder stufenförmig angefrischte Bruchflächen. Beide Bruchstücke werden nach genauer Adaptierung immer zuerst durchbohrt, der Draht durchgeführt und dann noch beide Bruchstücke umschlungen (= $1^{1}/_{2}$fach umschlungene Drahtnaht). Die einfache Umschlingung ohne Durchbohrung führen wir nicht mehr durch, da es dabei häufig im Oberarmgips zu neuerlichen Verschiebungen kommt. In der Regel werden an einem Knochen immer 2 derartige Drahtnähte ausgeführt. Wesentlich dabei ist immer, daß die beiden Drahtnähte möglichst weit voneinander entfernt angelegt werden, damit der Bruch gegen Verbiegungen möglichst stabil ist. Wesentlich ist es ferner, daß vor allem dem Speichenbruch eine entsprechende Stabilität verliehen wird. Wenn diese Grundsätze genau befolgt werden, kommt es in der Regel zu keinen sekundären Verbiegungen.

Magnus hat eine Technik der Drahtnaht ausgearbeitet, bei welcher der Draht nach entsprechender Konsolidierung des Bruches durch ein in der Wunde herausgeleitetes Röhrchen wieder entfernt wird. (Magnus, Hansen, Ehlert.) Die Veranlassung zur Entwicklung dieser Methode gaben ihm die zahlreichen beobachteten Störungen von seiten metallischer Fremdkörper, die zur Osteosynthese benützt werden (besonders Platten), weshalb er prinzipiell die dauernde Versenkung unresorbierbarer Fremdkörper ablehnt.

Wir haben diese Methode nie verwendet, da wir von seiten unseres Nahtmaterials (rostfreier Stahldraht) nie Störungen sahen.

Osteosynthese mit resorbierbarem Nahtmaterial. Besonders amerikanische Autoren verwenden gerne Katgut, Chrom-Katgut, Känguruhsehnen, Rinderknochenbolzen und -schrauben zur Osteosynthese. (Key-Conwell, Hein, Sowles, Bosworth, Magnuson.) Wir haben dieses Verfahren nie angewendet, da es unserer Meinung nach wegen des meist weichen Nahtmaterials dem Bruch keine entsprechende Festigkeit bietet.

Platten und Schrauben nach Lane, Lambotte und Sherman. Sie werden verwendet bei König, Nikolaus, Sowles, Kotrnetz, Masini, Santy, Billet, Boppe, Stulz-Jung. König sah in allen seinen 11 Fällen von Osteosynthesen an einem oder beiden Vorderarmknochen glatte Einheilung und gute Resultate. Dennhardt benützt zur Fixation der Platten zirkuläre Drahtumschlingungen statt Schrauben und berichtet über gute Resultate (von 9 operierten Fällen 6 Jugendliche). Andere Autoren lehnen diese Methode für den Vorderarm ab, vorwiegend wegen Störungen der Callusbildung (KEY-CONWELL, WATSON-JONES, GODARD-MICHEL BECHET, MATTI).

Wir haben diese Methode nie angewendet, da wir außer den Gefahren der Infektion an auswärts operierten Fällen Verzögerung der Callusbildung und Pseudarthrosen sahen. Das war besonders der Fall, wenn die Technik fehlerhaft war und die Bruchstücke ohne genaue Adaptierung mit geringen Diastasen fixiert worden waren. Außerdem sahen wir häufig Verbiegungen auftreten, wenn die Platten nicht vorschriftsmäßig fixiert worden waren.

Marknagelung. Der erste Vorfahre war SCHÖNE 1913, als er bei Vorderarmbrüchen einen Silberbolzen in den Markraum einführte und zwar an der Elle von proximal, an der Speiche von distal. Wir haben die Marknagelung nach KÜNTSCHER in 6 Fällen ausgeführt und dabei 3 Pseudarthrosen gesehen. Die Ergebnisse sind demnach schlechter als mit irgendeiner anderen Methode. Sie wird deshalb bei uns am Vorderarm nicht mehr ausgeführt. Über die Ursachen der Mißerfolge wird bei der Besprechung der 6 Fälle noch die Rede sein.

Ähnlich der Marknagelung ist das bei GODARD-MICHEL BECHET empfohlene Verfahren einer Osteosynthese mit einem in die Markhöhle eingeführten KIRSCHNER-Draht. Wir haben damit keine Erfahrungen. Nur noch erwähnt seien folgende mancherorts ausgeführten Methoden: Reposition durch direkte Hebelwirkung (THOMSON, SCHNEIDER), Vortreibeschraubenmethode (MORAZA), Hebelschrauben (VORSCHÜTZ), Osteosynthese mit JACOEL-DUJARRIERschen Klammern oder PARHAM-Bändern, Methode nach CUNEO, autoplastische Transplantation (LEXER, MAGNUS, LEVEUF), Bolzung mit Elfenbein und Galalith.

Folgen nach Vorderarmschaftbrüchen.

1. Bewegungseinschränkungen (Tab. 4, S. 156).

Bewegungsbehinderungen der nicht im Verband eingeschlossenen Gelenke (Finger, Schulter) konnten in der Regel durch zweckmäßige Übungsbehandlung vermieden werden. Bei den wenigen Ausnahmen lagen meistens gleichzeitig Nebenverletzungen an diesen Gelenken vor. Die Handgelenks- und Ellbogenbeweglichkeit war nur in einzelnen Fällen von alten Leuten eingeschränkt, bei welchen die Brüche in der Nähe dieser Gelenke lagen.

Am häufigsten waren Einschränkungen der Drehfähigkeit des Vorderarmes, besonders der Supination. In einzelnen Fällen handelte es sich um Verknöcherungen und Brückencallus im Zwischenknochenraum, die zum Teil als unabwendbare Unfallfolgen angesehen werden müssen.

Die häufigste Ursache, die Verdrehung der Bruchstücke, wurde bereits oben besprochen.

Achsenknickungen führen oft zu einer Verschmälerung des Zwischenknochenraumes und damit zu Einschränkungen der Drehfähigkeit. Wir haben bei unseren Nachuntersuchungen gesehen, daß besonders das proximale Drittel gefährdet ist. Verschmälerungen im distalen und manchmal

Tabelle 4. *Bewegungseinschränkungen bei 39 von 80 nachuntersuchten Fällen* (siehe Tabelle 9, S. 165).

	Finger	Handgelenk bis um $^1/_3$	Handgelenk um mehr als $^1/_3$	Pro- u. Supiration bis um $^1/_3$	Pro- u. Supination um mehr als $^1/_3$	Supination allein bis um $^1/_3$	Supination allein um mehr als $^1/_3$	Pronationallein bis um $^1/_3$	Pronationallein um mehr als $^1/_3$	Ellbogen bis um $^1/_4$	Ellbogen um mehr als $^1/_4$	Schulter	Summe der Patienten
Kinder und Jugendliche Oberarmgips	0	0	0	0	0	0	0	0	0	0	0	0	0
Oberarmgipsverband — ohne Seitenversch.	0	0	0	0	0	0	0	0	0	0	0	0	0
Oberarmgipsverband — Querbrüche	0 (1)	0 (1)	0	0	0	1 (0)	1 (1)	0	0	0	0	0	2 (1)
Oberarmgipsverband — Schrägbrüche	0	2 (0)	0	0	1 (0)	4 (0)	2 (0)	1 (0)	0	1 (0)	0	0	8 (0)
Oberarmgipsverband — Biegungsbr. m. Keil	0	1 (0)	0 (1)	1 (0)	1 (1)	1 (0)	1 (0)	1 (0)	1 (0)	1 (1)	0	0	6 (1)
Oberarmgipsverband — Stückbrüche	0 (1)	1 (0)	0	0	1 (0)	1 (0)	0	0	0	0	0	0	2 (1)
Oberarmgipsverband — Seltene Brüche	0	2 (0)	0	3 (0)	0	0	0	0	0	1 (0)	0	0	3 (0)
O A-gips m. Heftpflaster	0	2 (0)	0	4 (0)	1 (0)	0	0	0	0	1 (0)	0	0	5 (0)
Transfixation	0	2 (0)	0	1 (0)	1 (0)	1 (0)	1 (0)	1 (0)	0	1 (0)	0	0 (1)	5 (1)
Op. — Drahtnähte	1 (0)	1 (0)	0	0	1 (0)	0	0	0	0	0	0	0	1 (0)
Op. — Marknagelungen	1 (0)	0	1 (0)	0	1 (0)	1 (0)	1 (0)	0	0	0	0	0	4 (0)
Summe	2 (2)	11 (1)	1 (1)	9 (0)	7 (1)	9 (0)	6 (1)	3 (0)	1 (0)	5 (1)	0	0 (1)	35 (4)

(Zeilengruppe links: Erwachsene 162 (58,8%))

Die Zahlen ohne Klammern sind Fälle ohne Nebenverletzungen.
Die Zahlen in Klammern sind Fälle mit Nebenverletzungen desselben Armes.

auch im mittleren Drittel bis auf $^1/_3$ der normalen Breite zeigen oft normale Beweglichkeit. Dagegen gehen Verschmälerungen im proximalen Drittel auf die Hälfte oder weniger immer mit Bewegungseinschränkungen einher.

Die Ursache der Verschmälerung des Zwischenknochenraumes ist oft die von PATRICK beschriebene und auch bei uns oft beobachtete Verbiegung des Vorderarmes mit radial offenem Winkel; bei Abnahme der Schwellung und Atrophie der Muskulatur der Brachioradialisgruppe kommt es durch das Gewicht des locker gewordenen Gipsverbandes zu der beschriebenen Verbiegung. Begünstigend dürfte außerdem noch der Umstand sein, daß die Hauptmasse der Vorderarmmuskulatur an der Radialseite liegt und die Verbiegung mit radial offenem Winkel dadurch begünstigt wird. Die Verschmälerung tritt besonders dann auf, wenn der Bruch an der Grenze des mittleren-proximalen Drittels liegt. Außerdem kommt es bei manchen Bruchformen gleichzeitig zu einer weiteren Komplikation, die bei PATRICK nicht beschrieben ist, nämlich zum Ausein anderweichen der Ellenbruchstücke und Diastase am Ellenbruch mit allen ihren üblen Folgen. Die oben beschriebene Verbiegung kann man auch vermeiden, wenn man wie WATSON-JONES die Brüche im proximalen Drittel in Streckstellung des Ellbogens fixiert.

PATRICK sah ferner, daß es bei operierten Fällen häufiger zu Einschränkungen der Drehfähigkeit kam, als bei konservativ behandelten, besonders wenn an der Elle eine Operation vorgenommen wurde. Wir können diese Beobachtung nicht bestätigen, da die Zahl unserer operierten Fälle zu klein ist. Wir sind aber mit PATRICK einer Meinung, daß es bei der Osteosynthese besonders darauf ankommt, dem *Speichen*bruch eine entsprechende Stabilität zu verleihen.

2. Brückencallus.

Laut Angaben der Literatur wird er bei operierten Fällen häufiger beobachtet, als bei konservativ behandelten. WATSON-JONES schreibt, daß es manchmal zum Brückencallus kommt, wenn gleichzeitig eine Osteosynthese an beiden Knochen vorgenommen und nicht entsprechend schonend operiert wird (ungenaue Periostnaht).

Wir sahen bei unseren 277 frischen geschlossenen Brüchen beider Knochen dreimal Brückencallus (1,08%), bei 75 offenen einmal (1,3%). Jedesmal trat er bei den geschlossenen an der Grenze des mittleren-proximalen Drittels auf und bei den offenen im mittleren Drittel.

In einem Fall handelte es sich um einen schweren Trümmerbruch beider Knochen durch Propellerschlag, wobei die Elle außerdem noch an zwei weiteren Stellen gebrochen war. Beide Knochen waren ausgiebig zersplittert und der Zwischenknochenraum durch zahlreiche Splitter überlagert. Der Brückencallus war hier eine unabwendbare Unfallfolge (Fall 27, Abb. 24).

Im zweiten Fall kam es offenbar durch unzweckmäßige Lagerung der Verletzten während der Reposition zum Auftreten einer hartnäckigen Varusstellung bei einem Schrägbruch, wobei sich die Speichen- und Ellenbruchstücke einander stark näherten. Von einer Osteosynthese wurde bei der 61jährigen Patientin wegen ihres Alters abgesehen (Fall 18, Abb. 16).

Im dritten Fall verhinderte ein Biegungskeil die unblutige Reposition. Es wurden drei unblutige Repositionsversuche in mehrtägigen Abständen vorgenommen. 25 Tage nach der Verletzung Osteosynthese: Stufenförmige Anfrischung, Drahtnaht. Infolge fehlerhafter Technik Verbiegung im Gipsverband, Verschmälerung des Zwischenknochenraumes und Brückencallus. Außerdem dürften auch die wiederholten Schädigungen der Muskulatur bei den Repositionsversuchen die Entstehung des Brückencallus begünstigt haben. (Fall 47, Abb. 36.)

3. Verzögerte Callusbildung und Pseudarthrosen (Tab. 5).

Drei Umstände waren bei diesen Komplikationen bei unseren Fällen maßgeblich beteiligt: die bereits oben beschriebene schlechte Stellung der Bruchstücke, insbesondere Diastasen, häufige Korrekturen und zu kurze Fixationszeiten.

Diastasen. Man kann verschiedene Formen unterscheiden:

1. Solche, die primär bei der Einrichtung im Gipsverband entstehen und aufrecht erhalten werden. Diese sahen wir fast nur vor etwa 20 Jahren zu Beginn der Transfixationsbehandlung, als die Bedeutung dieser Diastasen noch nicht entsprechend gewürdigt wurde (Fall 38, 42, Abb. 33, 34).

2. Diastasen, die während der Behandlung im Gipsverband auftreten. Es kommt infolge der auf S. 157 beschriebenen Verbiegung des Vorderarmes mit radial offenem Winkel zu einem Auseinanderweichen der Ellenbruchstücke und einer Längs- oder Seitendiastase am Ellenbruch (Fall 20, 21, 22, Abb. 19, 20, 21).

Tabelle 5. *Ursachen der verzögerten Callusbildung : 23 Fälle, davon 10 Pseudarthrosen.*

Bruchform Behandlung		schlechte Stellung		häufige Korrekturen	zu kurze Fixation	Schwere der Verletzung	Summe der Fälle
		Diastasen	sonstige				
Querbrüche Oberarmgips	27	1	1 (1 Ps)	1	0	0	3
Schrägbrüche Oberarmgips	38	1	1 (1 Ps)	1	0	0	3
Biegungsbrüche mit Keil Oberarmgips	19	3 (3 Ps)	0	3 (2 Ps)	0	0	4
Stückbrüche Oberarmgips	6	0	0	1	0	2	2
Oberarmgips + Heftpflasterzug	12	1	0	0	0	1+Op.	2
Transfixation	26	5 (2 Ps)	0	1	0	0	6
Marknagelung	6	2 (2 Ps)	0	0	1 (1 Ps)	0	3
Summe		13 (7 Ps)	2 (2 Ps)	7 (2 Ps)	1 (1 Ps)	3	23

Die Zahlen in den Klammern bedeuten die Pseudarthrosen (Ps).

In 4 Fällen führten zwei verschiedene Ursachen zur verzögerten Callusbildung: zweimal Diastasen und häufige Korrekturen, einmal die Schwere der Verletzung und häufige Korrekturen und einmal die Schwere der Verletzung und eine technisch nicht einwandfreie Operation.

3. Sogenannte relative Diastasen. Es kommt manchmal bei einem Biegungsbruch mit Ausbruch eines Biegungskeiles z. B. an der Beugeseite zu einem Kippen dieses Keiles gegen die Beugeseite. Nach der Reposition oder Operation stehen dann die Corticalisflächen an der Streckseite Kante auf Kante genau aufeinander, während an der Beugeseite der Bruchspalt infolge des ausgebrochenen Keiles klafft (Fall 14, 54, 55, Abb. 14, 39, 40).

4. Schließlich gibt es Fälle, bei denen primär nach der Reposition keine Diastase vorhanden ist. Wenn es dann in den folgenden Wochen zu den üblichen Resorptionserscheinungen an den Bruchflächen kommt und die Bruchstücke z. B. durch eine Transfixation oder einen Heft-

pflasterzug daran gehindert werden, dem Muskelzug zu folgen und sich einander zu nähern, so kann auch eine Diastase entstehen, welche die Callusbildung stört (Fall 33, Abb. 31).

Es ist oft so, daß derartige Brüche trotz einer anfänglichen Diastase in normaler Zeit fest werden, besonders wenn die Bruchstücke die Möglichkeit haben, zusammen zu rücken und eine Verkürzung herbeizuführen. Andererseits findet man aber sehr oft, wenn es zu einer Verzögerung der Callusbildung gekommen ist, die Diastasen als Ursache dieser Komplikation.

Die anderen Ursachen, nämlich schlechte Stellung mit zu starker Verkürzung, häufige Korrekturen und zu kurze Fixationszeiten waren viel seltener der Grund dieser Komplikation.

In der Literatur werden am häufigsten die schlechte Stellung durch ungenügende Reposition, zu kurze und ungenügende Fixation als Ursachen für die Verzögerung der Callusbildung am Vorderarm angegeben. (WATSON-JONES, KEY-CONWELL.) Andere Autoren sehen auch in der Schwere der Verletzung manchmal eine Ursache dieser Komplikation, besonders bei offenen Brüchen (CARRELL, HENDERSON). Mit der Feststellung, daß die Konstitution des Verletzten (DENNHARDT) die Ursache der Verzögerung der Callusbildung sei, soll man sehr vorsichtig sein; es ist in der Regel doch möglich, bei genauer Prüfung eine mechanische Ursache dieser Störung zu finden.

Vergleich der konservativen und operativen Behandlung.

Die Schwierigkeit dieses Vergleiches liegt vor allem in der verschiedenen Indikationsstellung vieler Chirurgen. Bei vielen wird erst bei Versagen der konservativen Methoden operiert, d. h. nur bei schweren Fällen, die auch mit konservativer Behandlung ein weniger günstiges Resultat geben. Die Ergebnisse sind dann natürlich schlechter. Andere operieren auch bei Jugendlichen, die auch mit konservativer Behandlung gut werden. Dadurch werden die operativen Ergebnisse wieder besser.

Man muß ferner zwei Arten von Statistiken unterscheiden: erstens solche, die nur von einem Operateur oder einer Klinik veröffentlicht werden und zweitens solche, die auf Grund des Aktenmaterials von Versicherungsgesellschaften aufgestellt werden. Die ersteren fallen in der Regel günstiger aus, dafür sind aber die letzteren insofern aufschlußreicher, als sie die Verhältnisse in einem bestimmten Land oder Bezirk ohne Rücksicht auf den behandelnden Arzt wiedergeben.

Häufigkeit der Pseudarthrosen. Man kann in der Literatur nirgends einen Hinweis darauf finden, daß es bei Jugendlichen nach konservativer Behandlung zu einer Pseudarthrose gekommen wäre. Wohl aber finden sich nach operativer Behandlung vereinzelt solche Fälle: BOSWORTH berichtet über 50 Fälle von Jugendlichen, von denen 4 operiert wurden. Von den 4 bekam einer eine Ellenpseudarthrose. LEVEUF berichtet über 154 Fälle, von denen 30 operiert wurden: davon bekam einer eine Pseudarthrose. GUILLEMINET sah eine Pseudarthrose beider Knochen bei einem 7jährigen Kind nach einer Osteosynthese (KIRSCHNER-Draht in

Tabelle 6. *Häufigkeit der Pseudarthrosen nach konservativer und operativer Behandlung der Vorderarmschaftbrüche.*

Autor	Summe	kons. Beh.	davon Ps.	op. Beh.	davon Ps.	Art des Bruches
AUVRAY	30	18	1 5,6%	12	1 8,3%	geschlossene und offene Schaftbrüche eines und beider Knochen
BUFE	93[1] J: 62,1%	78	2 2,6%	15	1 6,7%	geschlossene und offene Schaftbrüche eines und beider Knochen
CORNIOLEY	100	50	15 30%	50	20 40%	Schaftbrüche beider Vorderarmknochen
DENNHARDT	99	60	1 1,7%	39	4 10,3%	geschlossene und offene Schaftbrüche beider Knochen
HANSEN	42	0	0	42	7 16,7%	frische, geschlossene Schaftbrüche beider Knochen
HEIN	65[1] J: 66,6%	56	0	9	1 11,1%	frische geschlossene und offene Schaftbrüche beider Knochen
HUGUIER	31	17	3 17,6%	14	3 21,4%	geschlossene und offene Schaftbrüche beider Knochen
KOTRNETZ	285[1] J: 90,5%	279	4 1,4%	6	0	geschlossene und offene Schaftbrüche beider Knochen
MAGNUS	65	0	0	65	3 4,6%	geschlossene und offene Schaftbrüche eines und beider Knochen
NICOLAUS	35	0	0	35	2 5,7%	frische geschlossene und offene Schaftbrüche beider Knochen
PERMAN	225	155	7 4,5%	70	15 21,4%	geschlossene und offene Schaftbrüche beider Knochen
PERVES-BADELON	32	19	0	13	4 30,8%	geschlossene und offene Schaftbrüche beider Knochen (Erwachsene)
SOWLES	91[1] J: 60%	50	2 4%	41	3 7,3%	geschlossene und offene Schaftbrüche eines und beider Knochen
TALKENBERGER	71[1] J: 56,2%	54	1 1,9%	17	2 11,8%	geschlossene und offene Schaftbrüche beider Knochen
VUILLIEME	39	0	0	39	5 12,8%	geschlossene und offene Schaftbrüche beider Knochen

Tabelle 6. *Häufigkeit der Pseudarthrosen nach konservativer und operativer Behandlung der Vorderarmschaftbrüche* (Fortsetzung).

Autor	Summe	kons. Beh.	davon Ps.	op. Beh.	davon Ps.	Art des Bruches
WÜTHRICH	56	23	0	33	2 6,1%	Schaftbrüche beider Knochen mit Seitenverschiebung und Verkürzung
BÖHLER-TROJAN	277[1] J: 51,3%	262	7 2,7%	15[3]	3[2] 20%	frische, geschlossene Schaftbrüche beider Knochen

die Markhöhle). DEMEL hatte unter 14 operierten Vorderarmbrüchen Konsolidierungszeiten von $5^1/_2$ Monaten bei einem 16jährigen und von $3^1/_2$ Monaten bei einem 15jährigen nach Osteosynthesen.

In unserem eigenen Material von 20 operierten Pseudarthrosen des Speichenschaftes, die auswärts vorbehandelt worden waren und zu uns bereits mit einer ausgebildeten Pseudarthrose zur Behandlung kamen, befanden sich zwei Knaben im Alter von 12 und 13 Jahren. Davon war einer nach einem geschlossenen Speichenschaftbruch zweimal auswärts operiert worden (blutige Reposition und Drahtnaht). Der andere war ein offener Bruch, bei welchem es infolge von Infektion zur Sequesterbildung und von ungenügender Fixation zur Pseudarthrose gekommen war.

Die Häufigkeit der Pseudarthrosen am Vorderarmschaft nach Angaben der Literatur finden sich in Tab. 6. Wir sahen bei unseren 277 frischen, geschlossenen Schaftbrüchen beider Knochen 10 Pseudarthrosen (keine beider Knochen, zwei der Speiche allein und acht der Elle allein). Davon entstanden sieben (zwei der Speiche und fünf der Elle) bei 262 konservativ behandelten und drei Ellenpseudarthrosen bei 15 operierten Fällen (20%); diese drei entstanden bei den 6 markgenagelten Fällen (50%, Tab. 7, S. 162).

Störungen von seiten des Nahtmaterials. JANZ berichtet über 116 Osteosynthesen (davon 20 am Vorderarm), von welchen in 24 Fällen das Nahtmaterial wieder entfernt werden mußte (davon acht, d. s. 40% am Vorderarm). Die Störungen waren: neunmal Verzögerung der Konsolidierung, zweimal Pseudarthrosen, dreimal Sequester und Knochenfisteln, zweimal Metallfisteln, viermal mechanische Reizerscheinungen, viermal andere Ursachen. Ähnliche Berichte finden sich bei DEMEL, BUFE, TALKENBERGER. Das Nahtmaterial wird prinzipiell entfernt bei MAGNUS, HANSEN, EHLERT, DENNHARDT.

Über günstige Erfahrungen mit der operativen Behandlung berichten: KÖNIG, KEPPLER, NIKOLAUS, DENNHARDT, BUXTON, MASINI, TOPA, SANTY, BILLET, LEVEUF, VUILLIÈME.

---

[1] J: Prozentsatz an Jugendlichen von 0—20 Jahren.

[2] 3 Marknagelungen.

[3] Von den insgesamt 16 Osteosynthesen handelte es sich in einem Fall um eine Ellenspeudarthrose, die nach konservativer Behandlung entstanden war und deshalb hier nicht mitgezählt wird.

Über ungünstige Ergebnisse der operativen Behandlung berichten CORNIOLEY mit 40% Pseudarthrosen und 10% Infektionen, DAHL-IVERSON mit 35% Ostitiden und 7% Pseudarthrosen nach Osteosynthesen mit LANEschen Platten. PERMAN fand bei 155 konservativ behandelten Vorderarmschaftbrüchen 7 (4,5%), bei 70 operativ behandelten 15 (21,4%) Pseudarthrosen. Häufigere Pseudarthrosen nach operativer Behandlung finden sich ferner bei PERVES und BADELON, AUVRAY, HUGUIER, außerdem längere Konsolidierungs- und Behandlungszeiten bei

Tabelle 7. *Pseudarthrosen : 10 Fälle.*

Behandlung		Beide Knochen	Speiche allein	Elle allein	Insgesamt
Jugendliche Oberarmgips	115	0	0	0	0
Erwachsene Oberarmgips	113	0	1	4	5 (4,4%)
Insgesamt Oberarmgips	228	0	1	4	5 (2,2%)
Oberarmgips u. Heftpflasterzug	12	0	0	0	0
Transfixation	26	0	1	1	2 (7,7%)
Drahtnähte	5	0	0	0	0
Marknagelungen	6	0	0	3	3 (50%)
% von insgesamt	277	0	0,7%	2,9%	3,6%
% v. 162 Erwachsenen		0	1,2%	4,9%	6,1%
Gesamtzahl		0	2	8	10

HANSEN, WÜTHRICH, BUFE, TALKENBERGER; PATRICK und HUGUIER erwähnen außerdem stärkere Bewegungseinschränkungen des Vorderarmes häufiger nach operativer als nach konservativer Behandlung.

Zusammenfassung. Aus dem Studium der Literatur geht hervor, daß die überwiegende Mehrzahl der Autoren die konservative Behandlungsart als die Methode der Wahl bezeichnet. Erst wenn diese nicht zum Ziele führt, wird operiert. Die Zahl der möglichen Komplikationen ist bei den operativen Methoden trotz Ausschaltung der Infektionsgefahr durch das Penicillin immer noch größer als bei den konservativen. Es erscheint daher zweckmäßig, immer zuerst die konservativen Mittel zu versuchen und die Osteosynthese nur für bestimmte, ausgesuchte Fälle zu reservieren. Es soll allerdings hinzugefügt werden, daß man beim Versagen der konservativen Methoden die Osteosynthese möglichst bald durchführen soll.

Behandlungsergebnisse der 277 frischen, geschlossenen Schaftbrüche beider Vorderarmknochen (Tab. 8).

Im Unfallkrankenhaus Wien wurden in den 22 Jahren vom 1. 1. 1926 bis 31. 12. 1947 insgesamt 429 Schaftbrüche beider Vorderarmknochen

Tabelle 8. *Übersicht der Gesamtzahl, verzögerten Callusbildung, Pseudarthrosen, Brückencallus, Konsolidierungsdauer und Behandlungsdauer bei 277 Fällen.*

		Gesamtzahl	Verzögerte Callusbildung	davon Pseudarthrosen	Brückencallus	Konsolidierungsdauer Durchschnitt Wochen	Behandlungsdauer Durchschnitt Wochen
Kinder u. Jugendliche 41,5% Oberarmgips		115	0	0	0	4,5	5
Oberarmgipsverband	ohne Verschiebung	16	0	0	0	7	9
	Querbrüche	27	3	1 E[2]	0	9,3	14
	Schrägbrüche	38	3	1 Sp[1]	1	10,8	16
	Biegungsbr. m. Keil	19	4	3 E[2]	0	12	21
	Stückbrüche	6	2	0	1	14	22
	Seltene Brüche	7	0	0	0	8	14
Oberarmgips m. Heftpflasterzug		12	2	0	0	12	16,5
Transfixation		26	6	1 Sp[1] 1 E[2]	0	14,5	20
Op.	Drahtnähte	5	0	0	1	10[3]	22
	Marknagelungen	6	3	3 E[2]	0	11	20
Erwachsene		162	23	10	3	10,9	16,7
Summe		277	23	2 Sp[1] 8 E[2]	3	8,3	11,8

behandelt. Davon waren 277 frische geschlossene, 93 frische offene, 37 veraltete, 22 in schlechter Stellung geheilte Brüche. Außerdem wurden 61 Pseudarthrosen im Bereich des Vorderarmschaftes behandelt und zwar 29 beider Knochen, 22 des Speichenschaftes allein und 10 des Ellenschaftes allein. In der gleichen Zeit wurden insgesamt 6,414 Vorderarmbrüche behandelt, und zwar 4568 Brüche der Speiche an typischer Stelle, 219 Brüche des Olecranons, 507 Brüche des Speichenköpfchens, 320 isolierte Brüche des Speichenschaftes, 249 isolierte Brüche des Ellenschaftes, 34 Brüche des processus coronoideus ulnae und 27 Verrenkungsbrüche nach MONTEGGIA.

Von den 277 frischen, geschlossenen Fällen wurden 228 im Oberarmgipsverband behandelt, 12 im Oberarmgipsverband mit Heftpflasterzug,

---

[1] Sp = Speiche.
[2] E = Elle.
[3] ab Operation.

26 mit Transfixation und 16 wurden operiert (10 Drahtnähte und 6 Mark-nagelungen). Von den 16 operierten wurden je zwei im Heftpflasterzug mit Oberarmgipsverband und Transfixation vorbehandelt. Einer wurde wegen einer Ellenpseudarthrose operiert, die im Oberarmgipsverband entstanden war.

Von den 277 Fällen waren 115 Jugendliche (41,5%) bis zu einem Alter von einschließlich 16 Jahren und 162 Erwachsene (58,5%). Die genaue Einteilung nach Dezennien ist aus Tab. 1 ersichtlich. Die Verletzung betraf 239 (86,3%) Männer und nur 38 (13,7%) Frauen. In 149 Fällen (53,8%) war die linke und in 128 (46,2%) die rechte Seite betroffen. Die Bruchstelle befand sich in 103 (37,2%) Fällen im distalen, in 160 (57,8%) im mittleren und nur in 14 (5,0%) Fällen im proximalen Drittel.

Nebenverletzungen. In 24 Fällen lagen gleichzeitig Verletzungen am gleichen Arm vor (8,7%). In 27 Fällen waren außerdem andere Verletzungen vorhanden (9,7%). In den 24 Fällen handelte es sich um vier Brüche der Speiche an typischer Stelle, drei Brüche des Oberarmschaftes, ein Bruch des kleinen Rollhügels des Oberarmes, eine Schulterzerreißung, eine Luxation des distalen Speichenendes nach volar, drei Fälle von Brüchen der Mittelhandknochen, zwei Fingerbrüche, ein Bruch des Kahn- und Erbsenbeines und elf Rißquetschwunden.

Nachuntersuchungen (Tab. 9, S. 165). Von den 277 Fällen hatten 167 bei der Entlassung einen normalen Befund (60,3%). Die übrigen 110 Fälle (39,7%) wurden zur Nachuntersuchung vorgeladen. Davon sind 30 nicht erschienen. Die meisten von ihnen hatten ihren Wohnsitz gewechselt und waren nicht auffindbar. 80 (28,9%) kamen zur Nachuntersuchung. Davon hatten 41 (14,8%) einen normalen Befund und 39 (14,1%) nicht. Es ergibt sich somit insgesamt folgendes Bild: von 277 Fällen hatten 208 (75,1%) einen normalen Befund. 39 hatten dauernde Bewegungseinschränkungen (Tab. 4, S. 156) (14,1%) und 30 (10,8%) konnten nicht nachuntersucht werden; über ihren Zustand kann nichts bestimmtes ausgesagt werden. Da es sich bei den Fällen mit Bewegungseinschränkungen durchwegs um Erwachsene handelt, ergibt sich für die 162 Erwachsenen folgende Verteilung: 93 (57,4%) normal, 39 (24,1%) Bewegungseinschränkungen und 30 (18,5%) unbekannt.

Folgen von Vorderarmbrüchen.

1. *Gangrän* trat nie auf.
2. *Ischämische Störungen* wurden nie beobachtet.
3. *Pseudarthrosen* (Tab. 7). 10 Fälle = 3,6% (von 277 insgesamt) oder 6,1% (von 162 Erwachsenen). Es traten auf: Nie eine Pseudarthrose beider Knochen, zweimal eine Pseudarthrose der Speiche allein (0,7%) und achtmal eine Pseudarthrose der Elle allein (2,9%). Bei den 228 nur im Oberarmgipsverband behandelten Fällen entstanden 5: (2,2%): eine der Speiche allein (Fall 15, Abb. 15) und vier der Elle allein (Fall 9, 20, 21, 22, Abb. 11, 19, 20, 21). Bei den 26 Transfixierten entstanden zwei (7,7%): eine der Speiche allein (Fall 42, Abb. 34) und eine der Elle allein (Fall 38, Abb. 33). Bei den sechs Marknagelungen entstanden drei der Elle (50%)

Tabelle 9. *Übersicht der Nachuntersuchungen, funktionellen Ergebnisse bei 277 Fällen und funktionellen Ergebnisse von 162 Fällen bei Erwachsenen.*

Nachuntersuchungen

Vorgeladen 110 (39,7%), Entlassungsbefund nicht normal			Nicht vorgeladen Entlassungsbefund normal
erschienen 80 (28,9%)		nicht erschienen	167 (60,3%)
normal 41 14,8%	nicht normal 39 14,1%	30 (10,8%)	

Funktionelle Ergebnisse: 277 Fälle.

normal	nicht normal	nicht erschienen
208 (75,1%)	39 (14,1%)	30 (10,8%)

Funktionelle Ergebnisse: 162 Erwachsene.

normal	nicht normal	nicht erschienen
93 (57,4%)	39 (24,1%)	30 (18,5%)

(Fall 53, 54, 55, Abb. 39, 40). Diese zehn Pseudarthrosen hätten vermieden werden können, wenn man rechtzeitig eine zweckmäßige Osteosynthese gemacht hätte.

4. *Brückencallus.* 3 Fälle = 1,08%. Der Bruchort war immer die Grenze des proximalen-mittleren Drittels. Er entstand zweimal nach konservativer Behandlung (Fall 18, 27, Abb. 16, 24) und einmal nach einer Osteosynthese (Fall 47, Abb. 36).

5. *Einschränkungen der Drehfähigkeit.* 37 Fälle = 13,4% von 277, oder 22,8% von 162 Erwachsenen (Tab. 4). In 17 Fällen war die Pro- und Supination eingeschränkt. Neunmal um $^1/_4$ bis $^1/_3$, achtmal um mehr als $^1/_3$. Von diesen acht bestand bei einem bereits vor dem Unfall eine starke Einschränkung nach Fungus des Handgelenkes (Abb. 18). Die Supination allein war in 16 Fälen eingeschränkt: neunmal um $^1/_4$ bis $^1/_3$ und siebenmal um mehr als $^1/_3$. Von den sieben hatte einer gleichzeitig schwere offene Finger-, Mittelhand- und Handwurzelbrüche (Fall 10). Die Pronation allein war in 4 Fällen eingeschränkt: Dreimal um $^1/_4$ bis $^1/_3$, einmal um mehr als $^1/_3$.

6. *Einschränkungen der Finger.* Ohne Nebenverletzungen: Zweimal nach Osteosynthesen (Fall 47, 53). Mit Nebenverletzungen: Zweimal: Fall 10 u. 28.

7. *Einschränkungen des Handgelenkes.* Ohne Nebenverletzungen: Zwölfmal, davon elfmal um $^1/_4$ bis $^1/_3$ und einmal um mehr als $^1/_4$. Mit Nebenverletzungen: Zweimal: ein Fungus des Handgelenkes (Abb. 18) und Fall 10.

8. *Einschränkungen des Ellbogens.* Ohne Nebenverletzungen: Fünfmal, immer weniger als $1/_4$. Mit Nebenverletzungen: Einmal, Fungus des Handgelenkes (Abb. 18).

9. *Einschränkungen der Schulter.* Ohne Nebenverletzungen: keine. Mit Nebenverletzungen: eine, gleichzeitig schwere Schulterzerreißung (Böhler, Abb. 699—702).

10. *Infektionen mit Sequestern und Fistelbildung.* Ein Fall Nr. 43, ausgehend von einer Infektion des proximalen Drahtes bei einer Transfixation. Bei den Operierten (Drahtnähte und Marknägel) kam es nie zur Infektion. Die Drähte und Marknägel mußten nie wegen einer Infektion entfernt werden.

Brüche bei Kindern und Jugendlichen.
115 Fälle = 41,5%.

Lebensalter von 1 bis einschließlich 16 Jahren, die Behandlung war immer eine konservative (einfacher Oberarmgipsverband).

Der Entstehungsmechanismus war in der Mehrzahl der Fälle indirekte Gewalteinwirkung: Sturz auf die ausgestreckte Hand, nur in einzelnen Fällen eine direkte: Kurbelrückschlag, Auffallen schwerer Gegenstände auf den Arm, in eine Maschine geraten.

Bruchformen.

a) Subperiostale Brüche mit Achsenknickungen ohne Seitenverschiebung (Grünholzbrüche) 75 Fälle (Skizze 1[1], Abb. 5).

Davon 42 im distalen, 25 im mittleren und acht im proximalen Drittel: von den 42 distalen waren 10 Wulstbrüche.

Der Arm wurde im Ätherrausch gerade gebogen und je nach dem Alter des Verletzten ein Oberarmgipsverband für 3—5 Wochen angelegt. Sekundäre Verbiegungen, die eine Korrektur notwendig machten, traten nur achtmal auf.

b) Querbrüche beider Knochen im distalen Drittel mit einer Seitenverschiebung beider Knochen oder nur der Speiche oder der Elle um volle Schaftbreite nach dorsal mit einem dorsal offenen Winkel: 24 Fälle (Skizze 2, Abb. 6).

Bei der Reposition wurde in Narkose durch Zug und Gegenzug erst die Verkürzung ausgeglichen, dann die peripheren Fragmente rechtwinkelig nach dorsal abgebogen und auf die zentralen aufgesetzt. Die Bruchflächen sind meist quer, gezackt, so daß nach erfolgter Reposition fast nie eine Tendenz zu einer neuerlichen Seitenverschiebung besteht. Wohl kommt es aber manchmal zu sekundären Verbiegungen im Gipsverband, meistens mit dorsal offenem Winkel. Man muß daher wöchentlich einmal eine Röntgenkontrolle machen lassen, um etwa auftretende Verbiegungen rechtzeitig korrigieren zu können.

In 3 Fällen wurde dies unterlassen. Nach 4 Wochen bei der Gipsabnahme zeigte es sich, daß inzwischen eine Verbiegung eingetreten war.

---

[1] Skizzen s. S. 140.

Die Fehlstellungen wurden korrigiert und in weiteren 3—4 Wochen knöcherne Heilung in guter Stellung erzielt.

In 3 Fällen konnte auf diese Weise die primäre Verschiebung nicht ausgeglichen werden.

Fall Nr. 1: 4jähriges Kind, mit der eben beschriebenen Bruchform, Seitenverschiebung der peripheren Bruchstücke um volle Breite nach dorsal, in dieser Stellung knöchern geheilt. Nach 16 Jahren klinisch und röntgenologisch völlig normaler Befund, Seitenverschiebung im Laufe des Wachstums völlig ausgeglichen.

In 4 Fällen war ein atypischer, schräger Verlauf der Bruchflächen. Nach guter Reposition trat nach 1—2 Wochen eine neuerliche Seitenverschiebung bis zu halber Schaftbreite auf. Knöcherne Heilung in dieser Stellung. Die Seitenverschiebung verschwand im Laufe des Wachstums

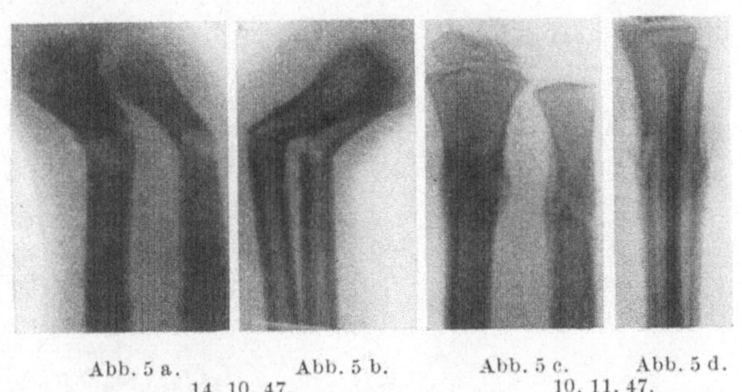

Abb. 5 a.   Abb. 5 b.   Abb. 5 c.   Abb. 5 d.
        14. 10. 47.   10. 11. 47.

Abb. 5 a, b : 6jähriger Knabe, subperiostaler Biegungsbruch im distalen Drittel entstanden durch Sturz auf die Hand. Keine Seitenverschiebung, radial-dorsal offener Winkel von 50—60°. Im Ätherrausch gerade gebogen. Oberarmgipsverband.

Abb. 5 c, d : 4 Wochen später knöcherne Heilung in guter Stellung, klinisch normaler Befund bei der Entlassung.

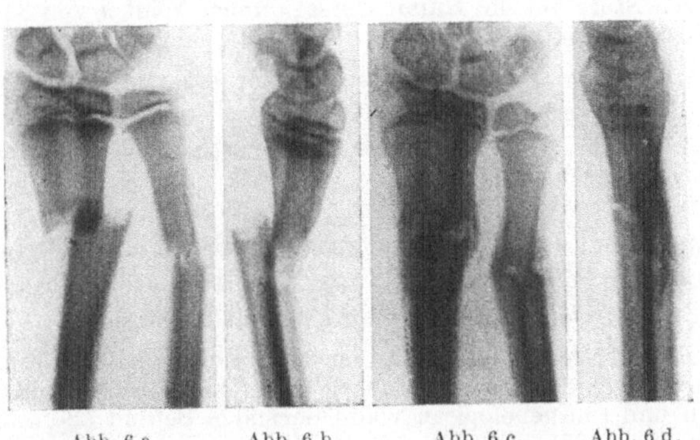

Abb. 6 a.   Abb. 6 b.   Abb. 6 c.   Abb. 6 d.
        11. 4. 32.   25. 5. 32.

Abb. 6 a, b : 15jähriger Lehrling, Querbruch im distalen Drittel entstanden durch Sturz auf die Hand. Das distale Speichenbruchstück um volle Breite nach dorsal und halbe Breite nach radial seitenverschoben, Elle nur geknickt, nicht seitenverschoben. Radial-dorsal offener Winkel von etwa 20°.

Abb. 6 c, d : 6 Wochen später knöcherne Heilung in guter Stellung. Behandlung im Oberarmgipsverband. Funktion normal.

vollkommen. Bei einem von diesen war 7 Monate nach der Verletzung nichts mehr davon zu sehen und auch der radial offene Winkel von etwa 7—8°, der nach der Gipsabnahme bestanden hatte, war verschwunden.

c) Querbrüche beider Knochen. im mittleren Drittel: 15 Fälle (Skizze 3).

Beide Knochen waren meist in gleicher Höhe gebrochen, Seitenverschiebung eines oder beider Knochen meist um volle Breite. Wenn es ge-

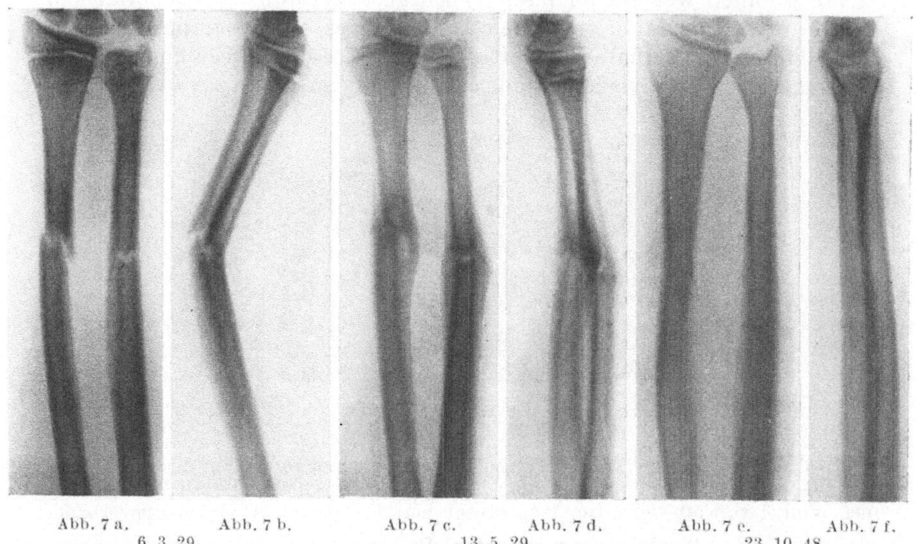

Abb. 7 a.   Abb. 7 b.   Abb. 7 c.   Abb. 7 d.   Abb. 7 e.   Abb. 7 f.
6. 3. 29.   13. 5. 29.   23. 10. 48.

Abb. 7 a, b : 17jähriger Kellner, subperiostaler Biegungsbruch in Schaftmitte, entstanden durch Sturz auf die Hand. Dorsal offener Winkel von 35—40°. Konsolidierungszeit 6 Wochen.

Abb. 7 c, d : 10 Wochen später mit radial-volar offenem Winkel von 10—12° knöchern geheilt.

Abb. 7 e, f : 19 Jahre später: Klinisch und röntgenologisch normaler Befund. Achsenknickungen verschwunden.

lingt, die Bruchstücke aufeinander zu stellen, zeigen sie keine Tendenz zu einer neuerlichen Seitenverschiebung. Aber auch wenn diese Reposition nicht gelingt, ist die Verschiebung funktionell belanglos.

Fall Nr. 2: 12jähriger Schüler mit der beschriebenen Bruchform ohne Ausgleich der Seitenverschiebung nach sechs Wochen knöchern geheilt. Fünf Jahre später: klinisch und röntgenologisch völlig normaler Befund (Böhler, alle Auflagen, Abb. Nr. 928— 935).

Von diesen 15 Fällen kam es nur zweimal zu Verbiegungen, die korrigiert werden mußten.

Achsenknickungen. Insgesamt 4 Fälle heilten mit geringen Achsenknickungen:

Fall Nr. 3: 14jähriger Lehrling, gut reponiert, bei der Gipsabnahme nach sechs Wochen radial-volar offener Winkel von je 10°. Neun Jahre später klinisch und röntgenologisch völlig normaler Befund, Achsenknickung durch das Wachstum völlig ausgeglichen.

Fall Nr. 4: 17jähriger Kellner, zunächst gute Stellung im Oberarmgipsverband. Bei der Gipsabnahme nach sechs Wochen radial-volar offener Winkel von je 10°. Nach neunzehn Jahren klinisch und röntgenologisch völlig normaler Befund (Abb. 7).

Fall Nr. 5: 11jähriger Schüler, gute Stellung nach der Reposition, nur drei Wochen ruhiggestellt. Nach drei weiteren Wochen Verbiegung in Varusstellung von 20°. Neunzehn Jahre später: klinisch völlig normal. Achsenknickung an der

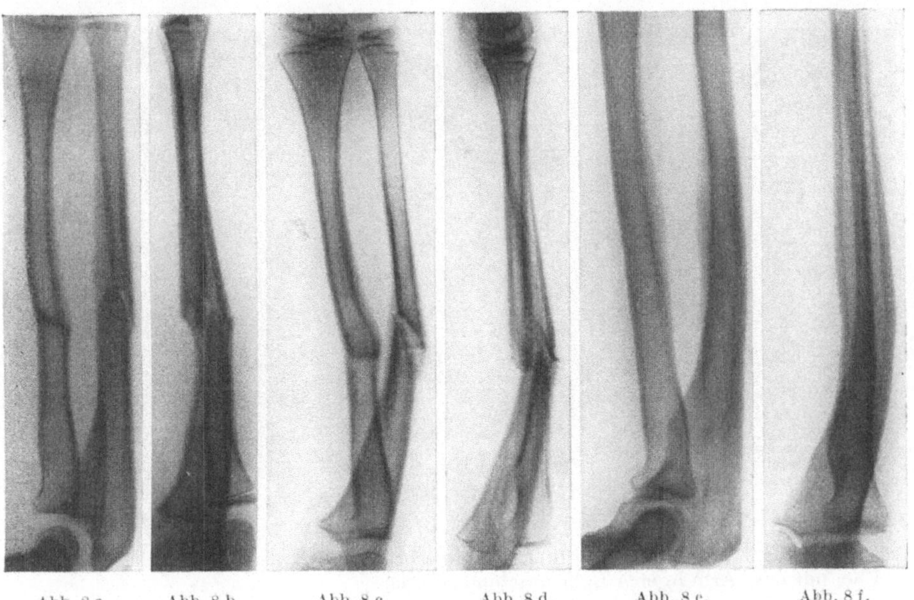

Abb. 8 a.   Abb. 8 b.   Abb. 8 c.   Abb. 8 d.   Abb. 8 e.   Abb. 8 f.
21. 9. 29.   4. 11. 29.   23. 1 0. 48.

Abb. 8 a, b : 11jähriger Schüler, querer Biegungsbruch proximal der Mitte durch Sturz auf die Hand.

Abb. 8 c, d : 6 Wochen später: war nur 3 Wochen im Oberarmgips fixiert, hat sich deshalb nach weiteren 3 Wochen nach radial-volar verbogen. Knöchern geheilt mit einer Achsenknickung von 20°.

Abb. 8 e, f : 19 Jahre später: Klinisch normal, Drehung aktiv frei, Elle mit ulnar offenem Winkel von 20° geheilt (Varusstellung).

Speiche weitgehend ausgeglichen, an der Elle Varusstellung unverändert 20° (Abb. 8).

Eine seltene Bruchform. Fall Nr. 6: 15jähriger Lehrling, Trümmerbruch der Speiche, Schrägbruch der Elle Grenze mittleres-distales Drittel. Nach $6^1/_2$ Wochen bei der Gipsabnahme Verbiegung der Speiche mit radial offenem Winkel von 10°. Neun Jahre später klinisch und röntgenologisch völlig normal (Abb. 9).

Konsolidierungszeit. Sie betrug bei den subperiostalen Brüchen je nach Alter und Verschiebung 3—4, bei den übrigen 4—6 Wochen.

Durchschnittliche Behandlungsdauer. Sie betrug 4—6 Wochen.

Funktionelle Ergebnisse. Die Beweglichkeit und Kraft war bei allen ohne eine einzige Ausnahme je nach dem Alter wenige Tage oder längstens 2—3 Wochen nach der Gipsabnahme normal.

Es kam bei diesen 115 Fällen nie zur Entstehung eines *Brückencallus* oder einer *Pseudarthrose.*

Seitenverschiebungen und *Achsenknickungen* bis etwa 10° werden durch das Wachstum ausgeglichen. Von stärkeren Achsenknickungen bleibt manchmal ein Rest zurück, ohne funktionelle Störungen zu machen.

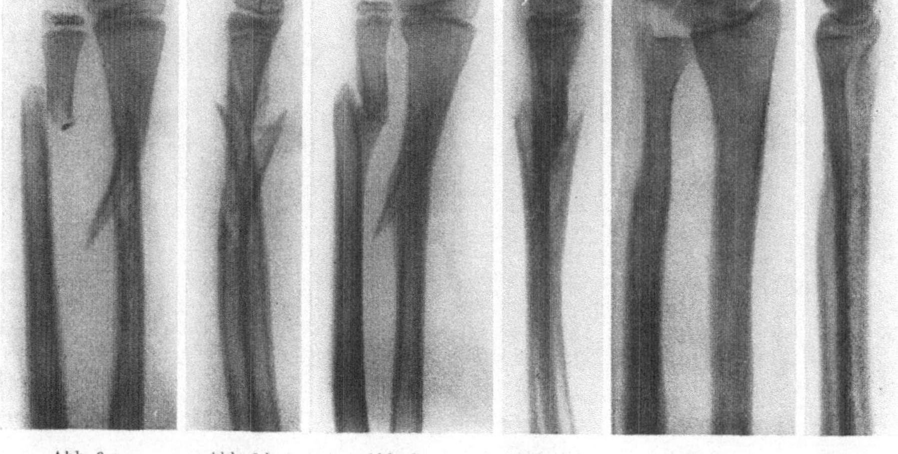

Abb. 9 a.   Abb. 9 b.   Abb. 9 c.   Abb. 9 d.   Abb. 9 e.   Abb. 9 f.
19. 8. 39.   15. 11. 39.   23. 10. 48.

Abb. 9 a,b : 15jähriger Lehrling, Trümmerbruch der Speiche, Schrägbruch der Elle, mit dem Arm in eine Bohrmaschine geraten.

Abb. 9 c,d : 12 Wochen später bei der Entlassung. Nach sechswöchiger Fixation im Oberarmgips mit radial offenem Winkel von 10° an der Speiche und Verschiebung der Elle um volle Schaftbreite knöchern geheilt.

Abb. 9 e,f : Nach 9 Jahren von der Achsenknickung an der Speiche und Seitenverschiebung der Elle nichts mehr zu sehen. Klinisch normaler Befund.

Folgerung. Es ist daher nie notwendig, Kinder oder Jugendliche zu operieren.

Brüche bei Erwachsenen.
162 Fälle = 58,5%.

Von den 162 Fällen wurden im Oberarmgipsverband behandelt: 113 (69,8%), im Oberarmgipsverband mit Heftpflasterzug: 12 (7,4%), mit Transfixation: 26 (16%) und mit Osteosynthesen: 11 (6,8%). Außerdem mußten auch noch an je 2 Fällen der im Gipsverband mit Heftpflasterzug Behandelten und der Transfixierten später Osteosynthesen ausgeführt werden.

Fälle, die im Oberarmgipsverband behandelt wurden: 113 Fälle = 69,8%.

Bruchformen.

a) Brüche ohne Seitenverschiebung: 16 Fälle.

b) Querbrüche mit Seitenverschiebung: 27 Fälle (Skizze 4).

c) Schrägbrüche (Dreh- und Biegungsbrüche): 38 Fälle (Skizze 5).

d) Biegungsbrüche mit Ausbruch eines Biegungskeiles: 19 Fälle (Skizze 6).

e) Stückbrüche: 6 Fälle (Skizze 7).

f) Ungewöhnliche Bruchformen: Trümmerbrüche im distalen Drittel, Brüche am proximalen Vorderarmende und Brüche am distalen Ende der Speiche mit Schaftbruch der Elle: 7 Fälle.

Stabile Bruchformen sind die Gruppen a, b und f; unstabile die Gruppen c, d und e. Es hätten daher zweckmäßigerweise nur die Gruppen a, b, und f im Oberarmgipsverband allein behandelt werden sollen, während die Gruppen c, d und e von Anfang an im Oberarmgipsverband mit Heftpflasterzug, mit Transfixation oder mit Osteosynthese hätten behandelt werden sollen.

Wesentlich für die Stabilität eines Bruches ist in erster Linie die Bruchform der Speiche. So sieht man oft eine gute Stabilität bei gut reponierten Querbrüchen der Speiche im Oberarmgipsverband, auch wenn die Elle schräg, mit Ausbruch eines Keiles gebrochen oder gesplittert ist. Ebenso soll man daher auch bei der Osteosynthese vor allem den Speichenbruch entsprechend fixieren.

a) Brüche ohne Seitenverschiebung: 16 Fälle.

Es handelt sich um die einfachste Bruchform ohne Seitenverschiebung mit mehr oder weniger starken Achsenknickungen. Diese wurden in örtlicher Betäubung gerade gebogen und ein Oberarmgips für 6 bis 8 Wochen angelegt. Viermal kam es im Gips zu sekundären Verbiegungen, die korrigiert werden mußten. Die Funktion des Armes war je nach dem Alter des Verletzten 2—3 Wochen nach der Gipsabnahme wieder normal.

b) Querbrüche mit Seitenverschiebung: 27 Fälle (Skizze 4, Abb. 10).

Dabei kam es *dreimal* zu einer *Verzögerung der Callusbildung,* davon *eine straffe Ellenpseudarthrose.* Kein Brückencallus. Der Entstehungsmechanismus war in 20 Fällen direkte Gewalteinwirkung, nur in 7 Fällen indirekte.

Die Reposition gelang immer in der üblichen Weise, indem nach Ausgleich der Verkürzung durch Zug und Gegenzug die Bruchstücke manuell aufeinander gestellt wurden. Dabei gelang es entweder die Bruchstücke ganz genau aufeinander zu stellen, so daß Corticalis auf Corticalis stand und auch in dieser Stellung zu halten. In der Mehrzahl der Fälle bestand jedoch nach der Reposition eine Seitenverschiebung um Corticalisbreite bis halbe Schaftbreite. Diese Verschiebung ist für die Konsolidierung durchaus günstig, weil sich dadurch die Knochen, dem Muskelzug folgend, um einige Millimeter verkürzen können. Bekanntlich ist es gerade diese Verkürzung, welche für die rasche Konsolidierung eines Bruches von besonderer Wichtigkeit ist (BÖHLER).

Da die Bruchflächen quer verlaufen und meist gezackt sind, kommt es in der Regel zu keinen neuerlichen Seitenverschiebungen im Gipsverband. Nur in einem Fall kam es zu einem vollständigen Abrutschen des Speichenbruches um volle Breite. Dagegen kam es aber in der Hälfte der Fälle zu sekundären Verbiegungen im Gipsverband, die korrigiert werden mußten.

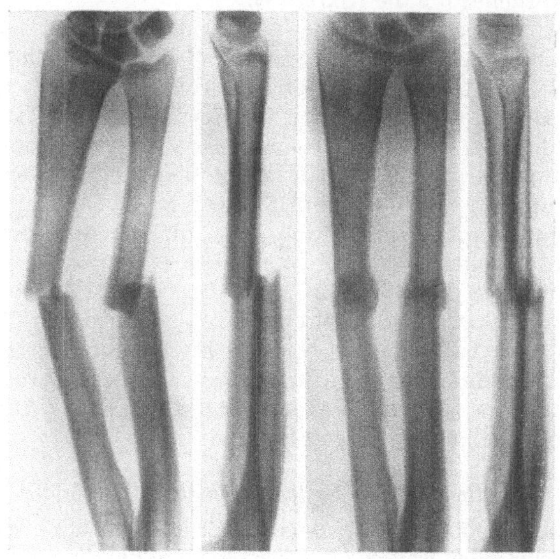

Abb. 10 a.   Abb. 10 b.   Abb. 10 c.   Abb. 10 d.
19. 12. 40.   12. 4. 41.

Abb. 10 a, b : 39jähriger Dreher, Querbruch in Schaftmitte, in eine Maschine geraten. Seitenverschiebung an der Elle um volle Schaftbreite, ulnar offener Winkel von 20—25°. Stabile Bruchform. Behandlung im einfachen Oberarmgipsverband. Konsolidierungsdauer 12 Wochen.

Abb. 10 c, d : 4 Monate später bei der Entlassung knöcherne Heilung in guter Stellung. Klinisch normaler Befund.

Diese Verbiegungen traten besonders dann auf, wenn am Unfalltag gleich reponiert wurde und der Gipsverband zur Vermeidung von Zirkulationsstörungen gespalten werden mußte.

Es hat sich gezeigt, daß es zweckmäßig ist, mit der Korrektur dieser Achsenknickungen bis zur 3. oder 4. Woche zu warten. Erstens ist die Schwellung dann schon vollkommen verschwunden und zweitens haben die Brüche dann bereits eine gewisse Festigkeit, so daß sie sich nach der Korrektur kein zweites Mal zu verbiegen pflegen. Wenn man schon nach einer Woche korrigiert, kommt es manchmal nach der Korrektur neuerdings zu Achsenknickungen und man muß nach weiteren 1—2 Wochen eine zweite Korrektur vornehmen. Man kann bei der Korrektur zusätzlich einen Heftpflasterzug anlegen und hat dann die ziemlich sichere Gewähr, daß eine neuerliche Achsenknickung nicht mehr auftritt.

Unzweckmäßig ist es dagegen, sofort nach der Reposition eines frischen Querbruches zu Beginn der Behandlung den Heftpflasterzug anzubringen, da dieser geringe Zug bei frischen Querbrüchen manchmal schon eine Verzögerung der Callusbildung verursachen kann. Man kann daraus schließen, daß man besonders in den ersten Wochen den Knochen Gelegenheit geben muß, sich zu verkürzen, wenn das Bruchhämatom noch nicht organisiert ist.

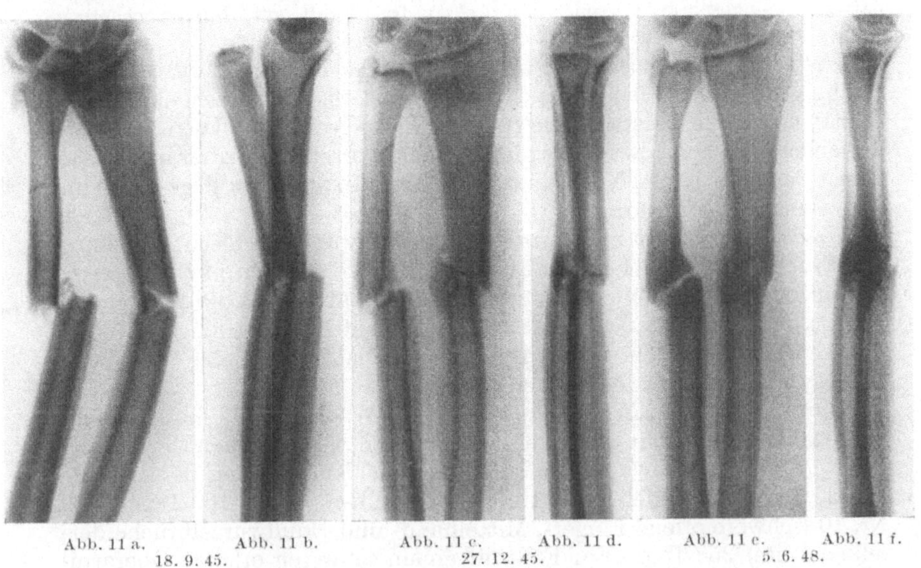

Abb. 11 a.   Abb. 11 b.   Abb. 11 c.   Abb. 11 d.   Abb. 11 e.   Abb. 11 f.
18. 9. 45.   27. 12. 45.   5. 6. 48.

Abb. 11 a, b : 37jähriger Polizeibeamter, Querbruch distal der Mitte durch Autounfall. Verrenkung des distalen Speichenendes nach volar.

Abb. 11 c, d : 14 Wochen später: Bruch scheint knöchern geheilt zu sein. Klinisch fest.

Abb. 11 e, f : 3 Jahre später: straffe Pseudarthrose der Elle. Supination $^1/_3$ eingeschränkt, sonst normaler Befund, Kraft gut.

Konsolidierungszeiten. Die durchschnittliche Konsolidierungszeit betrug 9,3 Wochen. Von den 27 Fällen waren 4 in 6 Wochen, 13 in 8 Wochen, 4 in 9—10 Wochen und 3 in 12—13 Wochen in guter Stellung knöchern geheilt. Drei hatten Störungen der Callusbildung, davon eine straffe Ellenpseudarthrose. Diese drei mußten 14, 16 und $17^1/_2$ Wochen fixiert werden.

1. Fall Nr. 7: 31jähriger Hilfsarbeiter, Querbruch im mittleren Drittel. Nach der Reposition geringe Pronation der peripheren Bruchstücke. Außerdem steht das periphere Ellenbruchstück mit seiner ulnaren Kante auf der Fläche des zentralen: lineare, statt flächenhafte Berührung, Klaffen des Bruchspaltes an der Radialseite: relative Diastase. Konsolidierungsdauer 16 Wochen (112 Tage). Befund bei der Entlassung: Handgelenk und Supination $^1/_2$ eingeschränkt, sonst aktiv frei.

2. Fall Nr. 8: 40jährige Bäuerin, durch Hufschlag Querbruch Grenze mittleres-distales Drittel. Gut reponiert. Genaues Anmodellieren des Verbandes wegen der dicken Weichteile nicht möglich. 8 Tage später: Speiche vollkommen abgerutscht,

radial offener Winkel 7—8°. Insgesamt 4 Korrekturen. Konsolidierungsdauer 17^1/$_2$ Wochen (121 Tage). Nach Gipsabnahme nicht mehr erschienen.

3. Fall Nr. 9. 37jähriger Polizeibeamter, durch Autounfall Querbruch Grenze mittleres-distales Drittel und Verrenkung des distalen Speichenendes nach volar. Nach der Reposition geringe Pronation der peripheren Bruchstücke, die Ellenbruchstücke berühren sich nur mit einer Kante, nicht mit der Fläche. Nach 14 Wochen Speiche knöchern geheilt, auch der Ellenbruch schien klinisch fest. Nach 3 Jahren: *straffe Ellenpseudarthrose.* Arbeitet an seinem früheren Arbeitsplatz, keine Beschwerden seitens der Pseudarthrose, weiß nicht von ihr. Supination ^{1}/$_3$ eingeschränkt, sonst alles aktiv frei. Kraft gut, Ellenbruch etwas druckschmerzhaft, klinisch fest (Abb. 11).

Ursachen der verzögerten Callusbildung. Bei Fall 7 war die schlechte Stellung des Ellenbruches die Ursache. Lineare, statt flächenhafte Berührung, relative Diastase. Die Stellung hätte rechtzeitig korrigiert werden sollen. Bei Fall 8 waren es die häufigen Korrekturen. Hier hätte man besser nach der ersten Verbiegung eine Transfixation angelegt oder eine Osteosynthese vorgenommen.

Ursache der Ellenpseudarthrose. Bei Fall 9 war die schlechte Stellung des Bruches die Ursache. Die Ellenbruchstücke standen nur in linearer Berührung, sie waren verhakt und der Bruch hatte nicht die Möglichkeit sich zu verkürzen. Außerdem wäre er vielleicht bei einer längeren Fixationszeit fest geworden. Diese Pseudarthrose hätte durch eine frühzeitige Osteosynthese vermieden werden können.

Durchschnittliche Behandlungsdauer. 14 Wochen = 99 Tage. Nicht mitgezählt 3 Fälle mit gleichzeitigen anderen Verletzungen: Fall Nr. 7 (schwere Rißquetschwunden mit Sehnenscheideneröffnung der anderen Hand, Bruch des kleinen Rollhügels derselben Seite) 160 Tage. Fall Nr. 10 (schwere offene Finger-, Mittelhand- und Handwurzelbrüche derselben Seite) 358 Tage. Ein Fall mit einem schweren offenen Oberarmbruch derselben Seite: 118 Tage.

Funktionelle Ergebnisse. Von 27 Fällen hatten 11 bei der Entlassung einen normalen Befund. Sie wurden nicht vorgeladen. Von den übrigen 16 sind 11 zur Nachuntersuchung erschienen. Seit dem Unfall waren 3—21 Jahre vergangen. Von den 11 hatten 8 einen normalen Befund: normale Form, gute Kraft, aktiv freie Gelenke.

Drei Fälle mit Bewegungseinschränkungen:

1. Fall Nr. 10: 40jähriger Chemiker, gleichzeitig schwere, offene Finger-, Mittelhand und Handwurzelbrüche. Amputationsfall. Nach 21 Jahren: Arm atrophisch, Finger aktiv ^{2}/$_3$, passiv ^{1}/$_2$ eingeschränkt, Handgelenk aktiv und passiv etwa ^{1}/$_3$, Supination ^{1}/$_2$ eingeschränkt. Übrige Gelenke aktiv frei. Faustschluß kraftlos, Dauerrente 40%.

2. Fall Nr. 11: 35jähriger Schlosser, Querbruch im mittleren Drittel. Knöcherne Heilung in guter Stellung nach 14 Wochen. Auftreten von periostalen Verknöcherungen im Zwischenknochenraum von beiden Knochen her: Supinationssperre. 13 Jahre später: Supination gesperrt, Pronation und alle übrigen Gelenke aktiv frei. Kraft gut, zeitweise Schmerzen bei schwerer Arbeit (Böhler, alle Auflagen, Abb. 916—927).

3. Der 3. Fall ist Nr. 9 mit der Supinationseinschränkung um ^{1}/$_3$.

Von den 5 Fällen, die nicht nachuntersucht werden konnten, hatten 4 bei der Entlassung folgende Bewegungseinschränkungen: 1. Fall: Handgelenk ^{1}/$_2$ eingeschränkt (Wiederaufnahme der Arbeit 10 Tage nach

Gipsabnahme), 2. Fall: Vorderarm $^1/_2$ eingeschränkt (Wiederaufnahme der Arbeit 3 Wochen nach Gipsabnahme), 3. Fall: Handgelenk $^1/_3$, Vorderarm $^1/_2$ eingeschränkt, Ellbogen 135/45° (gegen 180/45°) (gleichzeitig schwerer, offener Oberarmbruch derselben Seite), 4. Fall: Nr. 7, Handgelenk und Supination je $^1/_2$ eingeschränkt. Ein Verletzter ist nach der Gipsabnahme nicht mehr erschienen.

Wir haben oft gesehen, daß Bewegungseinschränkungen, die noch bei der Entlassung vorhanden waren, bei der Nachuntersuchung verschwunden waren, so daß man annehmen kann, daß auch bei diesen Fällen eine Besserung der Beweglichkeit noch eingetreten sein dürfte.

c) Schrägbrüche: 38 Fälle (Skizze 5, Abb. 12, 13).

Dabei kam es dreimal zu einer Verzögerung der Callusbildung, davon eine Speichenpseudarthrose. Ein Brückencallus.

Der Entstehungsmechanismus war in 27 Fällen direkte, in 11 indirekte Gewalteinwirkung.

Von den 38 Fällen ist es nur zwölfmal gelungen, die gute Stellung nach der Reposition im ersten Gipsverband aufrecht zu erhalten. In 26 Fällen traten Verbiegungen auf, die korrigiert werden mußten. Die sekundären Verbiegungen traten häufiger auf, wenn primär starke Verschiebungen vorhanden waren, außerdem besonders dann, wenn die Elle quer und nur die Speiche schräg gebrochen war. Dann kam es gern zu der beschriebenen Verbiegung des Armes mit radial offenem Winkel.

Konsolidierungszeiten. Die durchschnittliche Konsolidierungszeit betrug 10,8 Wochen. Von den 38 Fällen waren 28 in 8—10 Wochen in guter Stellung knöchern geheilt. 6 Fälle mußten 12—14, ein Fall 16, ein Fall 20 und 2 Fälle 23—24 Wochen fixiert werden.

Vier Fälle mit einer Konsolidierungszeit länger als 14 Wochen.

Fall Nr. 12: 23jähriger Automechaniker, Schrägbruch in Schaftmitte. Gut reponiert. Eine Korrektur nach 2 Wochen. Gipsabnahme 8 Wochen nach dem Unfall. 4 Wochen später neuerliche Verbiegung, Korrektur, Oberarmgips 4 Wochen. Dann knöcherne Heilung in guter Stellung (Insgesamt 16 Wochen). Entlassungsbefund normal.

Drei Fälle mit Störungen der Callusbildung; davon eine Speichenpseudarthrose.

Fall Nr. 13: 28jährige Arbeiterin, Schrägbruch in Schaftmitte. Gut reponiert. Verbiegung im Oberarmgips mit radial offenem Winkel, 4 Korrekturen, Konsolidierungszeit 23 Wochen. Nach 2 Jahren: Arm etwas nach radial verbogen, Vorderarm 1 cm schwächer. Alle Gelenke aktiv frei. Kraft gut.

Fall Nr. 14: 57jähriger Vorarbeiter, Biegungsbruch Grenze mittleres-distales Drittel an der Speiche und Schaftmitte an der Elle. Bei der Reposition Ausbruch eines Biegungskeiles an der Speiche; dieser kippt gegen die Volarseite zu, so daß dort der Bruchspalt klafft: relative Diastase. Konsolidierungszeit 24 Wochen. Nach einem Jahr: Vorderarm etwas nach radial-volar verbogen, Handgelenk und Ellbogen $^1/_4$, Supination $^1/_3$ eingeschränkt (geringe Pronation des peripheren Speichenbruchstückes und Verschmälerung des Zwischenknochenraumes), sonst aktiv frei, Kraft schwächer, Dauerrente 20% (Abb. 14).

Fall Nr. 15: 59jähriger Schlosser, Schrägbruch der Speiche mittleres-proximales, Elle mittleres-distales Drittel. Reposition nicht vollständig: Pronation der peripheren Bruchstücke (Fixation in Mittelstellung statt Supination), lineare, statt flächenhafte Berührung der Speichenbruchstücke. Nach 20 Wochen: Elle knö-

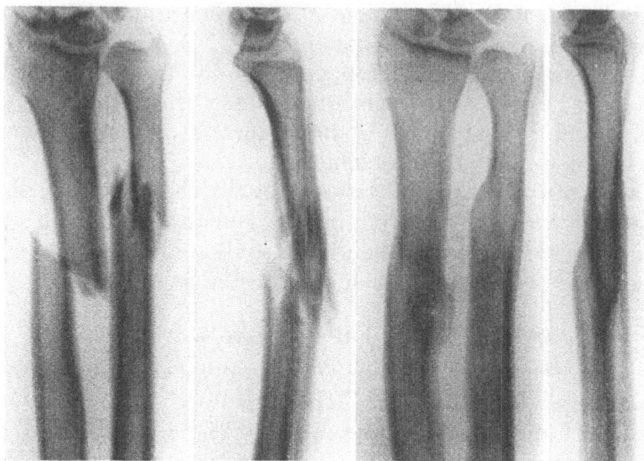

Abb. 12 a.　　　　Abb. 12 b.　　　　Abb. 12 c.　　　　Abb. 12 d.
　　　　12. 5. 43.　　　　　　　　　　　　　　　4. 6. 49.

Abb. 12 a,b : 53jähriger Werkhelfer, Schrägbruch an der Grenze des mittleren-
distalen Drittels, in eine Transmission geraten. Unstabile Bruchform. Im Oberarmgipsverband Verbiegung, 1 Korrektur. Konsolidierungsdauer 8$^1/_2$ Wochen.

Abb. 12 c,d : Nach 6 Jahren: knöcherne Heilung in guter Stellung. Klinisch
völlig normaler Befund.

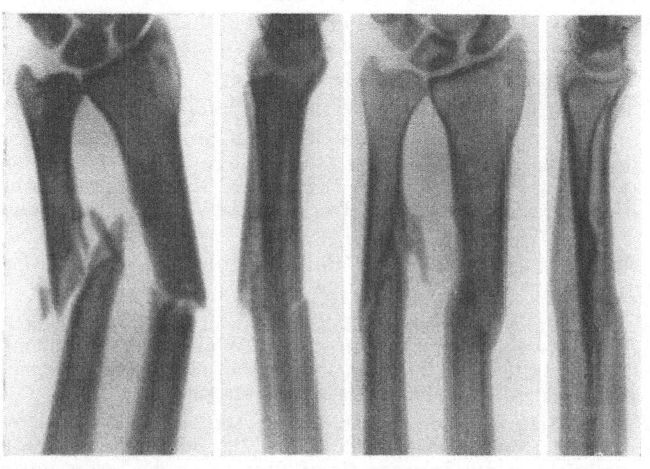

Abb. 13 a.　　　　Abb. 13 b.　　　　Abb. 13 c.　　　Abb. 13 d.
　　　　25. 1. 43.　　　　　　　　　　　　　　8. 6. 49.

Abb. 13 a,b : 45jährige Arbeiterin, Schrägbruch im distalen Drittel, in eine
Maschine geraten. Ausbruch mehrerer kleiner Splitter an der schräg gebrochenen
Elle. Trotz der primären Verschiebung mit ulnar offenem Winkel kam es im Oberarmgipsverband zu einer Verbiegung mit radial offenem Winkel. 1 Korrektur. Unstabile Bruchform. Konsolidierungszeit 8$^1/_2$ Wochen.

Abb. 13 c,d : Etwa 6$^1/_2$ Jahre später: knöcherne Heilung in guter Stellung.
Völlig normaler Befund.

chern geheilt, *Pseudarthrose der Speiche.* Nach 3 Jahren: Vorderarm radial-volar verbogen und 1 cm schwächer. Handgelenk $^1/_4$, Supination $^1/_2$ eingeschränkt, sonst aktiv frei. Kraft schwächer, Speichenbruch druckschmerzhaft und locker (Abb.15).

Ursachen der verzögerten Callusbildung. Bei Fall Nr. 12 handelt es sich um keine Verzögerung der Callusbildung im eigentlichen Sinn. Der Bruch war nach 8 Wochen noch nicht fest und hätte noch fixiert werden sollen. Bei Fall Nr. 13 waren die vielen Korrekturen die Ursache der Störung. Die Indikation war falsch. Man hätte von Anfang an im Oberarmgips mit

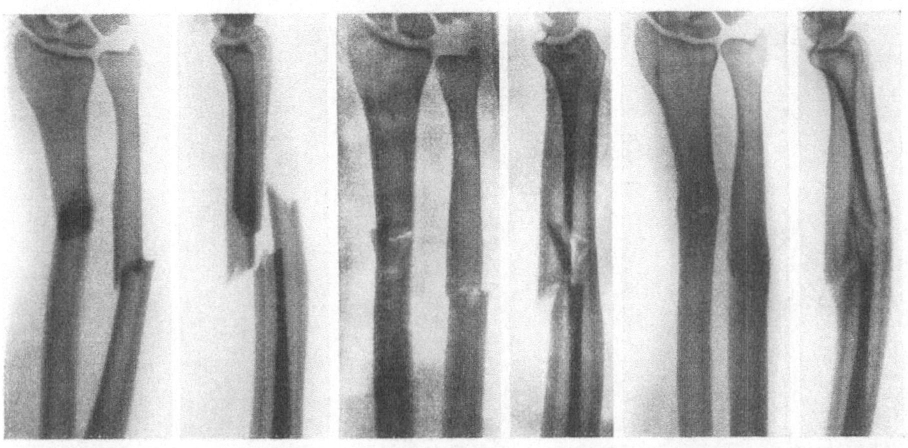

Abb. 14 a.   Abb. 14 b.   Abb. 14 c.   Abb. 14 d.   Abb. 14 e.   Abb. 14 f.
4. 3. 47.   11. 3. 47.   8. 12. 48.

Abb. 14 a, b: 57jähriger Vorarbeiter, schräger Biegungsbruch distalder Mitte, Biegungskeil kaum sichtbar, in eine Transmission geraten.

Abb. 14 c, d: 8 Tage später: bei der Reposition Ausbruch des Biegungskeiles an der Speiche; dieser kippt gegen die Volarseite, so daß der Bruchspalt dort klafft: relative Diastase. Konsolidierungsdauer 24 Wochen.

Abb. 14 e, f: Nach 19 Monaten beide Bruchstellen knöchern durchgebaut; radial offener Winkel von 10° und volar offener Winkel von 20° an der Speiche, bei guter Ellenachse = Pronation der peripheren Bruchstücke. Klinisch Supination $^1/_3$, Handgelenk und Ellbogen je $^1/_4$ eingeschränkt. Kraft schwächer.

Heftpflasterzug oder Transfixation behandeln sollen. Bei Fall Nr. 14 war es die relative Diastase. Diese hätte rechtzeitig beseitigt werden sollen, was in diesem Fall nur durch eine Osteosynthese möglich gewesen wäre.

Ursachen der Pseudarthrose. Fall Nr. 15 (Abb. 15) war nicht vollständig reponiert. Die Speichenbruchstücke hatten keine flächenhafte Berührung und waren gegeneinander verdreht. Es hätte noch ein unblutiger Repositionsversuch und bei dessen Mißlingen eine Osteosynthese vorgenommen werden sollen.

Durchschnittliche Behandlungsdauer. Sie betrug 16 Wochen = 112 Tage. Nicht mitgezählt wurden drei Fälle: ein 60jähriger Verletzter (gleichzeitig schwerer Unterschenkelbruch) 368 Tage und zwei Verletzte (gleichzeitig Schienbeinbruch) 121 und 188 Tage.

Funktionelle Ergebnisse. Von 38 Fällen hatten 10 einen normalen Entlassungsbefund. Von den übrigen 28 sind 20 zur Nachuntersuchung erschienen. Seit dem Unfall waren 1—19 Jahre vergangen. Von den 20 hatten 12 einen normalen Befund.

8 Fälle mit Bewegungseinschränkungen: Viermal war die Supination um etwa $1/_3$ eingeschränkt. Davon war einmal eine geringe Verdrehung röntgenologisch nachweisbar, in den übrigen 3 Fällen war der Zwischenknochenraum auf $1/_3$ seiner normalen Breite verengt.

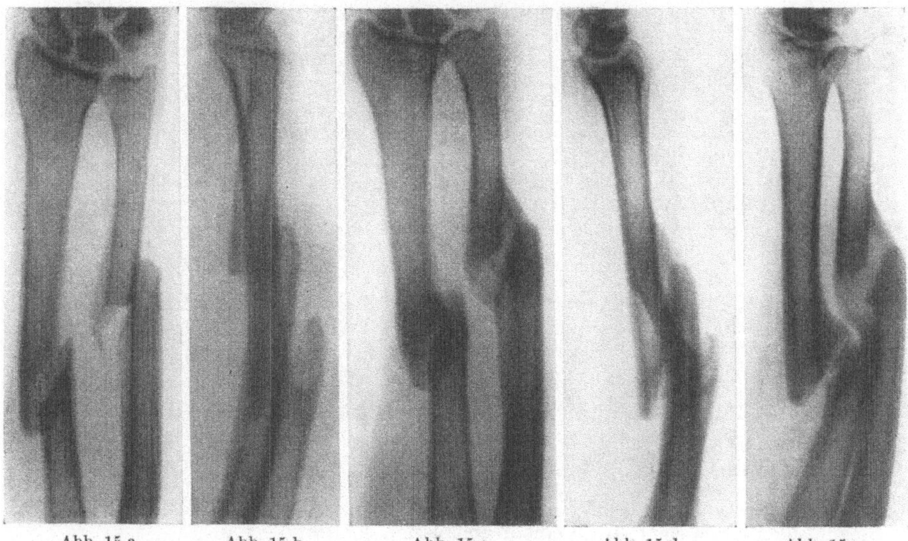

Abb. 15 a. Abb. 15 b. Abb. 15 c. Abb. 15 d. Abb. 15 e.
9. 3. 46. 22. 5. 48. 3. 5. 49.

Abb. 15 a, b: 59jähriger Schlosser, Schrägbruch in Schaftmitte, wurde von einer Waggontüre eingeklemmt.

Abb. 15 c, d: $2^1/_4$ Jahre später: Pseudarthrose der Speiche, Elle knöchern geheilt. Der Bruch war nicht vollständig reponiert, die Bruchflächen der Speiche hatten keine flächenhafte Berührung. Fixationszeit 20 Wochen.

Abb. 15 e: Nach $3^1/_4$ Jahren Zustand unverändert, Drehaufnahme. Klinisch: Arm 1 cm schwächer, Handgelenk $1/_4$ eingeschränkt, Supination $1/_2$ eingeschränkt (Pronation der peripheren Bruchstücke), sonst aktiv frei, Kraft schwächer, Schmerzen an der Pseudarthrosenstelle.

5. Ein Fall mit einer Pronationseinschränkung:

Fall Nr. 16: 60jähriger Hilfsarbeiter, Schrägbruch Grenze mittleres-proximales Drittel, gut reponiert, Fixation in zu starker Supination. Nach 9 Jahren: Pronation $1/_3$ eingeschränkt, sonst normal.

6. Ein Fall mit einer Supinationsbehinderung um $1/_2$, Handgelenk um $1/_4$: Fall Nr. 15.

7. Ein Fall mit einer Supinationsbehinderung um $2/_3$:

Fall Nr. 17: 49jähriger Chauffeur, Biegungsbruch der Speiche Grenze mittleres proximales Drittel, Elle in Schaftmitte. Reposition, Fixation in Mittelstellung statt Supination: Pronation der peripheren Bruchstücke. 2 Jahre später: Supination $2/_3$ eingeschränkt, sonst normal.

8. *Ein Brückencallus.*

Fall Nr. 18: 61jährige Arbeiterin, Schrägbruch im proximalen Drittel, gute Stellung nach der Reposition, secundäre Verbiegung (Varusstellung) im Oberarmgips mit starker Annäherung der vier Bruchstücke. Zwei Korrekturen. Von einer Osteosynthese wurde wegen des Alters abgesehen. Konsolidierungszeit 9 Wochen. Zwei Jahre später: *Brückencallus*, Vorderarm in Mittelstellung versteift, Handgelenk $^1/_4$ eingeschränkt, Streckhemmung im Ellbogen von 15°. Dauerrente 30% (Abb. 16).

Von den 8 Fällen, die nicht nachuntersucht werden konnten, war bei 5 die Drehfähigkeit bei der Entlassung um $^1/_2$ bis $^1/_3$ eingeschränkt, sonst

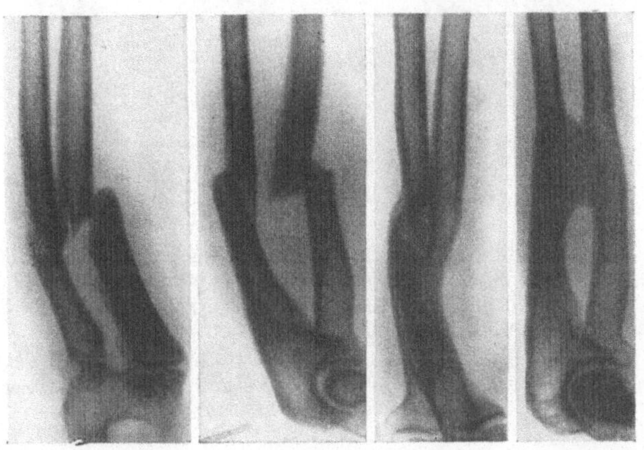

Abb. 16 a. Abb. 16 b. Abb. 16 c. Abb. 16 d.

6. 2. 47.   3. 5. 49.

Abb. 16 a, b: 61jährige Arbeiterin, Schrägbruch im proximalen Drittel, zwischen Tor und Auto eingeklemmt.

Abb. 16 c, d: $2^1/_4$ Jahre später: Brückencallus. Infolge unzweckmäßiger Lagerung kam es immer wieder im Gipsverband zu einer hartnäckigen Varusstellung mit Annäherung der vier Bruchstücke. Konsolidierungsdauer 9 Wochen. Klinisch: Vorderarm in Mittelstellung versteift, Handgelenk $^1/_4$ eingeschränkt, Streckhemmung im Ellbogen von 15°. Kraft gut.

aktiv frei. Es handelte sich um solche, die 2—3 Wochen nach der Gipsabnahme die Arbeit wieder aufnahmen. Drei Verletzte sind aus der Behandlung ausgeblieben.

d) *Biegungsbrüche mit Ausbruch eines Biegungskeiles:* 19 Fälle
(Skizze 6, Abb. 17, 18).

Dabei kam es viermal zu einer Verzögerung der Callusbildung, davon drei Ellenpseudarthrosen, eine straffe und zwei lockere. Kein Brückencallus. Von 19 entstanden 15 durch direkte und 4 durch indirekte Gewalteinwirkung.

Von den 19 Fällen kam es 14mal zu einer Verbiegung im einfachen Oberarmgipsverband, die korrigiert werden mußte. Bei den übrigen 5 Fällen waren die anatomischen Verhältnisse insofern günstig, als primär keine starke Verschiebung vorhanden und bei drei der Biegungskeil

12*

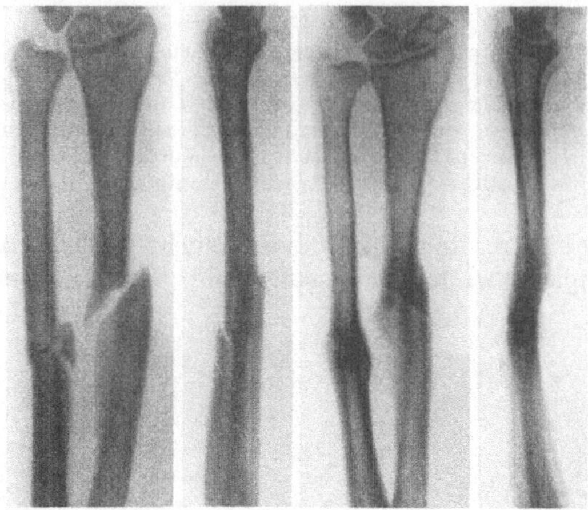

Abb. 17 a.   Abb. 17 b.   Abb. 17 c.   Abb. 17 d.
19. 1. 42.   3. 8. 42.

Abb. 17 a,b: 49jährige Arbeiterin, Biegungsbruch in Schaftmitte, Schrägbruch der Speiche, Ausbruch eines Keiles an der Elle, entstanden durch Sturz auf den Arm. Unstabile Bruchform. Im Oberarmgips Verbiegung mit radial offenem Winkel, 1 Korrektur. Konsolidierungsdauer $9^1/_2$ Wochen.

Abb. 17 c,d: Nach $6^1/_2$ Monaten: Knöcherne Heilung, radial offenerWinkel von etwa 5°. Nach 8 Jahren: Arm etwas nach radial gebogen, sonst klinisch normaler Befund.

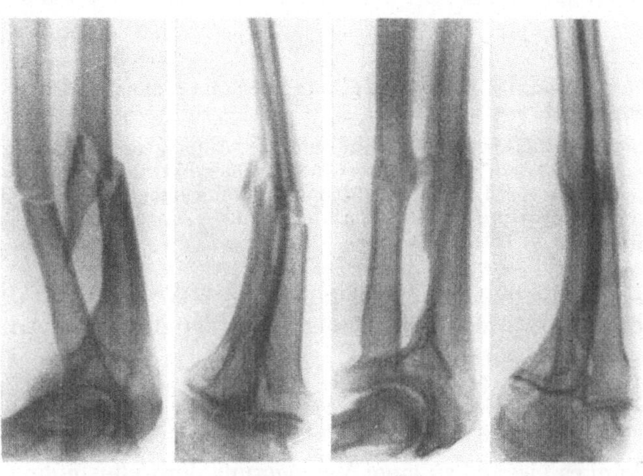

Abb. 18 a.   Abb. 18 b.   Abb. 18 c.   Abb. 18 d.
23. 6. 47.   8. 6. 49.

Abb. 18 a, b: 48jähriger Maurer, Biegungsbruch mit Ausbruch eines Keilesan der Elle, Querbruch der Speiche; zwischen zwei Wagen eingeklemmt. Infolge der queren Bruchform der Speiche war dieser Bruch stabil. Keine Verbiegung im Oberarmgips. Konsolidierungszeit 10 Wochen.

Abb. 18 c,d: Nach 2 Jahren: knöcherne Heilung in guter Stellung. Beweglichkeit wie vor dem Unfall (Versteifung des Handgelenkes, Bewegungseinschränkung des Vorderarmes und Ellbogens nach Fungus des Handgelenkes 1917).

nicht wesentlich verschoben war. Schließlich waren 3 Fälle derart, daß bei einem Biegungsbruch mit Keil an der Elle ein Querbruch der Speiche vorlag, welcher nach guter Reposition eine genügende Stabilität gegen neue Verbiegungen zeigte (Abb. 18).

Konsolidierungszeiten. Die durchschnittliche Konsolidierungszeit betrug 12 Wochen. Sie liegt höher als bei den vorhergehenden Gruppen,

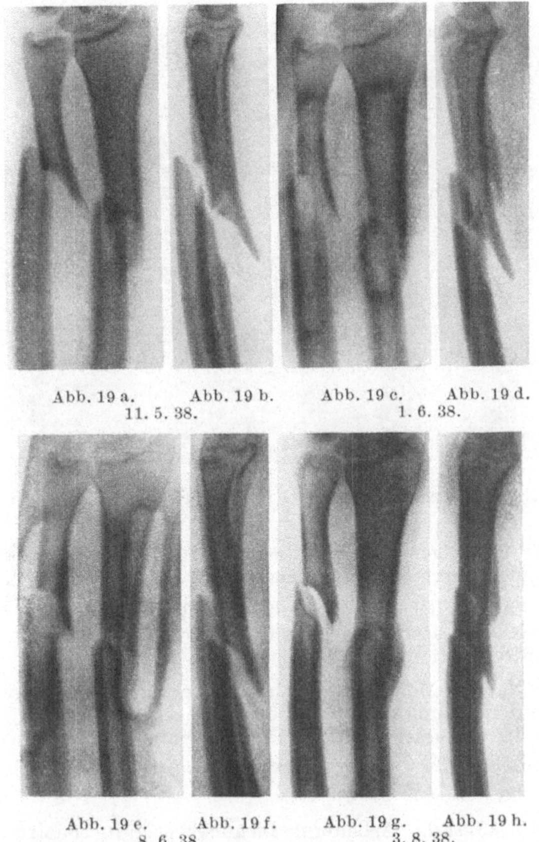

Abb. 19 a.   Abb. 19 b.   Abb. 19 c.   Abb. 19 d.
11. 5. 38.   1. 6. 38.

Abb. 19 e.   Abb. 19 f.   Abb. 19 g.   Abb. 19 h.
8. 6. 38.   3. 8. 38.

Abb. 19 a, b : 20jähriger Zuschneider, Biegungsbruch im distalen Drittel, Biegungskeile nicht vollständig ausgebrochen, in eine Transmission geraten. Unstabile Bruchform.

Abb. 19 c, d : Gute Stellung nach der Reposition im Gipsverband 3 Wochen nach dem Unfall.

Abb. 19 e, f: 8 Tage später leichte Verbiegung im Gipsverband mit radial offenem Winkel und Diastase an der Elle von 2—4 mm. Diese blieb etwa einen Monat aufrecht und verhinderte die Konsolidierung des Ellenbruches.

Abb. 19 g, h: Fixationszeit 12 Wochen. Speiche knöchern geheilt, lockere Pseudarthrose der Elle. Bei der Entlassung Handgelenk und Vorderarm noch eine Spur eingeschränkt, sonst normal. Zur Nachuntersuchung nicht erschienen. Bei dieser Bruchform ist es zweckmäßig, frühzeitig eine Osteosynthese zu machen.

da es sich um schwerere Brüche handelt und die Komplikationen häufiger waren. Von den 19 Fällen waren 6 in 8—9 Wochen, 7 in 10—12 Wochen, 2 in 13—14 und einer in 18 Wochen knöchern geheilt. Vier hatten Störungen der Callusbildung, davon drei Ellenpseudarthrosen. Diese wurden 14, 18 und 22 Wochen fixiert.

Vier Fälle mit verzögerter Callusbildung, davon drei Ellenpseudarthrosen:

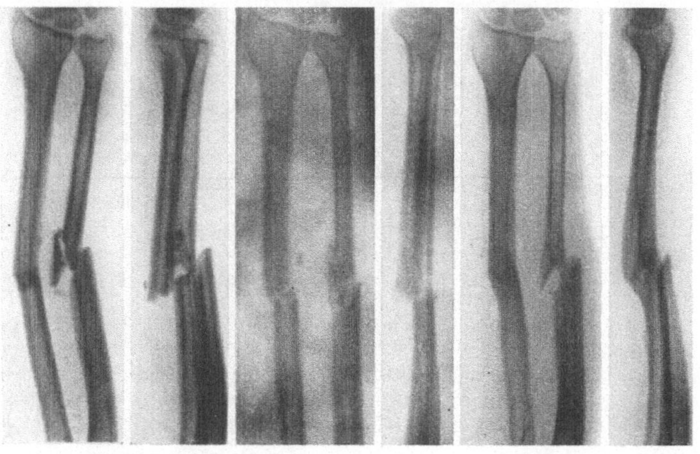

Abb. 20 a.   Abb. 20 b.   Abb. 20 c.   Abb. 20 d.   Abb. 20 e.   Abb. 20 f.
7. 3. 43.   7. 3. 43.   3. 5. 44.

Abb. 20 a, b : 46jähriger Isolierer, Biegungsbruch in Schaftmitte mit Keil an der Elle, entstanden durch Sturz auf den Arm.

Abb. 20 c, d : Anfänglich gute Stellung im Gipsverband nach der Reposition. Unstabile Bruchform, später Verbiegung im Gipsverband mit Diastase an der Elle, vier Korrekturen. Fixationszeit: 22 Wochen.

Abb. 20 e, f: Nach 14 Monaten: Speiche knöchern geheilt, lockere Pseudarthrose der Elle. Nachuntersuchung nach 5 Jahren: Pro- und Supination je $^1/_3$ behindert, Handgelenk je 10° eingeschränkt. Kraft gut, subjektive Beschwerden gering.

Auch bei diesem Falle wäre die frühzeitige Osteosynthese besser gewesen.

1. Fall Nr. 19: 43jährige Arbeiterin, Biegungsbruch in Schaftmitte mit Keilen an beiden Knochen. Unstabile Bruchform, drei Korrekturen, Konsolidierungszeit 18 Wochen. Nach 7 Jahren: Vorderarm etwas nach radial verbogen, Supination $^1/_2$ eingeschränkt, (Pronation der peripheren Bruchstücke) sonst aktiv frei, Kraft gut.

2. Fall Nr. 20: 20jähriger Zuschneider, Biegungsbruch Grenze mittleres-distales Drittel. Im Oberarmgips Verbiegung mit radial offenem Winkel und Diastase von 4 mm an der Elle. Diastase durch 4 Wochen. Zwei Korrekturen. Nach 12 Wochen: Speiche knöchern geheilt, lockere *Pseudarthrose der Elle.* Entlassungsbefund 4 Monate nach dem Unfall: Handgelenk und Vorderarm eine Spur eingeschränkt, sonst normal. Zur Nachuntersuchung nicht erschienen, als Flieger gefallen (Abb. 19).

3. Fall Nr. 21: 46jähriger Isolierer, Biegungsbruch in Schaftmitte, Keil an der Elle. Im Oberarmgips Verbiegung mit radial offenem Winkel und Diastase an der Elle. Vier Korrekturen. Nach 22 Wochen: Speiche knöchern geheilt, *lockere Pseud-*

arthrose der Elle. Nach 5 Jahren: arbeitet als Buchbinder, bei schwerer Arbeit leicht ermüdbar. Keine Schmerzen. Handgelenk 10° nach jeder Richtung, Pro- und Supination je $^1/_3$ eingeschränkt. Kraft gut, Elle locker, nicht druckschmerzhaft. Dauerrente 20% (Abb. 20).

4. Fall Nr. 22: 29jähriger Sandmeister, Biegungsbruch in Schaftmitte, Keil an der Elle. Verbiegung im Oberarmgips mit radial offenem Winkel und Seitendiastase an der Elle. Vier Korrekturen. Nach 18 Wochen: Speiche knöchern geheilt, *straffe Pseudarthrose der Elle.* Zwei spätere Operationen: schräge Anfrischung, Drahtnaht und Becksche Bohrung der Elle ohne Erfolg. 8 Jahre später: Leichte

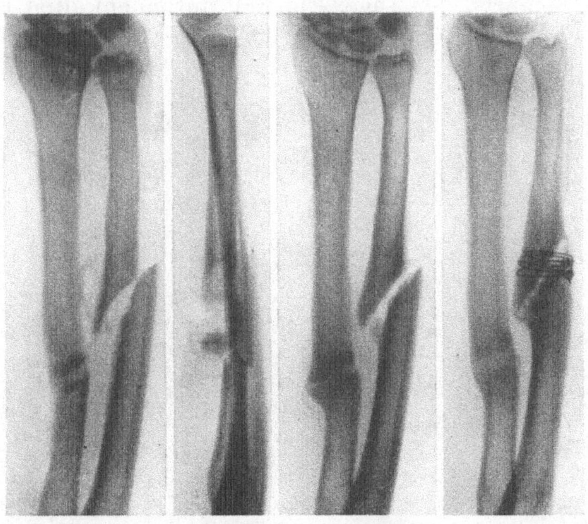

Abb. 21 a.   Abb. 21 b.   Abb. 21 c.   Abb. 21 d.
8. 7. 41.   19. 3. 42.   3. 5. 49.

Abb. 21 a, b : 29jähriger Sandmeister, von einer Walze eingeklemmt worden, Biegungsbruch in Schaftmitte mit unvollständigem Ausbruch eines Keiles an der Elle. Fixationszeit 18 Wochen.

Abb. 21 c : Nach 8 Monaten: knöcherne Heilung der Speiche, straffe Pseudarthrose der Elle. Unstabile Bruchform, im Gipsverband Verbiegung mit Diastase an der Elle, vier Korrekturen.

Abb. 21 d : Nach 8 Jahren: unverändert straffe Pseudarthrose der Elle (Anfrischung und Drahtnaht ohne Erfolg). Klinisch: leichte Verbiegung des Armes nach radial, Supination $^1/_3$ eingeschränkt, sonst aktiv frei, Kraft gut, subjektive Beschwerden gering.

Verbiegung des Armes nach radial, Supination $^1/_3$ eingeschränkt, sonst aktiv frei, Kraft gut, Elle klinisch fest. Kein Druckschmerz. Dauerrente 10%. Bei der Operation wurde die Elle nicht genügend angefrischt (Abb. 21).

Ursachen der verzögerten Callusbildung. In allen 4 Fällen war die Indikation falsch. Man hätte von vornherein oder spätestens bei der ersten Verbiegung einen Oberarmgips mit Heftpflasterzug oder eine Transfixation anwenden sollen. Bei den Fällen 19, 21 und 22 waren die häufigen Korrekturen schädlich.

Ursachen der Pseudarthrosen. Bei den Fällen 20—22 waren vor allem die Diastasen am Ellenbruch die Ursachen der Pseudarthrosen. Diese hätten sofort nach ihrem Auftreten entweder auf konservativem Weg oder durch Osteosynthese beseitigt werden sollen. Die Ellenpseudarthrose (Fall 22, Abb. 21) hätte besser mit einer Spanverpflanzung operiert werden sollen. Die schräge Anfrischung und Drahtnaht und Becksche Bohrung werden heute nicht mehr gemacht.

Durchschnittliche Behandlungsdauer. Sie betrug 21 Wochen = 147 Tage. Nicht mitgezählt wurden 2 Fälle: ein Fall mit gleichzeitigem großen Hautdefekt und Sehnenverletzung am Handrücken und Vorderarm der anderen Seite, 60jährig, 208 Tage. Ein Fall mit einem alten Fungus des

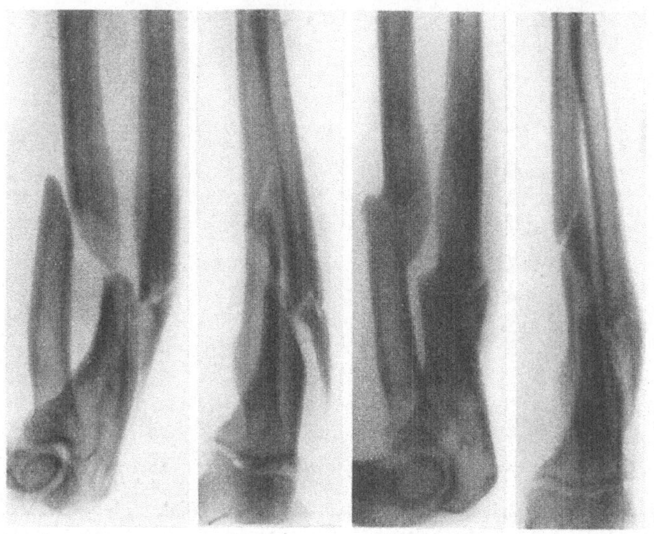

Abb. 22 a.   Abb. 22 b.   Abb. 22 c.   Abb. 22 d.
1. 3. 41.   5. 9. 41.

Abb. 22 a,b: 51jähriger Zuckerbäcker, Biegungsbruch mit Keilen an beiden Knochen, entstanden durch Sturz vom Fahrrad. Konsolidierungsdauer 11 Wochen.

Abb. 22 c,d: Nach 6 Monaten: knöcherne Heilung mit starker Verschmälerung des Zwischenknochenraumes und Varusstellung der Elle von 15°. Nachuntersuchung nach 8 Jahren: Supination $\frac{1}{2}$, Pronation $\frac{1}{3}$ eingeschränkt, Ellbogen 175/60°, sonst normal.

Handgelenkes der verletzten Seite und gleichzeitigen offenen Bruch des fünften Mittelhandknochens derselben Seite und Bruch der Speiche an typischer Stelle der anderen Seite: 195 Tage (Abb. 18).

Funktionelle Ergebnisse. Von den 19 Fällen hatten 3 bei der Entlassung einen normalen Befund. Von den übrigen 16 sind 14 zur Nachuntersuchung erschienen. Seit dem Unfall waren 2—19 Jahre vergangen. Von diesen 14 hatten 7 einen normalen Befund.

7 Fälle mit Bewegungseinschränkungen: 1. Fall. Der oben erwähnte Fall mit dem alten Fungus des Handgelenkes. 2. Fall Nr. 19 mit einer Supinationsbehinderung um $\frac{1}{2}$. 3. Fall Nr. 21 (Abb. 20) mit einer Dreh-

behinderung um $^1/_3$. 4. Fall Nr. 22 (Abb. 21) mit einer Supinationseinschränkung von $^1/_3$.

5. Fall Nr. 23: 36jähriger Arbeiter, Biegungsbruch Grenze mittleres-proximales Drittel, gut reponiert, in zu starker Supination fixiert. 9 Jahre später: Pronationseinschränkung um $^1/_2$, sonst normal.

6. Fall Nr. 24: 42jähriger Traktorführer, Biegungsbruch der Elle mit ulnarvolarem Biegungskeil. Dieser ragt in den Zwischenknochenraum und verschmälert ihn. 8 Jahre später: Pronation $^1/_3$ eingeschränkt, sonst normal.

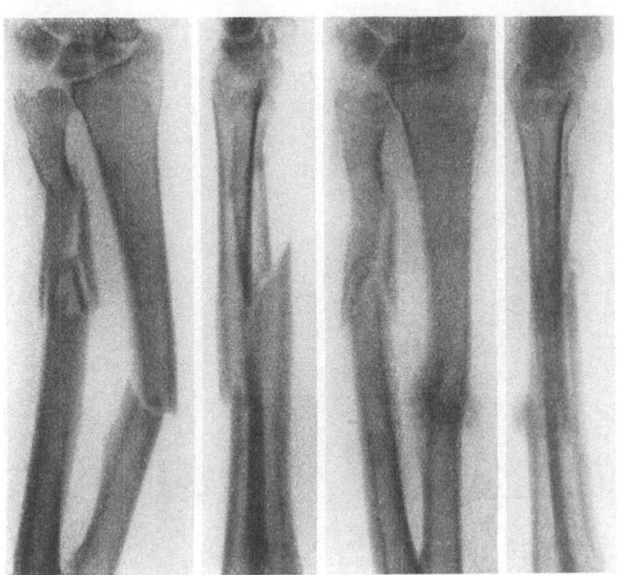

Abb. 23 a.   Abb. 23 b.   Abb. 23 c.   Abb. 23 d.
30. 5. 39.   26. 7. 39.

Abb. 23 a, b : 65jähriger Kutscher, Stückbruch der Elle, Querbruch der Speiche, von einem Wagen überfahren worden. Infolge der queren Bruchform der Speiche gute Stabilität des Bruches im Oberarmgipsverband. Keine Korrektur notwendig.

Abb. 23 c, d : 8 Wochen später knöcherne Heilung in guter Stellung. Bei der Entlassung Fingerstreckung und Handgelenk noch eine Spur eingeschränkt, sonst normal. Zur Nachuntersuchung nicht erschienen.

7. Fall Nr. 25: 51jähriger Zuckerbäcker, Biegungsbruch im proximalen Drittel mit großen Keilen an beiden Knochen. Starke Verschmälerung des Zwischenknochenraumes im proximalen Drittel, trotz einer Korrektur. Außerdem Varusstellung. 7 Jahre später: Supination $^1/_2$, Pronation $^1/_3$ eingeschränkt, Ellbogen 175/60° (gegenüber 175/45°), sonst normal (Abb. 22).

Die beiden Fälle, die nicht nachuntersucht werden konnten, sind aus der Behandlung ausgeblieben, von ihnen liegen keine Befunde vor.

e) *Stückbrüche :* 6 Fälle (Skizze 7).

Dabei kam es zweimal zu einer Verzögerung der Callusbildung, keine Pseudarthrosen. Ein Brückencallus. Alle sind durch direkte Gewalt entstanden.

Es handelt sich um Brüche, bei denen einer oder beide Knochen an zwei oder mehreren Stellen gebrochen sind. Von 6 Fällen waren Stückbrüche der Elle: 2, der Speiche: 3 und beider Knochen: 1.

Die Stabilität des Bruches hängt vor allem von der Bruchform der Speiche ab. Daraus folgt, daß sich Stückbrüche der Speiche im einfachen

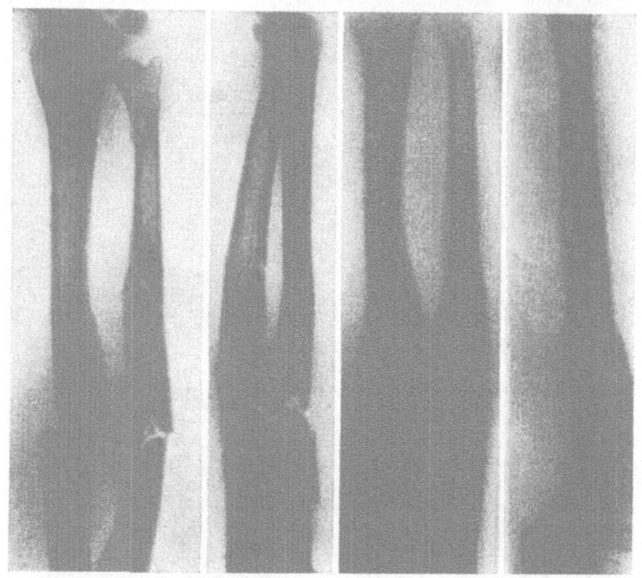

Abb. 24 a.　　　　Abb. 24 b.　　　　Abb. 24 c.　　　Abb. 24 d.
　　18. 10. 44.　　　　　　　　　　　　　　2. 10. 45.

Abb. 24 a, b: 49jähriger Flugzeugschlosser, Stückbruch der Elle und Trümmerbruch der Speiche durch Propellerschlag. Konsolidierungszeit 8 Wochen.

Abb. 24 c, d: 1 Jahr später: Brückencallus. (Unabwendbare Unfallfolge.) Varusstellung der Elle von 15°. Bei der Entlassung: Vorderarm in Mittelstellung versteift, Ellbogen 150/50°, sonst aktiv frei. Kraft schwächer. Zur Nachuntersuchung nicht erschienen.

Oberarmgipsverband fast immer verbiegen, während sich solche der Elle gut halten lassen, wenn die Speiche quer gebrochen ist.

Stückbrüche der Elle. 2 Fälle. Ein Brückencallus.

Fall Nr. 26: 65jähriger Kutscher, Querbruch der Speiche, Ausbruch eines 6 cm langen, intermediären Stückes aus der distalen Hälfte der Elle. Gut reponiert, Konsolidierungszeit 8 Wochen. Keine Korrektur. Entlassungsbefund 3 Monate nach dem Unfall: Geringe Streckhemmung in den Mittelgelenken der dreigliedrigen Finger, Handgelenk noch eine Spur eingeschränkt, sonst normal. Zur Nachuntersuchung nicht erschienen (Abb. 23).

Fall Nr. 27: 49jähriger Monteur, durch Propellerschlag Stückbruch des rechten Vorderarmes G.enze mittleres-proximales Drittel mit Ausbruch zahlreicher Splitter von beiden Knochen (Trümmerbruch). Elle außerdem distal davon noch zweimal gebrochen. Konsolidierungszeit 8 Wochen. *Brückencallus* an der Stelle der Trümmerzone. Entlassungsbefund 11 Monate nach dem Unfall: Vorderarm in Mittelstellung versteift, Ellbogen 150—50° (gegenüber 180—50°). Sonst aktiv frei. Kraft schwächer, zur Nachuntersuchung nicht erschienen (Abb. 24).

Stückbrüche der Speiche: 3 Fälle.

Fall Nr. 28: 17jähriger Arbeiter, die proximale Speichenbruchstelle und die Ellenbruchstelle nur subperiostal gebrochen, daher keine stärkere Verschiebung. Eine Korrektur. Konsolidierungszeit 12 Wochen. Nach 4 Jahren: Beugekontraktur des 3.—5. Fingers infolge einer adhärenten Narbe in der Handgelenksgegend, sonst normal.

Fall Nr. 29: 33jähriger Chauffeur, auswärts reponiert, kam am 11. Tage in unsere Behandlung. Pronation der peripheren Bruchstücke, wurde nicht ganz korri-

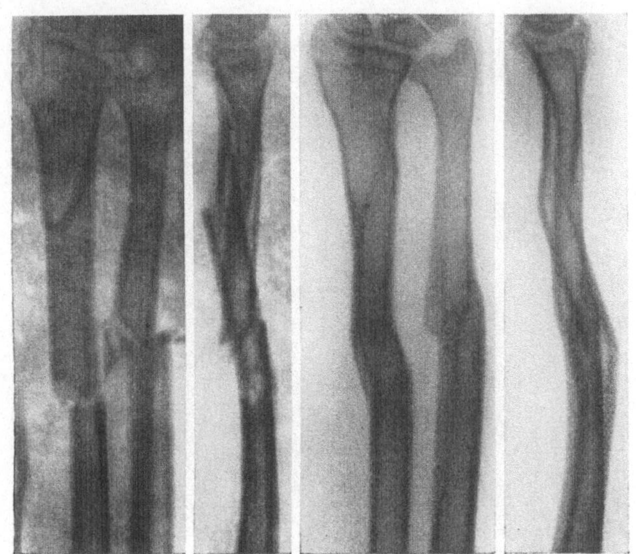

Abb. 25 a.   Abb. 25 b.   Abb. 25 c.   Abb. 25 d.
16. 11. 45.   6. 6. 49.

Abb. 25 a, b: 33jähriger Chauffeur, Stückbruch der Speiche, Biegungsbruch der Elle mit Keil, am 11. Tag in reponiertem Zustand zur Behandlung gekommen. Geringe Pronation der peripheren Bruchstücke. Konsolidierungszeit 10 Wochen.

Abb. 25 c, d: Nach etwa $3^1/_2$ Jahren: knöcherne Heilung bei guter Achsenstellung und geringer Pronation der peripheren Bruchstücke. Supination $^1/_3$ eingeschränkt, Handgelenk je 10° nach jeder Richtung eingeschränkt, sonst normal.

giert. Konsolidierungszeit 10 Wochen. $2^1/_2$ Jahre später: Supination $^1/_3$ eingeschränkt, Handgelenk in beiden Richtungen je 10° eingeschränkt, sonst normal (Abb. 25).

Fall Nr. 30: 60jähriger Wagenmeister, wegen des Alters keine Transfixation, nur einfacher Oberarmgips. Verbiegung nach radial mit Verschmälerung des Zwischenknochenraumes proximal. Konsolidierungszeit 20 Wochen. 4 Jahre später: Vorderarm 1 cm schwächer, etwas nach radio-volar verbogen, Supination $^1/_2$, Pronation $^1/_3$ eingeschränkt, sonst aktiv frei, Kraft schwächer (Abb. 26).

Im letzten Fall dürfte vor allem die Schwere des Bruches für die lange Konsolidierungsdauer verantwortlich zu machen sein.

Stückbruch beider Knochen: 1 Fall.

Fall Nr. 31: 21jähriger Arbeiter, 8—9 cm große intermediäre Bruchstücke in Schaftmitte beider Knochen. Im Gipsverband starke Verbiegung nach radial. Drei Korrekturen. Konsolidierungszeit 24 Wochen. Nach Gipsabnahme ins Ausland übersiedelt (Abb. 27).

Im letzten Fall waren neben der Schwere des Bruches auch die häufigen Korrekturen die Ursache der langen Heilungsdauer. Dieser wäre besser mit Transfixation behandelt worden.

Konsolidierungszeiten. Die durchschnittliche Konsolidierungszeit für alle Stückbrüche betrug 14 Wochen; die kürzeste hatten die der Elle (8 Wochen), dann folgen die der Speiche mit 10, 14 und 20 und zuletzt der beider Knochen mit 24 Wochen.

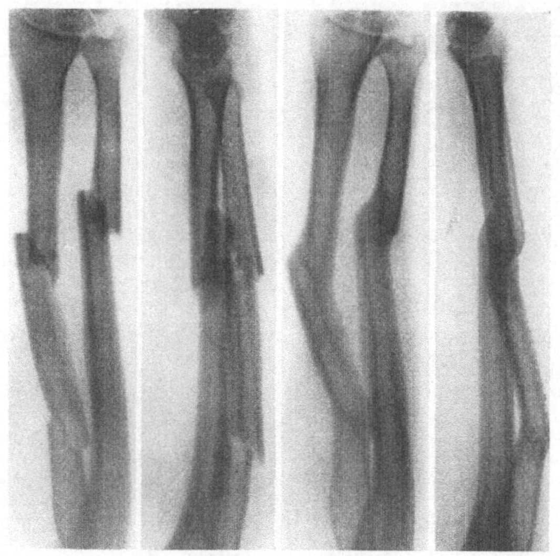

Abb. 26 a.   Abb. 26 b.   Abb. 26 c.   Abb. 26 d.
3. 11. 44.   4. 12. 48.

Abb. 26 a,b : 60jähriger Wagenmeister, Stückbruch der Speiche, Schrägbruch der Elle durch Sturz von der Straßenbahn. Unstabile Bruchform, wegen des Alters keine Transfixation, nur Oberarmgips. Konsolidierungszeit: 20 Wochen.

Abb. 26 c, d : Nach 4 Jahren knöcherne Heilung mit starker Verschmälerung des Zwischenknochenraumes im proximalen Anteil. Klinisch: Vorderarm 1 cm schwächer, Supination $^1/_2$, Pronation $^1/_3$ eingeschränkt, sonst aktiv frei, Kraft schwächer.

Durchschnittliche Behandlungsdauer. Sie betrug etwa 22 Wochen = 152 Tage. Nicht mitgezählt wurde Fall Nr. 27 (Abb. 24) [gleichzeitig offener Oberarmbruch der anderen Seite] 349 Tage und Fall Nr. 31 (Abb. 27), der nach Gipsabnahme aus der Behandlung ausschied, 165 Tage.

Funktionelle Ergebnisse. Von den 6 Fällen hatte einer, Fall Nr. 26 (Abb. 23) bei der Entlassung einen annähernd normalen Befund. Von den fünf übrigen sind nur die drei Speichenstückbrüche zur Nachuntersuchung erschienen. Davon war einer fast normal (Beugekontraktur der Finger, Fall Nr. 28), einer hatte eine Supinationsbehinderung von $^1/_3$, (Fall Nr. 29, Abb. 25) und eine Handgelenkseinschränkung von je 10° und einer eine Einschränkung der Supination um $^1/_2$, der Pronation um $^1/_3$ (Fall Nr. 30, Abb. 26).

Zwei konnten nicht nachuntersucht werden: Fall Nr. 27 (Abb. 24) mit einer Drehsperre infolge Brückencallus und Streckhemmung im Ellbogen von 30°. Dieser Brückencallus ist infolge der schweren Zertrümmerung entstanden und daher eine unabwendbare Unfallfolge; er wäre vermutlich bei jeder anderen Behandlungsart auch entstanden. Der letzte Fall ist der nach der Gipsabnahme ausgeschiedene Fall Nr. 31 (Abb. 27).

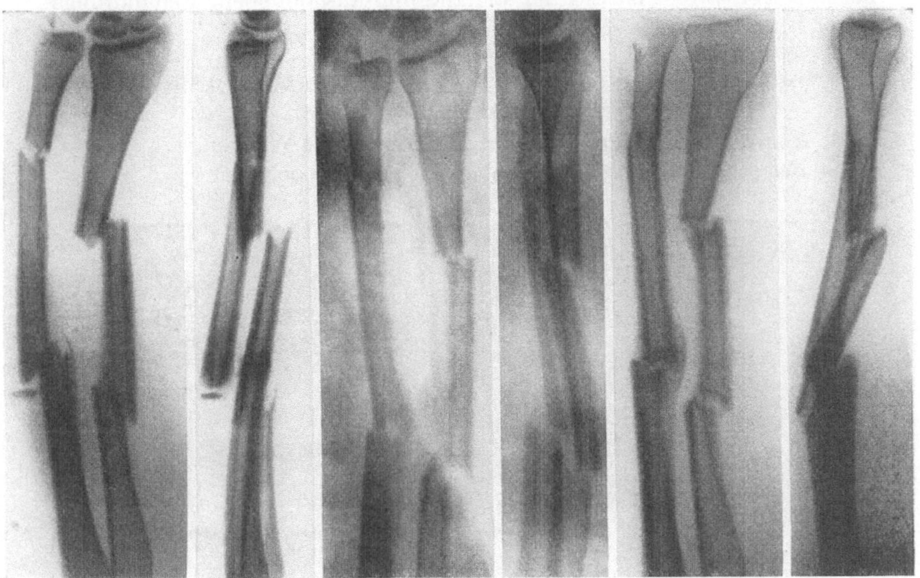

Abb. 27 a.   Abb. 27 b.   Abb. 27 c.   Abb. 27 d.   Abb. 27 e.   Abb. 27 f.
                  15. 11. 44.   15. 11. 44.   8. 5. 45.

Abb. 27 a, b : 21jähriger Arbeiter, Stückbruch beider Knochen durch Kurbelrückschlag. Unstabile Bruchform.

Abb. 27 c, d : Zunächst gute Stellung nach der Reposition, später Verbiegung im Gipsverband, drei Korrekturen. Konsolidierungszeit 24 Wochen. Nach der Gipsabnahme nicht mehr zur Behandlung erschienen.

Abb. 27 e, f : Knöcherne Heilung nach 24 Wochen mit radial offenem Winkel von 15°.

f) Ungewöhnliche Bruchformen : 7 Fälle.

Trümmerbrüche im distalen Vorderarmdrittel : 2 Fälle (Abb. 28).

Sie haben sich im einfachen Oberarmgipsverband gut halten lassen. Korrekturen waren nicht nötig. Konsolidierungszeiten 8 und 11 Wochen. Nach 4 Jahren: Handgelenks- und Vorderarmbeweglichkeit je $^1/_4$ eingeschränkt, Kraft etwas schwächer, sonst normal. Alter 61 und 63 Jahre. Behandlungsdauer 12 und 22 Wochen.

Brüche der Speiche am distalen Ende und Brüche des Ellenschaftes: 3 Fälle. Gute Stabilität im Oberarmgipsverband, keine Korrektur nötig. Konsolidierungsdauer 6—8 Wochen. Bei einem Entlassungsbefund normal, bei beiden anderen nach 7 und 12 Jahren. Behandlungsdauer 8 bis 13 Wochen.

Brüche im proximalen Drittel des Ellenschaftes und des Speichen-köpfchens : 2 Fälle. Der Verletzungsmechanismus ist ähnlich demjenigen der Luxationsfraktur nach MONTEGGIA, nur daß hier das Speichenköpf-chen brach und nicht nach volar luxierte. Nach Ausgleich der Achsen-knickung Oberarmgips 9 Wochen. Nach 4 Jahren: in einem Fall Dreh-behinderung um etwa $^1/_4$, Streckhemmung im Ellbogen von 10°, sonst normal. Der zweite ist aus der Behandlung ausgeblieben. Behandlungs-dauer beim ersten 19 Wochen.

Behandlungsergebnisse der 113 im Oberarmgips behandelten Fälle.

1. *Konsolidierungsdauer.* Durchschnittlich 10,1 Wochen.
2. *Behandlungsdauer.* Durchschnittlich 15,6 Wochen.

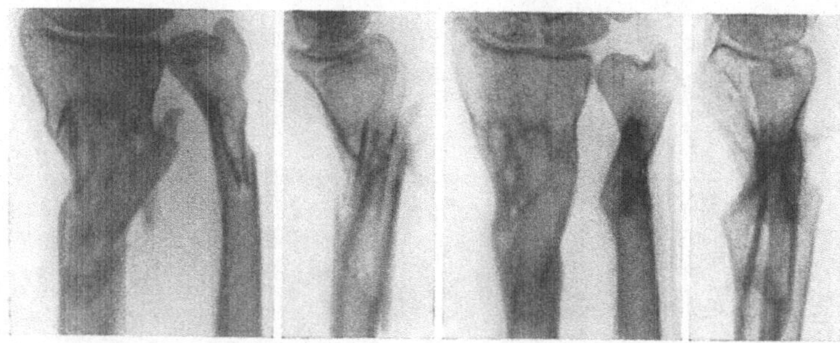

Abb. 28 a.   Abb. 28 b.   Abb. 28 c.   Abb. 28 d.
9. 4. 44.   6. 7. 44.

Abb. 28 a, b: 59jährige Manipulantin, Trümmerbruch beider Knochen im distalen Drittel durch Sturz auf die Hand. Keine Verbiegung im Oberarmgips.

Abb. 28 c, d : Knöcherne Heilung in guter Stellung nach 11 Wochen. Nach 4 Jahren: Handgelenks- und Vorderarmbewegungen je $^1/_4$ eingeschränkt, Kraft etwas schwächer, sonst normal.

3. *Achsenknickungen.* Von den 113 Fällen heilten 20 (17,7%) mit Achsenknickungen von mehr als 5°. Davon waren 15 (13,3%) mit Achsen-knickungen von 5—10° und 5 (4,4%) von 10—15°.

4. *Brückencallus.* 2 Fälle Nr. 18 und 27, Abb. 16 und 24.

5. *Pseudarthrosen.* 5 Fälle (4,4%): Keine beider Knochen, eine der Speiche allein (Fall 15, Abb. 15) und vier der Elle allein (Fall 9, 20, 21, 22, Abb. 11, 19, 20, 21).

6. *Bewegungseinschränkungen* ohne Nebenverletzungen:

a) der Finger: keine;

b) des Handgelenkes: sechs um $^1/_4$—$^1/_3$, mehr als um $^1/_3$ keine;

c) der Pro- und Supination: sieben, davon vier um $^1/_4$ bis $^1/_3$, drei mehr als um $^1/_3$. Der Supination allein: elf, davon sieben um $^1/_4$ bis $^1/_3$, vier um mehr als $^1/_3$. Der Pronation allein: drei, davon zwei um $^1/_4$ bis $^1/_3$, einer um mehr als $^1/_3$;

d) Ellbogen: drei, alle um weniger als $^1/_4$;

e) Schulter: keine.

Fälle, die im Oberarmgipsverband mit Heftpflasterzug behandelt wurden: 12 Fälle 7,4% (Abb. 29, 30).

Dabei kam es zweimal zu einer Verzögerung der Callusbildung, in beiden Fällen wurde eine Osteosynthese vorgenommen. Keine Pseudarthrose, kein Brückencallus.

Seit Anfang 1947 verwenden wir wieder bei einer Reihe von unstabilen Bruchformen die Methode des Oberarmgipsverbandes mit Heftpflasterzug, wie sie von BÖHLER bereits in den Jahren 1916—1918 verwendet wurde. Das Wesen dieser Methode ist folgendes: nach erfolgter Reposition

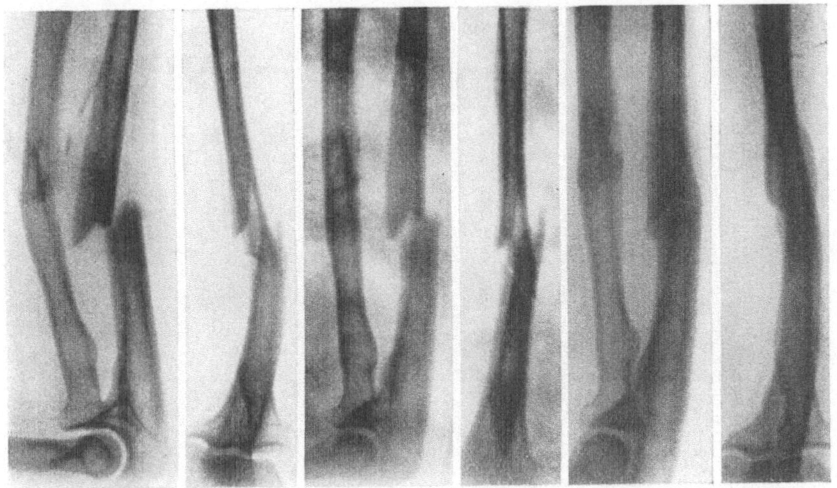

Abb. 29 a.   Abb. 29 b.   Abb. 29 c.   Abb. 29 d.   Abb. 29 e.   Abb. 29 f.
7. 5. 47.   16. 5. 47.   12. 3. 49.

Abb. 29 a,b : 28jähriger Müller, Biegungsbruch Grenze mittleres-proximales Drittel, in eine Transmission geraten. Unstabile Bruchform.

Abb. 29 c,d : Gute Stellung im Oberarmgipsverband mit Heftpflasterzug. Konsolidierungsdauer 9½ Wochen.

Abb.29 e,f : Nach fast 2 Jahren knöcherne Heilung in guter Stellung, klinisch normaler Befund.

soll das Abrutschen der Bruchstücke und das Auftreten neuerlicher Verschiebungen und Verbiegungen durch den auf die Haut wirkenden Dauerzug mittels Heftpflaster verhindert werden. Dabei ist dieser geringe Zug gerade groß genug um Verbiegungen zu verhindern, in der Regel aber nicht so groß, daß eine Distraktion erzeugt wird.

In den Jahren 1948 und 1949 wurden bisher weitere acht Schaftbrüche beider Vorderarmknochen mit dieser Methode behandelt.

Die *Technik* ist folgende: in örtlicher oder Plexusbetäubung wird der Bruch zuerst in der üblichen Weise eingerichtet. Dann wird der Heftpflasterzug angelegt. Dazu verwendet man je nach der Länge des Vorderarmes einen 80—100 cm langen, 6 cm breiten Heftpflasterstreifen, der in der Mitte mit einem 6: 10 cm großen Spreizbrettchen versehen ist. Die beiden Enden des Heftpflasters werden in drei gleiche Streifen geschnitten, die Teilungsstelle liegt in der Gegend des Handgelenkes. Dabei muß die 10 cm breite Seite des Brettchens in der dorso-volaren Richtung liegen und dasselbe 1—2 cm distal von der Spitze des ausgestreckten Mittelfingers entfernt sein, um eine gute Fingerbeweglichkeit zu ermöglichen. Der Vorderarm wird mit Mastisol angestrichen, das Heftpflaster aufgelegt und mit einer Mullbinde festgewickelt, die ebenfalls mit Mastisol bestrichen wird. Wenn innerhalb der ersten 24 Stunden nach dem Unfall reponiert wird, muß zwischen Haut und Mullbinde eine Schnur oder Binde eingelegt werden, damit beim späteren Spalten des Gipsverbandes auch

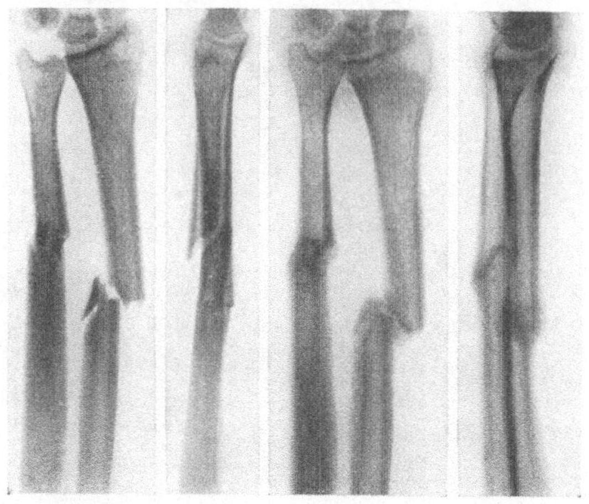

Abb. 30 a.   Abb. 30 b.   Abb. 30 c.   Abb. 30 d.
3. 6. 47.   17. 9. 47.

Abb. 30 a, b : 21jähriger Fleischhauer, Biegungsbruch mit Keil an der Speiche, 14 Tage alt, beim Fußballspiel gestürzt. Behandlung im Oberarmgipsverband mit Heftpflasterzug. Keine Verbiegung, keine Korrektur notwendig. Unstabile Bruchform. Konsolidierungszeit 10 Wochen ab Unfall.

Abb. 30 c, d : Nach $3^{1}/_{2}$ Monaten knöcherne Heilung in guter Stellung. ZurNachuntersuchung nicht erschienen.

diese Binde mitgespalten wird. Wenn man dies unterläßt, können Zirkulationsstörungen auftreten. Hierauf wird ein Oberarmgips in der typischen Weise angelegt und eventuell gespalten. Schließlich wird am distalen Ende des Verbandes ein entsprechend zurechtgebogener U-förmiger Eisenbügel (Gehbügel) oder eine Cramerschiene mit einer Gipsbinde befestigt, an welche das Spreizbrettchen mittels einer Schnur unter Spannung fixiert wird. Auf diese Art und Weise wird der Vorderarm dauernd unter leichtem Zug gehalten und das Abrutschen der Bruchstücke verhindert.

Der Vorteil gegenüber der Transfixation ist das Fehlen der Infektionsgefahr von seiten der Drähte. Wesentlich ist, daß die Spannung des Heftpflasters oft (jeden zweiten Tag) kontrolliert und dieses bei Nachlassen der Spannung nachgezogen wird. Ferner muß darauf geachtet werden, daß beim Anlegen des Bügels die Finger vollkommen frei bewegt werden können, um bei älteren Verletzten keine Einschränkung der Fingerbeweglichkeit zu erzeugen.

Der Nachteil gegenüber der Transfixation ist die Notwendigkeit der häufigen Kontrolle, um festzustellen, ob der Zug tatsächlich wirkt. Statt einer Schnur kann man am Spreizbrettchen auch starke Seide oder Catgut verwenden, die eine bessere Haltefähigkeit haben. Um das Nachspannen des Zuges einfacher zu gestalten, wird ein Stäbchen zwischen die gespannten Schnüre gelegt, durch dessen Drehung das Nachspannen vollzogen wird. Ganz besonders wichtig ist es, bei älteren Verletzten die Fingerbeweglichkeit zu kontrollieren.

Bruchformen.

Von den 12 Fällen waren neun Schräg- und Biegungsbrüche, zwei Querbrüche und ein Stückbruch der Speiche, also in 10 Fällen unstabile Bruchformen.

Schräg- und Biegungsbrüche: 9 Fälle. Die ersten vier wurden zunächst im einfachen Oberarmgipsverband und erst nach Auftreten einer Verbiegung mit dem Heftpflasterzug behandelt.

Fall Nr. 32: 18jährige Arbeiterin, Schrägbruch (Dreh-)Grenze mittleres-distales Drittel. Gut reponiert. Im Gipsverband Verbiegung mit radial offenem Winkel. Zwei Korrekturen. Dann Gips mit Heftpflasterzug. Dann gute Stellung behalten. Konsolidierungszeit 13 Wochen. Nach einem Jahr: Leichte Verbiegung des Armes nach radial, sonst völlig normal.

Ähnlich wurden die nächsten drei behandelt, nur wurde gleich bei der ersten Korrektur der Heftpflasterzug angelegt.

Die restlichen fünf wurden von Anfang an mit Oberarmgips und Heftpflasterzug behandelt. Bei einem kam es zu einer leichten Verbiegung, weil der Zug nicht entsprechend kontrolliert worden war. Bei den übrigen vier kam es zu keiner Verbiegung. Dabei konnte in drei Fällen der erste Gipsverband bis zur knöchernen Konsolidierung belassen werden, was eine wesentliche Ersparnis an Material bedeutet.

Es genügt in der Regel die Extension 6 Wochen zu belassen. Bei guter Stellung des Bruches und gutem Zustand des Verbandes wird dann einfach die Zugvorrichtung entfernt, sonst wird ein neuer Oberarmgips ohne Zugvorrichtung angelegt. Wenn die Stellung gut ist, kann die Extension auch unbeschadet 8—10 Wochen bis zur Konsolidierung belassen werden.

Querbrüche: 2 Fälle. Beide wurden von Anfang an im Oberarmgips mit Heftpflasterzug behandelt. Einer war ohne Verbiegung in 10 Wochen knöchern geheilt. Beim anderen kam es zu einer Verzögerung der Callusbildung:

Fall Nr. 33: 35jähriger Chauffeur. Querbruch der Speiche, Schrägbruch der Elle in Schaftmitte. Gut reponiert. Gips mit Heftpflasterzug 12 Wochen. Dann Oberarmgips ohne Extension 6 Wochen. Noch immer nicht fest: stufenförmige Anfrischung, Drahtnaht. Knöcherne Heilung 12 Wochen ab Operation (etwa 30 Wochen ab Unfall). Nach $1^1/_2$ Jahren: Handgelenk und Supination etwa $^1/_4$, Pronation $^1/_3$ eingeschränkt, sonst aktiv frei, Vorderarm 1 cm schwächer, Kraft etwas schwächer (Abb. 31).

Wir waren bisher der Meinung, daß es nicht möglich sei, mit dem geringen Zug des Heftpflasters eine Distraktion zu erzeugen. Dieser Fall beweist, daß es bei frischen Querbrüchen am Vorderarmschaft möglich ist. Bei der Durchsicht der Röntgenbilder ist eine kaum sichtbare Diastase von 1 mm an der Speiche sichtbar. Dieser geringe Zug war offenbar stark genug, um die Annäherung der Bruchstücke und das Auftreten der zum Heilen notwendigen Verkürzung zu verhindern.

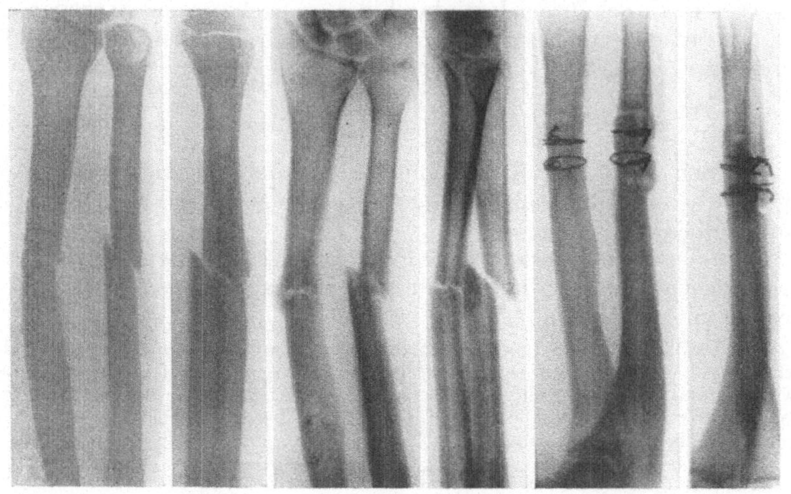

Abb. 31 a.   Abb. 31 b.   Abb. 31 c.   Abb. 31 d.   Abb. 31 e.   Abb. 31 f.
30. 11. 47.   13. 4. 48.   28. 11. 48.

Abb. 31 a, b : 35jähriger Schaffner, Querbruch der Speiche, Schrägbruch der Elle in Schaftmitte durch Sturz aus der Straßenbahn. Oberarmgipsverband mit Heftpflasterzug durch 12 Wochen.

Abb. 31 c, d : 18 Wochen nach dem Unfall noch keine knöcherne Heilung. (Verzögerung der Callusbildung durch Distraktion.) Osteosynthese: stufenförmige Anfrischung, Drahtnaht. Knöcherne Heilung 12 Wochen ab Operation.

Abb. 31 e, f : Knöcherne Heilung in guter Stellung. Nachuntersuchung 1 Jahr nach dem Unfall. Nach $1^1/_2$ Jahren: Vorderarm 1 cm schwächer, Handgelenk und Supination $^1/_4$, Pronation $^1/_3$ eingeschränkt, sonst aktiv frei. Kraft etwas schwächer.

Wegen dieses Falles wird der Heftpflasterzug bei frischen Querbrüchen nicht mehr verwendet und außerdem auch nicht mehr so lange wirken gelassen.

Stückbruch der Speiche : 1 Fall (mit Osteosynthese).

Fall Nr. 34: 57jähriger Schneider, Stückbruch der Speiche, Biegungsbruch der Elle mit Keil. Reposition nicht vollständig gelungen. Oberarmgips mit Heftpflasterzug. Trotzdem Verbiegung im Verband. Daher Drahtnaht aller drei Bruchstellen, trotzdem neuerliche Verbiegung im Gipsverband. Konsolidierungsdauer insgesamt 10 Monate. Nach 2 Jahren: Verbiegung des Armes nach radial-volar, Vorderarm um 1,5 cm, Oberarm um 2 cm schwächer. Handgelenksvolarbeugung 30° behindert, Supination $^1/_2$, Pronation $^1/_3$ eingeschränkt, Streck- und Beugehemmung im Ellbogen von 20°. Kraft schwächer.

Dieser Fall wäre besser mit Transfixation behandelt worden. Außerdem war die Technik der Drahtnaht nicht gut, weshalb es zur Verzögerung der Callusbildung kam.

Konsolidierungszeiten. Die durchschnittliche Konsolidierungszeit betrug 12 Wochen. Davon wurde einer in 6 Wochen, vier in 9 Wochen, zwei in 10, zwei in 12—13, einer in 16 und einer in 30 Wochen fest. Der letztere ist Fall Nr. 33 (Abb. 31), durch welchen die Durchschnittszahl um 2 Wochen erhöht wird. Nicht mitgezählt wurde Fall Nr. 34, da es bei diesem infolge mangelhafter Technik der Operation zur Verzögerung der Callusbildung gekommen ist.

Durchschnittliche Behandlungsdauer. Sie betrug etwa 19 Wochen = 135 Tage. Nicht mitgezählt wurde Fall Nr. 34 mit 398 Tagen (gleichzeitig schwerer Oberschenkelbruch).

Funktionelle Ergebnisse. Von den 12 Fällen hatten zwei bei der Entlassung einen normalen Befund. Von den restlichen zehn sind neun zur Nachuntersuchung erschienen. Seit dem Unfall waren 9 Monate bis 2 Jahre vergangen. Von den neun hatten vier einen normalen Befund.

5 Fälle mit Bewegungseinschränkungen: dreimal war die Vorderarmdrehung etwa $^1/_4$ eingeschränkt; ein Fall war Fall Nr. 33 (Abb. 31) mit der Einschränkung des Handgelenkes und der Supination von $^1/_4$, Pronation um $^1/_3$. Ein Fall ist Nr. 34 mit der Einschränkung der Handgelenksvolarbeugung von 30°, der Behinderung der Supination um $^1/_2$, der Pronation um $^1/_3$ und der Streck- und Beugehemmung von 20° im Ellbogen. Ein Fall ist seit der Gipsabnahme nicht mehr erschienen.

Zusammenfassung. Die Zahl der bisher mit dieser Methode behandelten Fälle ist noch klein; trotzdem kann man auf Grund der bisher gemachten Erfahrungen sagen, daß man hier eine relativ einfache konservative Methode in der Hand hat, die weniger gefahrvoll ist als die Transfixation und die bei richtiger Indikation und Technik ebenso gute Resultate zu liefern imstande ist.

Angezeigt ist sie bei folgenden unstabilen Bruchformen: Schrägbrüche (Dreh- und Biegungsbrüche), Biegungsbrüche mit Keil und eventuell Stückbrüche der Elle, die sich im einfachen Oberarmgips nicht halten lassen. Bei frischen Querbrüchen ist sie überflüssig und kann schädlich werden. Stückbrüche der Speiche oder beider Knochen und schwere Splitterbrüche können in der Regel nur mit Transfixation oder Osteosynthese in guter Stellung gehalten werden.

Transfixierte Fälle: 26 = 16%.

Es kam in 6 Fällen zu einer Verzögerung der Callusbildung, davon eine Speichen- und eine straffe Ellenpseudarthrose. Kein Brückencallus. Zweimal mußte zusätzlich eine Osteosynthese ausgeführt werden: einmal wegen verzögerter Callusbildung (Fall 37) und beim zweiten wegen einer starken Verbiegung im Gipsverband (Fall 44).

Bei richtiger Indikation und Technik ist die Transfixation eine sehr gute Methode zur Behandlung der schwersten Vorderarmbrüche. Die Technik ist bei Böhler und Ehalt genau beschrieben, es soll daher hier nur auf einen Umstand hingewiesen werden, der für den Erfolg von ausschlaggebender Bedeutung ist:

Man darf bei Beginn der Behandlung mit keiner noch so kleinen Diastase transfixieren. Besonders gefährdet sind Querbrüche im mittleren und distalen Drittel der Elle. Die Drähte müssen bekanntlich entsprechend dünn (1,5 mm dick) gewählt werden, damit sie sich etwas biegen können und so eine geringe Verkürzung der Knochen zulassen. Diese ist notwendig, um so die Diastase zu überwinden, welche infolge der Resorption an den Bruchflächen entsteht. Von den 6 Fällen mit Störungen der Callusbildung waren bei 5 Diastasen nachweisbar.

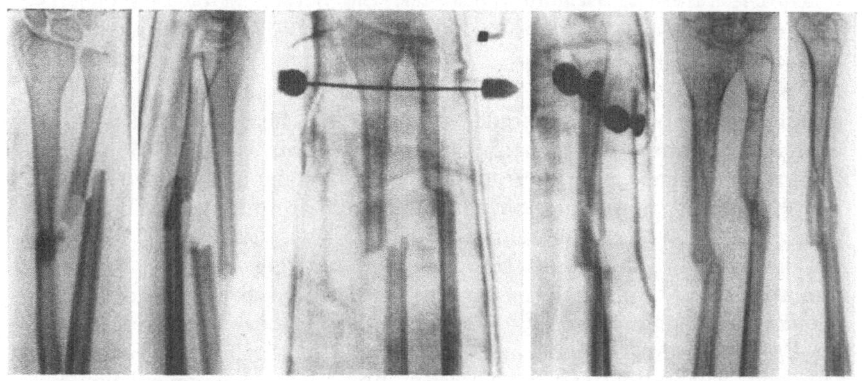

Abb. 32 a.   Abb. 32 b.   Abb. 32 c.   Abb. 32 d.   Abb. 32 e.   Abb. 32 f.
17. 8. 31.   3. 9. 31.   11. 10. 31.

Abb. 32 a, b : 55jährige Inspektorin, Querbruch der Speiche, Schrägbruch der Elle durch Sturz auf den Arm, auswärts eingerichtet, Supination der peripheren Bruchstücke (Abb. 2).

Abb. 32 c, d : Gute Achsen bei einer Seitenverschiebung des peripheren Speichenbruchstückes um volle und des peripheren Ellenbruchstückes um halbe Schaftbreite in der Transfixation.

Abb. 32 e, f : Knöcherne Heilung nach 12 Wochen. Entlassungsbefund: Alle Gelenke aktiv frei, gute Kraft.

Bruchformen. In 25 Fällen handelte es sich um unstabile Bruchformen, vom Typ der Schräg- und Biegungsbrüche. In einem Fall — es war einer der ersten überhaupt — handelte es sich um einen Querbruch, bei welchem die Transfixation überflüssig war.

Von 26 Fällen wurden 21 von Anfang an mit Transfixation behandelt:

Fall Nr. 35: 55jährige Beamtin, Biegungsbruch Grenze mittleres-distales Drittel. Reposition, Transfixation für 8 Wochen. Einfacher Oberarmgips weitere 4 Wochen. Dann knöcherne Heilung: Entlassungsbefund völlig normal (Abb. 32).

In 5 Fällen wurde zunächst versucht, nur mit dem Oberarmgipsverband auszukommen und erst beim Auftreten einer Verbiegung trans· fixiert.

Fall Nr. 36: 45jähriger Sekretär, Drehbruch distal der Mitte, gut reponiert, einfacher Oberarmgips. In diesem Verbiegung nach radial, zwei Korrekturen, bei der zweiten Transfixation. Dann gute Stellung erhalten. Konsolidierungsdauer 10$^1/_2$ Wochen. Nach 7 Jahren: Handgelenk und Vorderarm eine Spur eingeschränkt, sonst völlig normal.

Die Transfixation wird in der Regel erst am 8. Tag bei Anlegen des endgültigen, geschlossenen Gipsverbandes angelegt; sie wurde im Durchschnitt 6—8 Wochen belassen und dann je nach der Schwere des Bruches und dem Ausmaß der Callusbildung noch ein Oberarmgips für 4—6 Wochen angelegt. Man sieht bei einzelnen Fällen zu Beginn der Behandlung geringe Diastasen, die nach 2 bis 3 Wochen infolge der inzwischen eingetretenen Verkürzung verschwunden sind, ohne daß es zu einer Verzögerung der Callusbildung gekommen wäre. Man sieht ferner, daß es manchmal infolge dieser Verkürzung zu einer neuerlichen Seitenverschiebung bis um volle Schaftbreite kommt. Die Verkürzung geht aber nie soweit, daß eine Verbiegung auftreten kann. Die Seitenverschiebung ist belanglos, solange sich die Bruchflächen berühren. Die Verkürzung ist manchmal größer, wenn der distale Draht durch die Basis der Mittelhandknochen geführt wird, da die Bänder des dazwischen liegenden Handgelenkes dem Muskelzug mehr nachgeben.

Konsolidierungszeiten. Die durchschnittliche Konsolidierungszeit betrug 14,5 Wochen. Davon waren fünf in 7—8, sechs in 10—12, acht in 13—14 und einer in 16 Wochen knöchern geheilt. Sechs hatten Störungen der Callusbildung, davon eine Speichen- und eine straffe Ellenpseudarthrose. Diese mußten 19, 2 mal 22, 26, 30 und 36 Wochen ruhiggestellt werden.

6 Fälle mit Störungen der Callusbildung:

Fall Nr. 37: 37jähriger Bäcker, Biegungsbruch in Schaftmitte, Keil an der Elle. Transfixation mit Diastase von 2—3 mm durch 3 Wochen. Transfixation insgesamt 8 Wochen. Nach 14 Wochen noch nicht fest: Drahtnaht der Speiche, BECKsche Bohrung der Elle. Konsolidierungsdauer 30 Wochen. Entlassungsbefund: Pro- und Supination je $^1/_3$ eingeschränkt. Zur Nachuntersuchung nicht erschienen.

Fall Nr. 38: 28jähriger Monteur, Trümmerbruch der Speiche, Querbruch der Elle distal der Mitte. Transfixation mit 1—2 mm Diastase an der Elle durch 6 Wochen. Nach 4 Monaten Speiche knöchern geheilt, Pseudarthrose der Elle. Später zweimal BECKsche Bohrung ohne Erfolg. Nach 19 Jahren: Schmerzen an der Ellenbruchstelle, Druckschmerz. Handgelenk und Pronation $^1/_4$, Supination $^1/_3$ eingeschränkt, sonst aktiv frei. Elle klinisch fest. Röntgen: *straffe Ellenpseudarthrose*, Dauerrente 25% (Abb. 33).

Fall Nr. 39: 25jähriger Arbeiter, Biegungsbruch proximal der Mitte, gut reponiert, einfacher Oberarmgips, Verbiegung, vier Korrekturen, nach 8 Wochen Transfixation für 4 Wochen. BECKsche Bohrung der Elle. Konsolidierungsdauer 22 Wochen. Entlassungsbefund: Pro- und Supination $^3/_4$ eingeschränkt, sonst aktiv frei, Kraft schwächer. Zur Nachuntersuchung nicht erschienen.

Fall Nr. 40: 30jähriger Tischler, Biegungsbruch in Schaftmitte, Keil an der Elle. Transfixiert mit Diastase durch 8 Wochen, BECKsche Bohrung. Konsolidierungsdauer 22 Wochen. Entlassungsbefund: Pro- und Supination $^1/_2$ eingeschränkt, Ellbogen Streckhemmung 20°, sonst aktiv frei. Zur Nachuntersuchung nicht erschienen.

Fall Nr. 41: 30jähriger Postangestellter, Biegungsbruch proximal der Mitte mit Keil an der Speiche, Querbruch der Elle. Primär keine Diastase, Auftreten einer Diastase an der Elle im Verlaufe der Transfixation, BECKsche Bohrung. Konsolidierungsdauer 36 Wochen. Nach 11 Jahren: Vorderarm 1 cm schwächer, Handgelenk $^1/_4$, Vorderarm $^3/_4$ eingeschränkt, sonst aktiv frei, Kraft gut.

Fall Nr. 42: 35jähriger Bahnarbeiter, Biegungsbruch in Schaftmitte. Transfixiert mit einer Diastase von 2—3 mm durch 11 Wochen. Nach 26 Wochen Elle

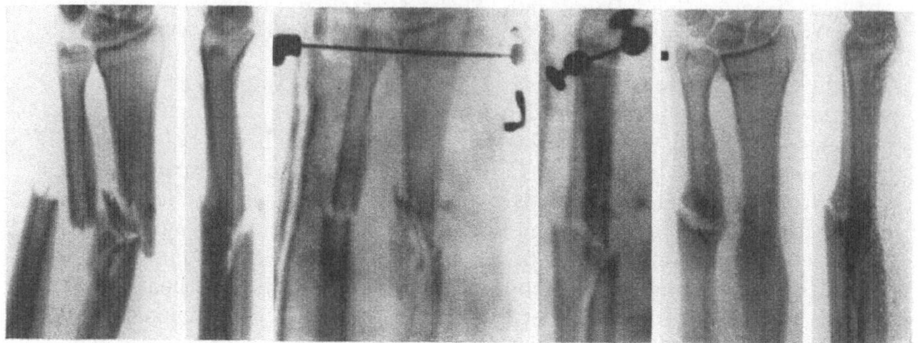

Abb. 33 a.   Abb. 33 b.   Abb. 33 c.   Abb. 33 d.   Abb. 33 e.   Abb. 33 f.
    9. 10. 29.   28. 10. 29.   25. 5. 48.

Abb. 33 a, b : 28jähriger Monteur, Trümmerbruch der Speiche, Querbruch der Elle Grenze mittleres-distales Drittel durch Propellerschlag.

Abb. 33 c, d : Transfixation mit einer Diastase an der Elle von 1—2 mm durch 6 Wochen. Fixationszeit 4 Monate. Draht zu nahe am peripheren Speichen-Ellengelenk.

Abb. 33 e, f : Nach 19 Jahren: straffe Pseudarthrose der Elle. Ellenbruchstelle druckschmerzhaft, Handgelenk und Pronation $^1/_4$, Supination $^1/_3$ eingeschränkt, sonst aktiv frei. Elle klinisch fest.

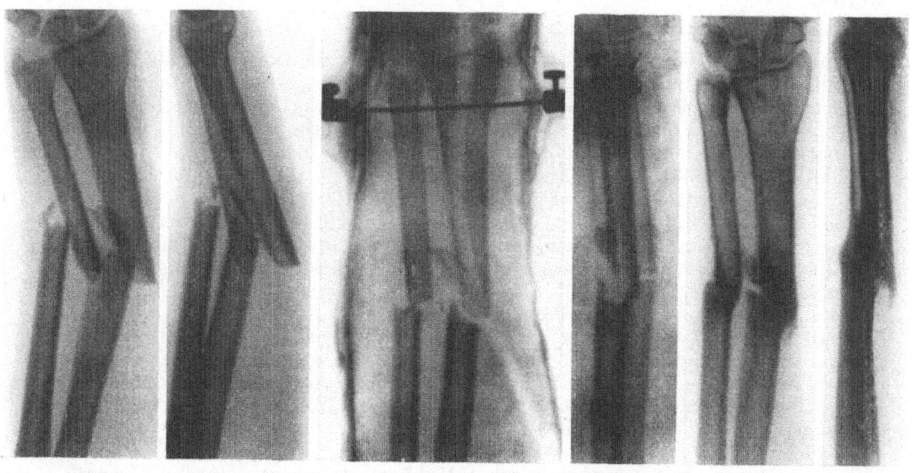

Abb. 34 a.   Abb. 34 b.   Abb. 34 c.   Abb. 34 d.   Abb.34e.   Abb. 34 f.
    16. 11. 41.   26. 11. 41.   4. 2. 43.

Abb. 34 a, b : 38jähriger Bahnarbeiter, Biegungsbruch in Schaftmitte durch Eisenbahnunfall, 14 Tage alt.

Abb. 34 c, d : Transfixation mit einer Diastase von 2—3 mm durch 11 Wochen. Fixationszeit 26 Wochen.

Abb. 34 e, f : Nach etwa 15 Monaten: Pseudarthrose der Speiche. Elle knöchern geheilt. Nachuntersuchung nach 8 Jahren: Vorderarm 1 cm schwächer, Schmerzen an der Bruchstelle, Supination $^1/_3$ eingeschränkt, Ellbogen 160/60°, sonst aktiv frei.

knöchern geheilt. *Pseudarthrose der Speiche.* Nach 8 Jahren: Vorderarm 1 cm schwächer, Schmerzen an der Bruchstelle, Supination $^1/_3$ eingeschränkt, Ellbogen 160/60°, sonst aktiv frei. Speichenbruch nicht fest (Abb.34).

Ursachen der verzögerten Callusbildung und Pseudarthrosen. Von den 6 Fällen waren fünfmal Diastasen die Ursachen, und zwar wurden die Fälle 37, 38 (Abb. 33), 40 und 42 (Abb. 34) primär mit Diastasen transfixiert. Bei Fall 41 war primär keine Diastase vorhanden. Sie trat erst auf, als infolge der Resorption an den Bruchflächen des Querbruches der Bruchspalt weiter wurde und die Knochen infolge der Transfixation an einer Verkürzung verhindert wurden. Begünstigt wurde diese Diastase außerdem durch eine leichte Verbiegung nach radial und Auseinanderweichen der Ellenbruchstücke. Bei Fall 39 waren die häufigen Korrekturen die Ursache. Die Indikation war falsch. Man hätte von Anfang an transfixieren sollen.

Andere Komplikationen : Eine schwere Infektion.

Fall Nr. 43: 23jähriger Monteur, Biegungsbruch der Speiche in Schaftmitte, außerdem bestand eine Ellenpseudarthrose nach einem Vorderarmbruch vor 2 Jahren (auswärts behandelt), die bei dem Unfall gesprengt wurde. Transfixation. Infektion des proximalen Drahtes, dieser wurde zu spät entfernt, Durchbruch ins Ellbogengelenk. Versteifung des Humero-ulnargelenkes, das Humero-radialgelenk blieb beweglich. Letzteres bei der Entlassung nur 10° eingeschränkt. 3 Monate nach dem Unfall knöcherne Heilung nicht nur des Speichenbruches, sondern auch der Ellenpseudarthrose. (1932)

Sekundäre Verschiebung durch fehlerhafte Technik, Osteosynthese.

Fall Nr. 44: 24jähriger Wachmann, Biegungsbruch proximal der Mitte, Transfixation, der distale Draht wurde nur subperiostal geführt. Verbiegung nach radial, Korrektur nicht befriedigend. Blutige Reposition der Speiche, Drahtnaht der Elle, knöcherne Heilung 8 Wochen ab Operation. Entlassungsbefund: Supination $^1/_2$, Pronation $^1/_3$, Handgelenk $^1/_2$ eingeschränkt (2 Wochen nach Gipsabnahme). Zur Nachuntersuchung nicht erschienen.

Durchschnittliche Behandlungsdauer. Sie betrug etwa 20 Wochen = 144 Tage. Nicht mitgerechnet 2 Fälle: Ein Fall mit schwerer Schädelverletzung: 7 Monate. Ein Fall mit gleichzeitigem Oberarmbruch derselben Seite (Fall 42) 26 Wochen.

Funktionelle Ergebnisse. Von den 26 Fällen hatten 7 bereits bei der Entlassung einen normalen Befund. Von den restlichen 19 sind 12 zur Nachuntersuchung erschienen. Seit dem Unfall waren 7 bis 19 Jahre vergangen. Von den 12 hatten 7 einen normalen Befund. Dabei war einer mit einem schweren Splitterbruch beider Knochen, der trotz starker Verschmälerung des Zwischenknochenraumes eine fast freie Beweglichkeit hatte.

5 Fälle mit Bewegungseinschränkungen: 1. Fall Nr. 38 (Abb. 33) mit einer Einschränkung des Handgelenkes und Pronation um $^1/_4$, Supination um $^1/_3$, 2. Fall Nr. 41 mit der Einschränkung des Handgelenkes um $^1/_4$, des Vorderarmes um $^3/_4$, 3. Fall Nr. 42 (Abb. 34) mit der Supinationseinschränkung um $^1/_3$ und der Ellbogenbeweglichkeit 160/60°. Die beiden übrigen hatten bei einer Verschmälerung des Zwischenknochenraumes eine Pro- bzw. Supinationsbehinderung von $^1/_3$ bis $^1/_2$. Davon hatte einer noch eine starke Kontraktur der Schulter nach einer Schulterzerreißung.

Von den 7 Fällen, die nicht nachuntersucht werden konnten, nahmen 3 bereits 2 Wochen nach der Gipsabnahme die Arbeit wieder auf mit einer Handgelenks- und Vorderarmbehinderung von $^1/_3$ bis $^1/_2$ (darunter Fall Nr. 40 und 44). Fall Nr. 37 hatte eine Drehbehinderung von $^1/_3$, Fall Nr. 39 von $^3/_4$. Fall Nr. 43 hatte einen versteiften Ellbogen, die Drehung etwa nur 10° behindert. Der siebente ist aus der Behandlung ausgeblieben.

Zusammenfassung. Die Zahl der Komplikationen, die allerdings vorwiegend aus der ersten Zeit der Transfixation stammen, ist verhältnismäßig hoch. Die Technik ist nicht einfach, es muß eine große Zahl von wichtigen Einzelheiten genau befolgt werden. Die Konsolidierungs- und Behandlungsdauer sind verhältnismäßig hoch, wobei zu berücksichtigen ist, daß es sich um die schwersten Bruchformen handelt. Wenn aber die Indikation richtig gestellt wird und wenn man die Gefahren kennt und vermeidet, kann man mit dieser Methode bei den schwersten Bruchformen gute Erfolge erzielen.

Die Transfixation ist angezeigt bei schweren Trümmer- und Splitterbrüchen, ferner Stückbrüchen der Speiche und beider Knochen, die im Oberarmgips auch mit Heftpflasterzug nicht in guter Stellung gehalten werden können und bei denen eine Osteosynthese sehr schwierig ist. Aber auch alle anderen unstabilen Bruchformen (Dreh-, Biegungsbrüche) können mit Erfolg mit der Transfixation behandelt werden.

Operierte Fälle: 11 Fälle = 6,8%.

5 Drahtnähte, 6 Marknagelungen. Dazu kommen noch 4 Drahtnähte, von denen 2 mit Heftpflasterzug und Oberarmgips (Fall Nr. 33 und 34) und 2 mit Transfixation (Fall Nr. 37 und 44) vorbehandelt wurden. Außerdem wurde auch noch bei Fall Nr. 22 eine Drahtnaht vorgenommen, allerdings bei einer ausgebildeten Ellenpseudarthrose.

Bei den 11 operierten Fällen kam es nie zur Infektion, die Drähte und Nägel mußten nie wegen Infektion entfernt werden.

Drahtnähte: 5 Fälle.

Dabei kam es nie zu einer Verzögerung der Callusbildung, nie zur Pseudarthrose. Ein Brückencallus.

Die Drahtnaht wurde dreimal an beiden Knochen ausgeführt, einmal an der Speiche allein und einmal an der Elle allein.

Indikation : Dreimal war die unblutige Reposition nicht gelungen, in 2 Fällen traten nach guter Reposition secundär Verbiegungen im Oberarmgips auf. Diese beiden hätten vermutlich auch im Oberarmgips mit Heftpflasterzug oder mit Transfixation behandelt werden können.

Fall Nr. 45: 53jähriger Arbeiter, Schrägbruch in Schaftmitte, Reposition nicht vollständig, Verbiegung im Oberarmgips. Nach 4 Wochen: Stufenförmige Anfrischung, einfache Drahtumschlingung beider Knochen. Verbiegung im Oberarmgips. Konsolidierung 9 Wochen ab Operation. Entlassungsbefund: Handgelenk, Vorderarm, Ellbogen eine Spur eingeschränkt, sonst normal. Zur Nachuntersuchung nicht erschienen.

Fall Nr. 46: 19jährige Arbeiterin, Biegungsbruch in Schaftmitte. Keil an der Elle. Unblutige Reposition nicht gelungen. Drahtnaht beider Knochen mit $1^1/_2$fach

umschlungenen Drähten. Konsolidierung 8 Wochen ab Operation. Entlassungsbefund: Dorsalflexion im Handgelenk um 20°, Pronation $^1/_3$ eingeschränkt, sonst
normal, zur Nachuntersuchung nicht erschienen (Abb. 35).

Fall Nr. 47: 53jähriger Chauffeur, Biegungsbruch Grenze mittleres-proximales
Drittel. Unblutige Reposition nicht gelungen. Drei unblutige Repositionsversuche
in mehrtägigen Abständen. Nach 4 Wochen: Stufenförmige Anfrischung beider
Knochen, Drahtnaht mit 1½fach umschlungenen Drähten. Verbiegung im Gipsverband mit radial offenem Winkel, weil die Drähte zu nahe beieinander lagen.

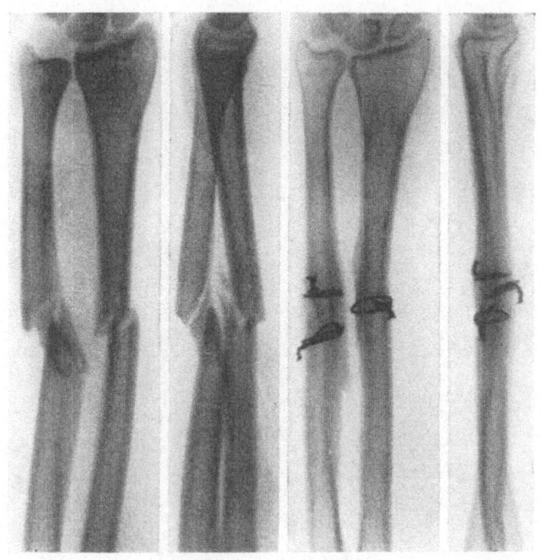

Abb. 35 a.   Abb. 35 b.   Abb. 35 c.   Abb. 35 d.
18. 4. 41.   11. 2. 42.

Abb. 35 a, b: 19jährige Arbeiterin, Biegungsbruch in Schaftmitte mit Keil an der
Elle, welcher die unblutige Reposition verhinderte; mit dem Arm in eine Maschine
geraten. Drahtnaht beider Knochen etwa 4 Wochen nach dem Unfall. Konsolidierungsdauer 8 Wochen ab Operation.

Abb. 35 c, d: Knöcherne Heilung in guter Stellung, Bild etwa 10 Monate nach
dem Unfall. Entlassungsbefund: 7. 9. 41: Pronation $^1/_3$ eingeschränkt, Dorsalflexion im Handgelenk um 20° eingeschränkt, sonst normal. Später zur Nachuntersuchung nicht mehr erschienen.

Verschmälerung des Zwischenknochenraumes. Konsolidierung 12 Wochen ab
Operation. *Brückencallus.* Nach 15 Monaten: Fingerbeugung bis 1 cm Finger-
spitzenhohlhandabstand, Handgelenk $^1/_3$ eingeschränkt, Vorderarm in Mittelstellung versteift, Kraft schwächer (Abb. 36).

Fall Nr. 48: 23jährige Hausgehilfin, Biegungsbruch in Schaftmitte. Gut reponiert. Verbiegung im Oberarmgips. Nach 3 Wochen: Drahtnaht *nur der Elle* mit
1½fach umschlungenen Drähten. Verbiegung im Gips, zwei Korrekturen. Konsolidierung 11 Wochen ab Operation. Entlassungsbefund: Supination $^1/_2$, Pronation
¼ eingeschränkt, sonst normal. Zur Nachuntersuchung nicht erschienen (Abb. 37).

Fall Nr. 49: 41jähriger Unternehmer, Drehbruch im distalen Drittel, gut repo-
niert, Verbiegung im Oberarmgips, nach 4 Wochen: Drahtnaht *nur der Speiche.*
Keine Verbiegung im Oberarmgips, Konsolidierung 10 Wochen ab Operation.
Nach 1½ Jahren völlig normaler Befund (Abb. 38).

Technik. Die einfache Drahtumschlingung wurde nur einmal ausgeführt (vor 20 Jahren). Sie bietet keine entsprechende Stabilität, es kam zur Verbiegung im Gipsverband (Fall Nr. 45). In allen übrigen Fällen wurde die durchbohrte und umschlungene Drahtnaht verwendet.

Bei Fall Nr. 48 (Abb. 37) kam es zur Verbiegung im Gips, weil nur die Elle genäht wurde. Wesentlich für die Stabilität ist aber immer die Bruchform der Speiche. Deshalb ist es zweckmäßig, entweder beide

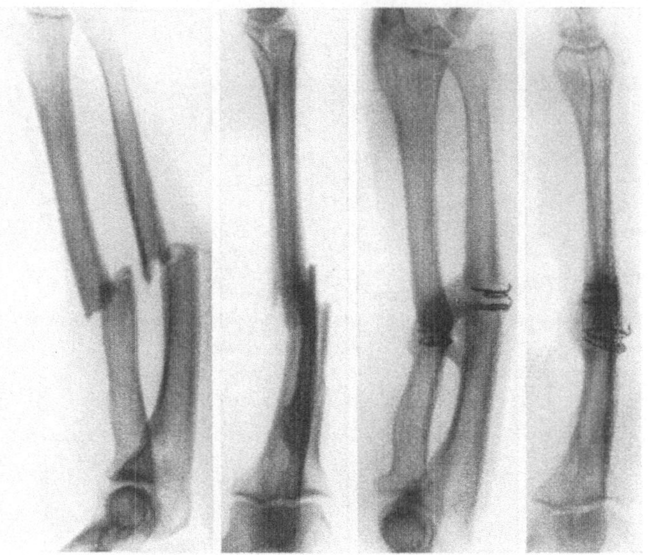

Abb. 36 a.   Abb. 36 b.   Abb. 36 c.   Abb. 36 d.
18. 10. 47.   28. 1. 49.

Abb. 36 a, b: 53jähriger Chauffeur, Biegungsbruch proximal der Mitte mit unvollständigem Ausbruch eines Keiles an der Speiche, welcher die unblutige Reposition verhinderte. Entstanden durch Autounfall. Drei unblutige Repositionsversuche, Osteosynthese $3^1/_2$ Wochen nach dem Unfall: stufenförmige Anfrischung, Drahtnaht. Die Drähte lagen zu nahe beieinander. Konsolidierungsdauer 12 Wochen ab Operation.

Abb. 36 c, d: Etwa 15 Monate nach dem Unfall: Verbiegung des Armes nach radial, Brückencallus; Fingerbeugung bis 1 cm Fingerkuppenhohlhandabstand, Handgelenk $^1/_3$ eingeschränkt, Vorderarm in Mittelstellung versteift, sonst aktiv frei, Kraft herabgesetzt.

Knochen oder nur die Speiche zu nähen (Fall Nr. 46 Abb. 35 und 49, Abb. 38). Bei Fall Nr. 47 (Abb. 36) kam es zur Verbiegung, weil die beiden Drahtnähte an beiden Knochen zu nahe beieinander lagen und dadurch dem Bruch keine entsprechende Stabilität verleihen konnten.

Ursache des Brückencallus. Infolge der fehlerhaften Technik kam es bei Fall 47 (Abb. 36) zu einer Verbiegung und damit zur Verschmälerung des Zwischenknochenraumes. Außerdem dürften auch die drei unblutigen Repositionsversuche mit der damit verbundenen Schädigung der Muskulatur dazu beigetragen haben.

Konsolidierungszeiten. Die durchschnittliche Konsolidierungszeit ab Operation betrug 10 Wochen. Die tatsächliche Konsolidierungszeit ab Unfalltag 14 Wochen. Sie ist höher, da in allen Fällen zuerst eine konservative Methode versucht wurde.

Durchschnittliche Behandlungsdauer. Sie betrug etwa 22 Wochen = 156 Tage. Sie ist verhältnismäßig hoch und zwar zum Teil deshalb, weil die Verletzten erst in der dritten oder vierten Woche operiert wurden.

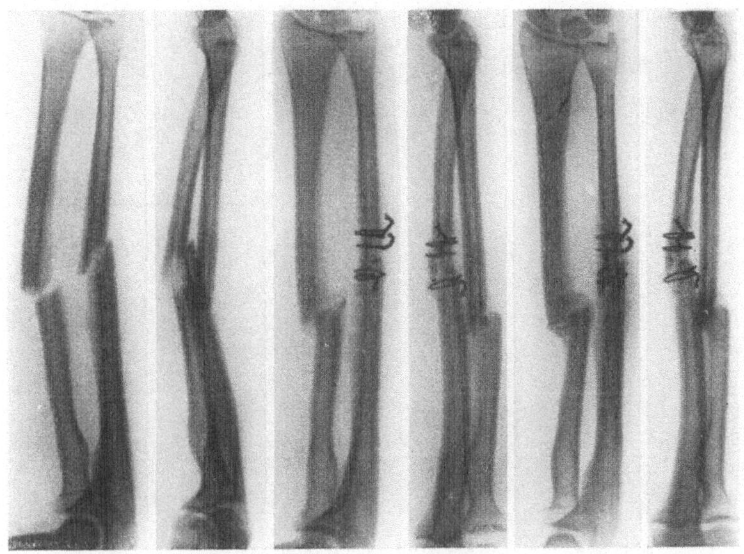

Abb. 37 a.   Abb. 37 b.   Abb. 37 c.   Abb. 37 d.   Abb. 37 e.   Abb. 37 f.
11. 5. 43.   3. 6. 43.   30. 7. 43.

Abb. 37 a, b: 23jährige Hausgehilfin, Biegungsbruch in Schaftmitte durch Sturz auf den Arm. Gut reponiert, Verbiegung im Oberarmgips.

Abb. 37 c, d: Nach etwa 3 Wochen Drahtnaht der Elle allein. Speiche nicht reponiert, der Bruch besaß keine Stabilität, Verbiegung im Oberarmgipsverband. Zwei Korrekturen. Konsolidierung 11 Wochen ab Operation.

Abb. 37 e, f: Knöcherne Heilung 11 Wochen ab Operation, radial offener Winkel an der Speiche von 7—8°. Bei der Entlassung: Supination $^1/_2$, Pronation $^1/_4$ eingeschränkt, sonst normal, zur Nachuntersuchung nicht erschienen.

Funktionelle Ergebnisse. Von den 5 Fällen sind nur zwei zur Nachuntersuchung erschienen. Davon war einer normal (Fall Nr. 49, Abb. 38) und einer hatte eine Drehsperre infolge Brückencallus, Einschränkung des Handgelenkes um $^1/_3$ und eine Beugebehinderung der Finger bis 1 cm FKHA (Fall Nr. 47, Abb. 36).

Von den drei übrigen hatte Fall Nr. 45 einen fast normalen Entlassungsbefund, Fall Nr. 46 (Abb. 35) eine Einschränkung der Dorsalflexion des Handgelenkes von 20°, der Pronation um $^1/_3$ und Fall Nr. 48 (Abb. 37) eine Einschränkung der Supination um $^1/_2$, der Pronation um $^1/_4$.

Zusammenfassung. Man soll entweder beide Knochen oder nur die Speiche nähen. Die Naht der Elle allein gibt dem Bruch keine entsprechende Stabilität. Man soll umschlungene und durchbohrte Drahtnähte verwenden. Einfache Umschlingungen geben keine Stabilität. Bei stufenförmiger Anfrischung soll die Stufenlänge mindestens 2 cm betragen. Die beiden Drahtnähte sollen möglichst weit auseinanderliegen, um sekundäre Verbiegungen zu verhindern.

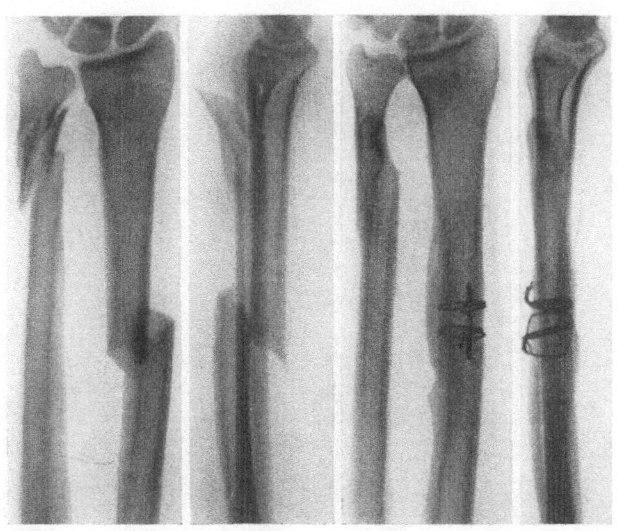

Abb. 38 a.   Abb. 38 b.   Abb. 38 c.   Abb. 38 d.
22. 11. 46.   24. 5. 48.

Abb. 38 a, b: 41jähriger Unternehmer, Drehbruch der Speiche distal der Mitte, der Elle subkapital, mit dem Arm in eine Schnellpresse geraten. Gut reponiert, Verbiegung nach radial im Oberarmgips. 4 Wochen nach dem Unfall Drahtnaht der Speiche allein. Konsolidierungszeit 10 Wochen ab Operation.

Abb. 38 c, d: Nach 1¹/₂ Jahren knöcherne Heilung in guter Stellung, normaler Befund.

Marknagelungen: 6 Fälle.

Dabei kam es dreimal zu Störungen der Callusbildung, 3 Ellenpseudarthrosen, zwei lockere und eine straffe. Kein Brückencallus.

Einmal wurden beide Knochen markgenagelt, dreimal nur die Speiche und zweimal nur die Elle. In 3 Fällen wurde ohne unblutigen Behandlungsversuch operiert. In den 3 anderen Fällen gelang die unblutige Reposition nicht.

Die Ergebnisse sind schlechter als mit irgend einer anderen Methode. Die Marknagelung wird deshalb am Vorderarm bei uns nicht mehr ausgeführt.

Fall Nr. 50: 17jährige Arbeiterin, Schrägbruch in Schaftmitte, unblutige Reposition nicht gelungen, drei Korrekturen, nach 6 Wochen offene Marknagelung der Speiche allein. Konsolidierung 8 Wochen ab Operation. Entlassungsbefund: Vorderarmdrehung $^1/_4$ eingeschränkt, sonst normal, zur Nachuntersuchung nicht erschienen. (BÖHLER, Marknagelung Abb. 4138—4143, Medullary nailing Fig. 1105—1110.)

Fall Nr. 51: 32jähriger Arbeiter, Biegungsbruch distal der Mitte, Versuch einer gedeckten Marknagelung, dann offene Marknagelung der Speiche allein. Nagel zu kurz. Oberarmgips 8 Wochen. Nach Gipsabnahme Verbiegung der Speiche nach radio-volar = Pronation. Entlassungsbefund: Supination $^2/_3$ eingeschränkt, sonst normal, zur Nachuntersuchung nicht erschienen.

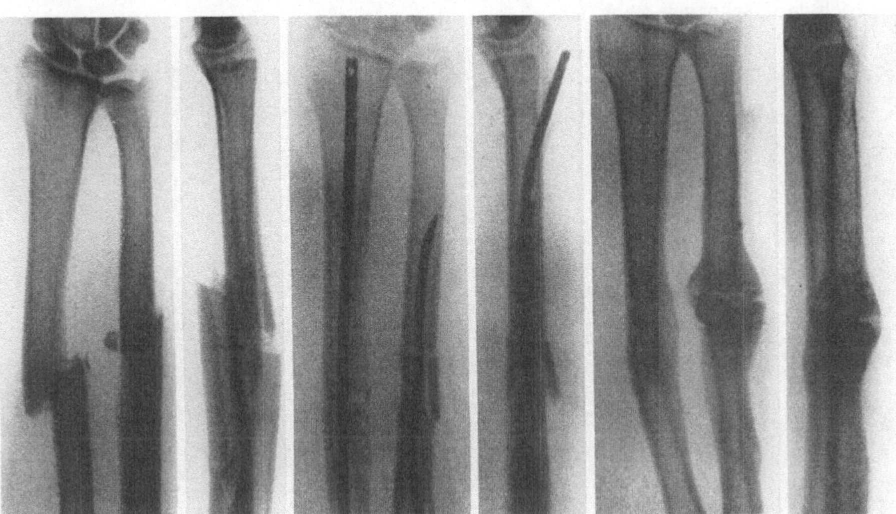

Abb. 39 a.   Abb. 39 b.   Abb. 39 c.   Abb. 39 d.   Abb. 39 e.   Abb. 39 f.
6. 10. 42.   17. 10. 42.   5. 6. 48.

Abb. 39 a, b: 40jähriger Landwirt, Biegungsbruch in Schaftmitte durch Hufschlag.

Abb. 39 c, d: Offene Marknagelung beider Knochen 11 Tage nach dem Unfall; dabei Ausbruch eines $2^1/_2$ cm langen dorso-ulnaren Keiles an der Elle, der nach dorsal kippt: relative Diastase.

Abb. 39 e, f: 6 Jahre später: straffe Pseudarthrose der Elle, knöcherne Heilung der Speiche. Klinisch Supination $^1/_4$ eingeschränkt, sonst aktiv frei, Kraft gut, Elle druckschmerzhaft, klinisch fest.

Fall Nr. 52: 27jähriger Installateur. Biegungsbruch in Schaftmitte. Versuch einer gedeckten Marknagelung, dann offene Marknagelung der Elle allein und Drahtumschlingung der Elle. Verbiegung im Oberarmgips, Konsolidierung 14 Wochen ab Operation. Nach 2 Jahren: Arm etwas nach radial verbogen, Supination $^3/_4$ eingeschränkt, sonst aktiv frei, Kraft ziemlich gut. Rente 20%.

Fall Nr. 53: 36jähriger Vorarbeiter, Biegungsbruch in Schaftmitte, Keil an der Elle. Reposition nicht gelungen, nach 3 Wochen offene Marknagelung der Speiche allein. Oberarmgips 7 Wochen ab Operation. Nach 5 Jahren: Vorderarm 1,5 cm schwächer, leichte Krallenhandstellung (Rest einer Medianus-Ulnaris Schädigung) Handgelenksvolarflexion $^1/_2$ eingeschränkt, Vorderarmdrehung aktiv fast frei, sonst aktiv frei. Kraft schwächer, Ellenbruch locker. Röntgen: *Lockere Ellenpseudarthrose.* (BÖHLER: Marknagelung Abb. 3496—3503, Medullary nailing Fig. 460 bis 467.) Dauerrente 35%.

Fall Nr. 54: 40jähriger Landwirt, Biegungsbruch in Schaftmitte. Versuch einer gedeckten Marknagelung, dann offene Marknagelung beider Knochen, Oberarmgips 9 Wochen. Nach 4 Monaten Marknägel entfernt. Nach 6 Jahren: Supination

$^{1}/_{4}$ eingeschränkt, sonst aktiv frei, Kraft gut, Bruch klinisch fest, Elle druckschmerzhaft. Röntgen: *Straffe Ellenpseudarthrose* (Abb. 39).

Fall Nr. 55: 42jähriger Chauffeur. Stückbruch der Elle, Querbruch der Speiche
mittleres-proximales Drittel (8 Tage alt). Unblutige Reposition nicht gelungen.
Offene Marknagelung der Elle, Drahtumschlingung, Drahtnaht der Speiche. Oberarmgips 12 Wochen. 13 Monate später: Vorderarm 1 cm schwächer, Schmerzen in
der Bruchstelle, Supination $^{1}/_{4}$, Pronation $^{2}/_{3}$ eingeschränkt, sonst aktiv frei. Ellenbruch locker, druckschmerzhaft. Röntgen: *Lockere Ellenpseudarthrose*. Ermüdungsbruch des Marknagels (Abb. 40).

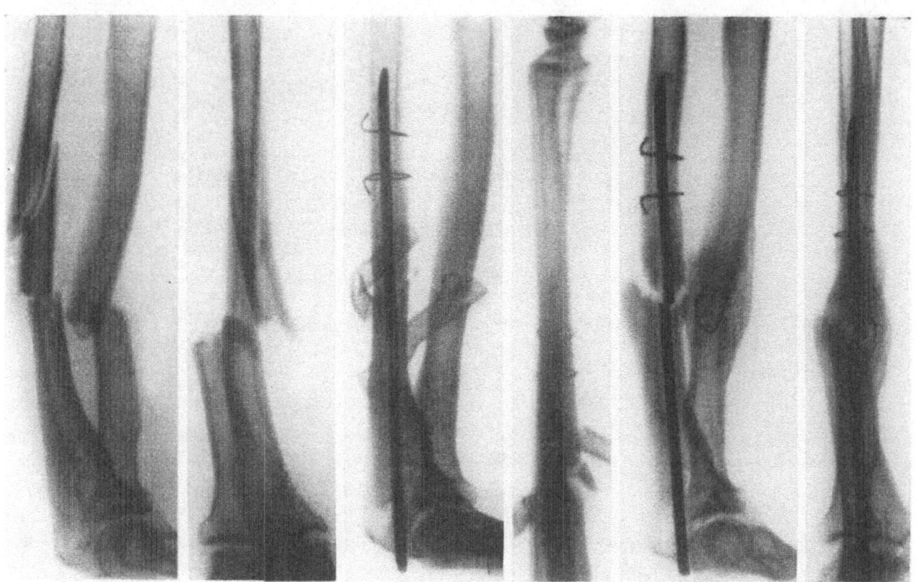

Abb. 40 a.   Abb. 40 b.   Abb. 40 c.   Abb. 40 d.   Abb. 40 e.   Abb. 40 f.
        19. 8. 47.   29. 8. 47.   4. 9. 48.

Abb. 40 a, b: 42jähriger Chauffeur, Biegungsbruch der Speiche proximal der
Mitte, Stückbruch der Elle durch Kurbelrückschlag. 8 Tage alt. Unblutige Reposition gelang nicht.

Abb. 40 c, d: 18 Tage nach dem Unfall: offene Marknagelung der Elle mit Drahtumschlingung, Drahtnaht der Speiche. Ausbruch eines 1,5 cm langen Keiles an der
Volarseite der Elle, welcher nach volar kippt: relative Diastase. Fixationszeit
12 Wochen ab Operation.

Abb. 40 e, f: Etwa 1 Jahr nach dem Unfall: Lockere Pseudarthrose der Elle,
Ermüdungsbruch des Marknagels. Vorderarm 1 cm schwächer, Supination $^{1}/_{4}$,
Pronation $^{2}/_{3}$ eingeschränkt, sonst aktiv frei. Kraft etwas herabgesetzt. Ellenbruch
locker, druckschmerzhaft.

Ursachen der Pseudarthrosen. Fall Nr. 53: Die Fixationszeit war zu
kurz. Der Gipsverband wurde im Vertrauen auf den Marknagel zu früh
entfernt.

Fall Nr. 54 (Abb. 39) und 55 (Abb. 40): Bei beiden kam es bei der
Operation zum Ausbruch eines 1,5—2 cm langen Biegungskeiles an der
Elle, der nicht mit Drahtschlingen genau adaptiert wurde. Bereits im
Bild nach der Operation sieht man, wie diese Keile einmal nach dorsal

und einmal nach volar kippen, so daß an dieser Stelle der Bruchspalt klafft: relative Diastase. Diese wird durch den Marknagel aufrecht erhalten, da dieser in dem engen Markraum wie ein sperrender Bolzen liegt und jede Seitenverschiebung und Verkürzung verhindert. An der Stelle dieser Diastasen entstanden die Pseudarthrosen.

Ursachen der sekundären Verbiegungen. Bei Fall Nr. 51 war der Nagel zu kurz und zu dünn. Der Bruch war nach 8 Wochen noch nicht fest. Er wäre es vielleicht gewesen, wenn er die Möglichkeit einer Verkürzung gehabt hätte; diese war aber bei der Anwesenheit des sperrenden Marknagels nicht möglich.

Fall Nr. 52: Ebenso wie bei Fall Nr. 48 (Abb. 37) wurde eine Osteosynthese *nur an der Elle* ausgeführt. Diese genügt für die Stabilität des Bruches nicht, deshalb kam es zu einer Verbiegung mit radial offenem Winkel und starker Verschmälerung des Zwischenknochenraumes. Außerdem war der Arm in Mittelstellung (statt Supination) fixiert (Verdrehung der Bruchstücke).

Konsolidierungszeiten. Sie betrugen bei den Fällen 50 und 52 acht und elf Wochen. Die übrigen wurden 7—12 Wochen fixiert, waren aber nach dieser Zeit nicht fest.

Durchschnittliche Behandlungsdauer. Sie beträgt etwa 20 Wochen = 142 Tage.

Funktionelle Ergebnisse. Von den 6 Fällen sind nur vier zur Nachuntersuchung erschienen. Davon war Fall Nr. 54 (Abb. 39) der beste: gute Kraft, Supination $^1/_4$ eingeschränkt. Fall Nr. 52 hatte eine Einschränkung der Supination um $^3/_4$, Fall Nr. 55 (Abb. 40) der Supination $^1/_4$, der Pronation $^2/_3$. Bei Fall Nr. 53 standen die Folgen der Nervenschädigung im Vordergrund, die Beweglichkeit war gut.

Von den 2 Fällen, die nicht kamen, hatte Fall Nr. 50 einen fast normalen Entlassungsbefund, Fall Nr. 51 eine Supinationseinschränkung von $^2/_3$ infolge Verdrehung der Bruchstücke.

Zusammenfassung. Die Vorteile der gedeckten Marknagelung am Oberschenkel sind: 1. Osteosynthese ohne breite Eröffnung des Bruches und damit Verminderung der Infektionsgefahr. Die gedeckte Marknagelung ist bei den vorliegenden Fällen dreimal versucht worden, aber nie gelungen, da die Einstellung der vier Bruchstücke infolge der komplizierten Muskel- und Knochenverhältnisse sehr schwierig ist. Bei der offenen Marknagelung ist die Infektionsgefahr genau so groß, wie bei jeder anderen Osteosynthese.

2. Ein markgenagelter Oberschenkel braucht keine zusätzliche äußere Fixation, keine Extension. Auch das trifft für den Vorderarm nicht zu. Ohne Gipsverband kann sich auch ein markgenagelter Vorderarm verbiegen oder verdrehen.

Daraus geht hervor, daß die wesentlichen Vorteile der Marknagelung für den Vorderarm nicht zutreffen. Dafür taucht aber eine Anzahl von neuen Komplikationen auf, die bei den anderen Methoden nicht vorhanden sind und zu Mißerfolgen führen können. Deshalb ist die Marknagelung am Vorderarm nicht empfehlenswert.

Die Behandlungsergebnisse der 162 Brüche bei Erwachsenen.

1. *Konsolidierungsdauer.* Durchschnittlich 10,9 Wochen.

2. *Behandlungsdauer.* Durchschnittlich 16,7 Wochen.

3. *Achsenknickungen.* Von den 162 Fällen heilten 35 (21,6%) mit Achsenknickungen von mehr als 5°. Davon waren 26 (16%) mit Achsenknickungen von 5—10° und 9 (5,6%) von 10—15°.

4. *Brückencallus.* 3 Fälle Nr. 18, 27, 47, Abb. 16, 24, 36.

5. *Pseudarthrosen.* 10 Fälle (6,1%). Nie eine Pseudarthrose beider Knochen, zweimal eine Pseudarthrose an der Speiche allein (1,2%) und achtmal eine Pseudarthrose der Elle allein (4,9%). Bei den 113 nur im Oberarmgips behandelten Fällen entstanden 5 (4,4%). Die übrige Verteilung entspricht genau den auf S. 164 wiedergegebenen Zahlen, da bei Jugendlichen keine Pseudarthrosen auftraten.

6. *Bewegungseinschränkungen.* Auch diese entsprechen genau den auf S. 165 wiedergegebenen Zahlen, da bei Jugendlichen keine dauernden Bewegungseinschränkungen beobachtet wurden.

7. *Infektionen mit Sequestern und Fistelbildung.* Ein Fall Nr. 43 mit der Infektion des proximalen Drahtes bei einem Transfixierten.

Zusammenfassung.

Nach den Erfahrungen, die bei 277 frischen, geschlossenen Schaftbrüchen beider Vorderarmknochen gemacht wurden, können folgende Behandlungsarten empfohlen werden:

Kinder und Jugendliche : einfacher Oberarmgipsverband, nie Operation.

Querbrüche mit Seitenverschiebung und Brüche *ohne Seitenverschiebung :* einfacher Oberarmgipsverband.

Schrägbrüche : Oberarmgipsverband mit Heftpflasterzug oder besser und sicherer Transfixation. Bei geeigneten Fällen eventuell Osteosynthese (Drahtnaht).

Biegungsbrüche mit Ausbruch eines Biegungskeiles : wie Schrägbrüche.

Stückbrüche der Elle : einfacher Oberarmgipsverband, eventuell mit Heftpflasterzug.

Stückbrüche der Speiche oder beider Knochen, Trümmerbrüche : Transfixation.

Literaturverzeichnis.

Anderson, R.: J. Bone Surg. (Am.) 16, 379 (1934). — Annersten, SV.: Arch. klin. Chir. 204, 299 (1943). — Armstrong, G. W.: Canad. med. Assoc. J. 37, 358 (1937). — Auvray, M.: Bull. Soc. nat. Chir. Paris 61, 502 (1935). — Bagley, C. H.: Surg. etc. 42 (Suppl.), 95 (1926). — Becker, J.: Zbl. Chir. 18, 1033 (1937). — Beyer, W.: Chirurg 13, 294 (1941). — Billet, H.: Rev. d'Orthop. 25, 487 (1938). — Böhler, L.: Die Technik der Knochenbruchbehandlung im Frieden und im Kriege. 12. u. 13. Aufl. Wien: Maudrich 1951. — Böhler, L.: Medullary Nailing of Küntscher; first English Edition, translated from the 11th German Edition by Hans Tretter, M. D. Baltimore, Williams & Wilkins Co. 1948. — Böhler, L.: Inchiodamento midollare di Küntscher. Verlag Vallardi-Milano. — Böhler, L.: Arch. klin. Chir. 162, 713 (1930). — Boppe, M.: Rev. Orthop. 25, 449 (1938). — Bosworth, B. M.: Surg. etc. 72, 667 (1941). — Bufe, W.: Dtsch. Z. Chir. 251, 539

(1939). — Buxton, St. J. D.: Brit. med. J. 4111, 795 (1939). — Carrell, W. B.: Surg. etc. 66, 506 (1938). — Cornioley, C. E.: L'Ostéosynthèse des os longs. Paris: G. Doin & Cie. 1931. — Cornioley, C. E.: Rev. Suisse Accid. Trav. et Maladies professionelles. III., 1 (1931). — Dahl-Iverson, E.: Acta chir. scand. 63, 41 (1928). — Demel, R.: Operative Frakturenbehandlung. Wien: J. Springer 1926. — Dennhardt, H.: Arch. orthop. u. Unfall-Chir. 39, 499 (1939). — Ehalt, W.: Chirurg 8, 161 (1936). — Ehlert, H.: Arch. orthop. u. Unfall-Chir. 39, 206 (1938). — Eliason, E. L.: Fractures of the humerus, radius and ulna. New York-London: D. Appleton & Comp. 1925. — Eliason, E. L.: Amer. J. Surg. 38, 511 (1937). — Evans, E. M.: J. Bone Surg. 27, 373 (1945). — Godard, H. et Michel-Béchet, R.: Nouvelles techniques de traitement des fractures. Paris: G. Doin & Cie. 1948. — Goetze, O.: Arch. klin. Chir. 167, 715 (1931). — Griswold, R. A.: J. internat. Chir. 3, 559 (1938). — Hansen, J.: Arch. orthop. u. Unfall-Chir. 34, 369 (1939). — Hein, B. J.: J. Bone Surg. 17, 272 (1935). — Henderson, M. S.: J. Amer. Med. Assoc. 86, 81 (1926). — Huguier, M.: Mém. Acad. Chir. 63, 228 (1937). — Hustinx, E.: J. internat. Chir. 3, 497 (1938). — Janz, G.: Dtsch. Z. Chir. 235, 164 (1932). — Jewett, E. L.: J. Bone Surg. 20, 206 (1938). — Juvara, E.: Bull. Soc. nat. Chir. Paris 58, 744 (1932). — Key, J. A. and Conwell, H. E.: The Management of fractures, dislocations and sprains. 5. edition, St. Louis: The C. V. Mosby Comp. 1951. — Keppler, W.: Dtsch. Z. Chir. 121, 137 (1913). — Kirschner, M.: Arch. klin. Chir. 121, 633 (1922). — König, F.: Operative Chirurgie der Knochenbrüche. Berlin: J. Springer 1931. — Kotrnetz, H.: Arch. orthop. u. Unfall-Chir. 38, 673 (1938). — Küntscher, G.: Arch. klin. Chir. 200, 443 (1940). — Leveuf, J. et Godard, H.: J. de Chir. 48, 792 (1936). — Levinthal, D. H.: Surg. etc. 57, 790 (1933). — Lexer, F.: Dtsch. Z. Chir. 133, 170 (1915). — Magnus, G.: Arch. klin. Chir. 177, 265 (1933). — Magnus, G.: Zbl. Chir. 53, 2514 (1926). — Magnuson, P. B.: J. Amer. med. Assoc. 78, 789 (1922). — Masini, P.: Bull. Soc. nat. Chir. Paris 59, 1086 (1933). — Matti, H.: Die Knochenbrüche und ihre Behandlung.. 2. Aufl. Berlin: J. Springer 1931. — Mooney, V.: Amer. J. Surg. 29, 268 (1935). — Moraza, M.: Arch. klin. Chir. 186, 562 (1936). — Nicolaus, H.: Bruns' Beitr, 160, 268 (1934). — Oberzimmer, J.: Bruns' Beitr. 158, 590 (1933). — Patrick, J.: J. Bone Surg. 28, 737 (1946). — Perman, B.: Nord. Med. 12, 3685 (1941). — Perves et Badelon, P.: Arch. Méd. Nav. 125, 621 (1935). — Rose, R. M.: J. Bone Surg. 28, 176 (1946). — Santy, P. et Colson, P.: J. internat. Chir. 3, 477 (1938). — Schneider, J.: Zbl. Chir. 68, 2112 (1941). — Schnek, F.: Bruns' Beitr. 145, 484 (1928). — Schöne, G.: Münch. med. Wschr. 42, 2327 (1913). — Soeur, R.: Rev. d'Orthop. 34, 201 (1948). — Sowles, H. K.: J. Bone Surg. 16, 193 (1934). — Stulz, E. et Jung, A.: J. internat. Chir. 3, 535 (1938). Talkenberger, A.: Die Unterarmbrüche, ihre Behandlung und deren Ergebnisse. Inaugural-Dissertation. Leipzig: A. Edelmann 1935. — Thomson, J. E. M.: J. Bone Surg. 18, 397 (1936). — Topa, P.: J. internat. Chir. 3, 519 (1938). — Vidal, F. J.: Rev. Cirurg. Barcelona 2, 257 (1931). — Vorschütz, H.: Arch. klin. Chir. 180, 80 (1934). — Vuillieme, J.: Bull. Soc. nat. Chir. Paris 61, 1202 (1935). — Watson-Jones, R.: Fractures and joint injuries. 3. edition. Edinburgh; E. S. Livingstone Ltd. 1946. — Whipple, A. O. and St. John, F. B.: Surg. etc. 25, 77 (1917). — Wüthrich, A.: Arch. orthop. u. Unfall-Chir. 39, 213 (1938). — Zeno, L.: J. Bone Surg. 20, 229 (1938).

***

Springer-Verlag Berlin Heidelberg GmbH

Allgemeine und spezielle chirurgische Operationslehre

Begründet von **Martin Kirschner**. Z w e i t e Auflage. Herausgegeben von Professor Dr. **N. Guleke**-Wiesbaden und Professor Dr. **R. Zenker**-Marburg/Lahn. In zehn Bänden. Jeder Band bzw. Bandteil ist einzeln käuflich.

Es liegen vor:

II. B a n d: **Die Eingriffe am Gehirnschädel, Gehirn, an der Wirbelsäule und am Rückenmark.** Von Dr. **N. Guleke**, o. Professor, ehem. Direktor der Chirurgischen Klinik der Universität Jena. Z w e i t e Auflage. Mit 372 zum großen Teil farbigen Abbildungen. XIV, 589 Seiten. 1950.

Ganzleinen DM 126.—

Aus den Besprechungen: Der 2. Band der Neuauflage der K i r s c h n e r schen Operationslehre, welcher die Eingriffe am Gehirnschädel, Gehirn, an der Wirbelsäule und am Rückenmark behandelt, und welcher von dem erfahrenen Professor G u l e k e bearbeitet wurde, liegt nun vor. Ein klassisches Buch, unentbehrlich für jeden, der auf diesem Gebiet arbeitet, eine Quelle von Anregungen. Die Ausstattung mit 372, z. T. farbigen Bildern, auf bestem Papier ist eine hohe Leistung des Verlages Springer, dem nicht genug gedankt werden kann. Das Buch braucht keine Empfehlung. Jeder wird danach greifen. *„Archiv für orthopädische und Unfallchirurgie"*

VII. B a n d: 1. T e i l: **Die Eingriffe in der Bauchhöhle.** Von Dr. **Martin Kirschner**, weiland o. Professor, Direktor der Chirurgischen Klinik der Universität Heidelberg. Z w e i t e Auflage. Neu bearbeitet von Dr. **Rudolf Zenker**, o. Professor, Direktor der Chirurgischen Klinik der Universität Marburg/Lahn. Mit 556 zum großen Teil farbigen Abbildungen und einem Tabellenanhang. XVIII, 868 Seiten. 1951.

Ganzleinen DM 248.—

Bei Verpflichtung zur Abnahme des Gesamtwerkes Subskriptionspr. DM 198.—

Aus den Besprechungen: Der stattliche Band VII/Teil I, ursprünglich von K i r s c h n e r geschrieben, jetzt in 2. Auflage von dessen Schüler Z e n k e r bearbeitet, mit seinen 868 Seiten und 556 zum Teil farbigen Abbildungen muß das Herz jedes Chirurgen erfreuen. Der neue Band steht unter dem Einfluß der Medizin, die, wie S i e b e c k sagt, in Bewegung geraten ist, so daß die neuen Erkenntnisse auf dem Gebiet der Bakteriostatica, der Narkose und Anästhesie, der Stoffwechselvorgänge und Organfunktionen während Krankheit, Operation und Heilung und vieler anderer Fragen in diesem Bande berücksichtigt werden mußten. So wird Planung und Durchführung der Operationen zum Teil entscheidend beeinflußt, auch die Anschauungen der Chirurgie des Auslandes konnten nun auch wieder berücksichtigt werden. So hat Z e n k e r in vieler Hinsicht ein neues Buch geschaffen, das dem Chirurgen ein unentbehrlicher Berater und Führer sein wird. *„Archiv für orthopädische und Unfallchirurgie"*

Ende Sommer 1953 wird erscheinen:

V. B a n d: **Die oto-rhino-laryngologischen Operationen.** Von **H. J. Denecke**, apl. Professor an der Universität Heidelberg.

Die allgemein-chirurgischen Eingriffe am Halse, unter teilweiser Benutzung des Beitrages von O. Kleinschmidt zur ersten Auflage neubearbeitet von **N. Guleke**, früher o. Professor, Direktor der Chirurgischen Klinik der Universität Jena. Z w e i t e Auflage. Mit 655 zum größten Teil farbigen Abbildungen. Etwa 830 Seiten. 1953.

Ganzleinen DM 296.—

Vorbestellpreis gültig bis zum Erscheinen   Ganzleinen DM 236.80

Bei Verpflichtung zur Abnahme des Gesamtwerkes gilt der Vorbestellpreis weiter als Subskriptionspreis.